SHENJINGNEIKE
WEIZHONGZHENG ZHENDUAN YU
ZHILIAO JINGYAO

神经内科
危重症诊断与
治疗精要

主 编 尚雨露 杨 媚 段志毅 等

中国海洋大学出版社
CHINA OCEAN UNIVERSITY PRESS
·青岛·

U0321845

图书在版编目（CIP）数据

神经内科危重症诊断与治疗精要 / 尚雨露等主编. —青岛：
中国海洋大学出版社, 2018.11
ISBN 978-7-5670-1376-6

Ⅰ.①神… Ⅱ.①尚… Ⅲ.①神经系统疾病—急性病—诊疗
②神经系统疾病—险症—诊疗 Ⅳ.①R741.059.7

中国版本图书馆CIP数据核字(2018)第261680号

出版发行	中国海洋大学出版社		
社　　址	青岛市香港东路23号	邮政编码	266071
出 版 人	杨立敏		
出 版 人	http：//www.ouc-press.com		
电子信箱	369839221@qq.com		
订购电话	0532-82032573（传真）		
责任编辑	由元春　矫燕	电　　话	0532-85902349
印　　制	济南大地图文快印有限公司		
版　　次	2018年11月第1版		
印　　次	2018年11月第1次印刷		
成品尺寸	210mm×285mm		
印　　张	9.5		
字　　数	322千		
印　　数	1~1000		
定　　价	108.00元		

发现印装质量问题，请致电15020003333，由印刷厂负责调换。

编 委 会

前　言

　　随着神经科学和临床神经病学的飞速发展，神经内科学的发展也非往昔可比，新的发现接踵而至，新的成就层出不穷，使得许多神经系统疾病在诊疗上的一些难点和盲点已逐步攻克和改善，各种神经系统疾病的检查、诊断和治疗也更加科学、有效、规范化。

　　本书在介绍神经内科常用诊断技术和监测技术的同时，还系统地介绍了神经内科常见重症疾病的病因、发病机制、临床救治等内容。内容夯实，覆盖面广，突出临床实用性，理论与实际相结合，可为各基层医院的住院医生、主治医生及医学院校本科生、研究生学习参考。

　　由于编者的水平有限，书中难免存在不当之处，敬请广大读者批评斧正。

编　者
2018 年 8 月

目　录

第一章

神经系统疾病常用诊断技术

第一节　脑脊液检查

脑脊液（Cerebro‐Xpinal Fluid，CSF）是存在于脑室和蛛网膜下腔内的一种无色透明液体，对脑和脊髓具有保护、支持和营养等多种功能。脑脊液的性状和压力受多种因素的影响，若中枢神经系统任何部位发生器质性病变，如感染、炎症、出血、缺血、外伤、肿瘤、阻塞、水肿等，将使脑脊液的性状和成分发生改变。CSF 检查可为临床诊治提供有价值的参考指标。

一、脑脊液的采集

脑脊液可通过腰池、小脑延髓池、前囟及脑室穿刺术而采集，临床上以腰椎穿刺及小脑延髓池穿刺为常用。

（一）腰椎穿刺

1. 适应证。

（1）中枢神经系统感染性病变，包括各种原因引起的脑膜炎和脑炎。

（2）临床怀疑蛛网膜下腔出血，脑出血破入脑室，尤其是头颅 CT 无明显征象、不能与脑膜炎鉴别时。

（3）有剧烈头痛、昏迷、抽搐或瘫痪等症状和体征而原因不明者。

（4）中枢神经系统血管炎、脱髓鞘疾病及颅内转移瘤的诊断和鉴别诊断。

（5）脑膜肿瘤的诊断。

（6）脊髓病变和多发性神经根病变的诊断及鉴别诊断。

（7）脊髓造影和鞘内药物治疗等。

（8）怀疑颅内压异常。

2. 禁忌证。

（1）有明显颅内压升高症状及体征时，须做眼底检查，必要时做计算机断层扫描（CT）或磁共振（MRI）检查。如有明显视盘水肿或有脑疝先兆者，禁忌穿刺，否则易引起脑疝危及生命。

（2）如存在凝血功能障碍时应先纠正再行穿刺。

（3）开放性颅脑损伤或有脑脊液漏者以及有脊髓压迫症状时禁做腰椎穿刺，否则会加重病情。

（4）穿刺部位有化脓性感染灶。

（5）患者处于休克、衰竭或濒危状态亦不宜行腰椎穿刺。

3. 方法。术前应了解病史，向患者及家属说明检查的必要性及可能出现的不良反应，以获得理解与合作，防止意外及纠纷。

（1）体位：一般取侧卧位（气脑取坐位）。头前屈，背靠床缘，双腿屈曲以手抱膝，使腰椎后突、椎间隙增大，便于穿刺。

（2）皮肤准备：按常规消毒，铺洞巾，依无菌操作施术。

（3）选穿刺点：常选腰椎 3~4 间隙（双髂嵴最高点连线与背中线交点为第四腰椎棘突），必要时可选其上、下各一间隙，并在其皮下以 1% 的利多卡因或普鲁卡因做局部浸润麻醉。

（4）穿刺：穿刺针进入皮下，以针尖斜面与躯干纵轴平行，并取垂直脊背略向头倾斜方向由浅而深缓慢进入，当过黄韧带、硬脊膜时可有落空感，抽出针芯，见 CSF 流出即穿刺成功。一般成人穿刺深 4~6 cm，儿童 2~4 cm。若无 CSF 滴出，可捻转针头，调整方向或更换间隙按上述步骤再行穿刺。

（5）测压：穿刺成功后，立即接上测压装置测初压，并视需要行动力学检查。

（6）放液：测压及动力学检测后，视需要缓慢放出 CSF 送检常规、生化及其他特种检查。

（7）拔针：放液后再测终压，插入针芯，再拔出针管，局部覆以消毒纱布并固定之。

（8）术后嘱患者平卧（去枕头）6~24 h，并随时观察和处理。

（二）小脑延髓池穿刺

1. 适应证。

（1）基本同腰椎穿刺适应证，因局部原因不宜行腰椎穿刺或腰椎穿刺失败者。

（2）做气脑或下行性脊髓腔造影者。

（3）需比较小脑池与腰池间脑脊液差异者。

2. 禁忌证。

（1）局部有感染、外伤、畸形者。

（2）疑颅脊部占位病变者。

（3）疑枕骨大孔疝者。

（4）检查不能合作者。

3. 方法。

（1）术前准备：同腰椎穿刺，但需剃光枕部毛发。

（2）体位：坐位或侧卧位，头前屈，侧卧时应垫高与脊柱达同一水平。

（3）选点：双乳突尖连线与枕外粗隆正中垂直线之交点，相当于第 2 颈椎棘突上缘之凹陷处。

4. 穿刺法。

（1）间接法：右手持针，左手拇指固定于第 2 颈椎棘突上，由其上凹陷处进针，以外耳道眉间连线为方向，向上向前缓慢刺入。当针尖接触枕骨大孔后缘，稍退出略向下再缓慢刺入 2~5 mm。如有落空感，即为进入小脑延髓池，取出针芯，可见 CSF 滴出或行抽出脑脊液留用。如穿刺失败，可依上法调整方向再行穿刺，一般穿刺深度为头围 1/10 + 1 cm。

（2）直接法：于枕骨大孔后下缘与第一颈椎间直接穿刺缓慢深入，当有落空感即停止进针，拔出针芯见脑脊液流出。如不见滴出可小心再刺入 2 mm 或捻转针头。

5. 手术的处理。术毕平卧 24 h。

二、压力与动力学检测及其临床意义

（一）压力测定

1. 初压。腰椎穿刺成功后在未留 CSF 前，将测压装置接穿刺针，嘱患者放松，可见压力表上升，至其停止上升或见轻微波动，读数并记录初压。

2. 终压。放出脑脊液后，重新按上法测出压力称终压。

3. 临床意义。

（1）正常压力：腰椎穿刺侧卧位的压力一般为 80~180 mmH_2O，>200 mmH_2O 为高颅压，<60 mmH_2O 为低颅压。观测初压时应注意脑脊液液面有无呼吸性搏动（随呼吸产生 10~20 mmH_2O 的液面搏动）和脉搏性搏动（随脉搏产生 2~4 mmH_2O 的液面搏动）。前者消失时，提示椎管内有梗阻或有枕骨大孔疝，临床上应引起重视。

（2）阿亚拉指数：正常值为5.5～6.5；<5为蛛网膜下腔容积变小，见于椎管阻塞及颅内占位性病变；>7为蛛网膜下腔容积变大，常见于脑积水、脑萎缩、浆液性脑膜炎等。

（二）动力学检查

1. 适应证。

（1）疑脊髓腔狭窄、脊髓压迫者，可测定阻塞程度。

（2）疑横窦、乙状窦栓塞，可两侧分别试压了解有无阻塞。

2. 禁忌证。

（1）具有高颅内压者。

（2）因局部原因不能施术者。

3. 方法。

（1）压颈试验。

1）手试法：穿刺针与测压表接好后，用手压迫颈静脉（左右对比或双侧同压）10 s，并同时观察时间与压力上升至最高值为止，放手解压后再观察其压力恢复与时间的关系。以压力数值为纵坐标，时间为横坐标，绘制压力变化曲线。

2）脉压带法：用脉压带绕颈测初压，再分别以20、40、60 mmHg顺序分别加压以替代手法，同时以每5～10 s观察记录脑脊液压力上升直至不再上升为止，再放压至0并同时观察记录脑脊液压力下降的速度与时间，同样绘制压力曲线图。

（2）压腹试验：以拳头或手掌用力压迫患者腹部观察CSF压力上升速度与时间；放手去压后，再观其压力下降速度与时间。

4. 临床意义。

（1）通畅。

1）压颈10～15 s，压力迅速上升至最高点，去压15 s左右又迅速降到原来水平。

2）压腹后CSF压力上升不及压颈时高，于放压后并迅即降到原水平。

（2）部分阻塞。

1）压颈时，CSF压力上升及停压时压力下降速度均缓慢，或上升快而下降慢或不能降至原来水平。

2）压腹时，压力上升或停止压腹时压力下降均快，提示颈、上胸段有部分阻塞；如压腹时CSF压力上升慢或不上升，提示下胸段或腰段可能阻塞。

（3）完全阻塞：压颈时CSF压力不升，压腹时其压力升高快，提示脊髓腔完全阻塞。Tobey－Ayer试验：分别压左右侧颈静脉，如一侧呈正常压力反应，另一侧无脑脊液压力变化，称阳性征，提示本侧横窦或颈静脉阻塞。

5. 注意事项。①严格掌握适应证、禁忌证，嘱患者合作；②加压前应确定穿制针位置及测压管是否正常，否则应进行调整；③疑颈段脊髓腔受阻，尚可进行屈颈、仰颈姿势测试；④结果正常，应反复再试，以求准确。

三、实验室检查及其临床意义

（一）常规检查

1. 色泽。正常脑脊液为无色、透明、清亮液体。红色脑脊液常见于蛛网膜下腔出血、脑出血、硬膜下血肿等。脑脊液前后均匀红染，离心后上清液为黄色或淡黄色，潜血试验阳性。腰椎穿刺时观察到流出的脑脊液先是红色后转为无色，为穿刺损伤性出血，两者应注意鉴别。黄色脑脊液多见于脑脊液中变性血红蛋白、胆红素或蛋白量异常增高。乳白色脑脊液多见于化脓性脑膜炎。微绿色脑脊液见于绿脓假单胞菌性脑膜炎、甲型链球菌性脑膜炎。褐色或黑色脑脊液见于中枢神经系统的黑色素瘤、黑色素肉瘤等。

病毒性脑膜炎、乙型脑炎、神经梅毒等疾病的脑脊液可呈透明外观或微混。脑脊液中白细胞如超过

$200 \times 10^6/L$ 时可变为混浊；蛋白质含量增加或含有大量细菌、真菌等也可使其混浊；结核性脑膜炎时常呈毛玻璃样混浊；而化脓性脑膜炎时常呈明显混浊或有凝块。

2. 细胞计数、分类。正常脑脊液白细胞总数成人为 $(0 \sim 10) \times 10^6/L$，儿童为 $(0 \sim 15) \times 10^6/L$，新生儿为 $(0 \sim 30) \times 10^6/L$，无红细胞。白细胞分类：大多数为淋巴细胞，少数为单核细胞，偶见中性粒细胞、嗜酸粒细胞。淋巴细胞：单核细胞约为 7 : 3。

临床意义：

(1) 中枢神经系统感染：化脓性脑膜炎脑脊液细胞学检查分为三期。

1) 渗出期（发病 3 d 内），细胞计数可达 $2\,000 \times 10^6/L$ 或更多，以中性粒细胞反应为主，数量可占白细胞计数的 90% 以上，且以杆状核细胞多见。各类细菌性脑膜炎急性期的脑脊液细胞检验改变并无特异性，此期间细胞数很多，常可在细胞内或细胞外检出致病菌。

2) 增殖期（发病 3 d 后）以单核-吞噬细胞反应为主，此期间细胞数迅速下降，粒细胞下降的同时，激活淋巴细胞，单核或单核样细胞明显增多，后者多发展成吞噬细胞，并对细菌具有很大的吞噬作用。

3) 修复期（发病 10 d 后）以淋巴反应为主，脑脊液细胞总数接近正常，中性粒细胞完全消失，细胞正常化的标志为不活跃的小淋巴细胞和单核细胞增多，当二者的比例正常、所有病理细胞完全消失和白细胞计数正常时提示修复完全。增殖期可出现炎症的再次复发或进入慢性期，前者脑脊液细胞学特点为中性粒细胞的再次增多，后者为单核细胞及激活单核细胞，淋巴细胞及激活淋巴细胞，中性粒细胞数量大致相等。

病毒性脑膜炎大部分呈淋巴样细胞反应，即使有中性粒细胞出现，在短期内也完全消失，而且激活淋巴细胞持续时间一般不超过 2 周。

结核性脑膜炎时其脑脊液细胞数可增加，但超过 $500 \times 10^6/L$ 者较为罕见，在发病初期以中性粒细胞为主，但很快下降。持续的混合性细胞学反应是结核性脑膜炎的特点，即在脑脊液细胞分类中既含有相当比例的中性粒细胞，也会有一定比例的激活单核细胞、淋巴细胞、激活淋巴细胞和浆细胞，这种以中性粒细胞占相当数量的多种细胞的组合，特别是激活淋巴细胞的存在对结核性脑膜炎的早期诊断是有帮助的，且这种混合细胞反应一般持续时间较长，短时期内常无明显变化。经过适当治疗病情好转后，脑脊液中中性粒细胞、激活淋巴细胞消失，而代之以正常的淋巴细胞和单核细胞。慢性期可呈持续混合细胞反应，且以淋巴细胞反应为主。

(2) 中枢神经系统肿瘤：脑脊液细胞数可正常或稍高，以淋巴细胞为主。脑脊液找到白血病细胞是白血病脑膜转移的证据。脑脊液中查到肿瘤细胞是确诊脑膜癌的主要方法，其敏感性为 70% ~ 90%，特异性为 100%。

(3) 脑血管病：脑脊液细胞学检查有助于鉴别脑出血或腰椎穿刺损伤性出血。前者在早期病后数小时可见大量红细胞和明显中性粒细胞增多，3 d 内达高峰，在脑脊液中可发现吞噬细胞（出血后数小时至第 3 d 可出现含有红细胞的吞噬细胞，5 d 后可见含铁血黄素吞噬细胞）。如为穿刺损伤性出血，则不会有上述反应。

(4) 脑寄生虫病：不仅脑脊液细胞数升高，还可见嗜酸粒细胞增多，约占白细胞的 60% 或更高，浆细胞增多为另一特点。如将脑脊液离心沉淀物在显微镜下检查可发现血吸虫卵、阿米巴原虫、弓形体、旋毛虫的幼虫等，甚至还可找到细粒棘球绦虫的头节或头钩。

（二）生化检查

1. 蛋白质定量。正常成人腰池的蛋白质为 200 ~ 400 mg/L，脑池蛋白质为 100 ~ 250 mg/L，脑室内的蛋白质为 50 ~ 150 mg/L。

蛋白质含量增加一般指腰椎穿刺脑脊液中蛋白质含量高于 0.45 g/L，见于：①颅内感染，如化脓性脑膜炎，流行性脑脊髓膜炎，此时蛋白质显著增加；结核性脑膜炎，此时蛋白质含量中度增加；病毒性脑炎，此时蛋白质轻度增加；②颅内出血性疾病（蛛网膜下腔出血、脑出血等）；③颅内肿瘤；④椎管内梗阻；⑤神经梅毒、多发性硬化；⑥吉兰-巴雷综合征等。

蛋白质含量降低指腰椎穿刺脑脊液中蛋白质含量低于 0.15 g/L，见于：①大量脑脊液丢失；②良性颅内压增高症；③脑脊液漏等。

2. 蛋白电泳检测。参考值范围如下：

白蛋白：60%～71%；

α_1-球蛋白：3%～4%；

α_2-球蛋白：6%～10%；

β-球蛋白：7%～11%；

γ-蛋白：9%～18%。

前白蛋白增高常见于舞蹈症、帕金森病、手足徐动症等中枢神经系统变性疾病；前白蛋白减少常见于脑膜炎。白蛋白增高常见于脑血管病，如脑梗死、脑出血等，以及椎管阻塞、脑肿瘤；白蛋白减少见于脑外伤急性期。α_1-球蛋白增高常见于脑膜炎、脑脊髓灰质炎等；α_2-球蛋白增高常见于脑肿瘤、转移癌、胶质瘤等；β-球蛋白增高常见于某些退行性变如帕金森病、外伤后偏瘫等；γ-球蛋白增高常见于多发性硬化。

电泳技术分析脑脊液标本中相关成分，在某些中枢神经系统疾病患者的样本中，能够迅速发现多条独特的、局限于球蛋白的寡克隆区带（Oligoclonal Band，OB）；脑脊液 IgG 寡克隆带（OCB）是 IgG 鞘内合成的重要定性指标，对判定免疫球蛋白（IgG）鞘内合成具有重要价值。临床上 CSF 中出现 OCB 主要见于多发性硬化（MS）、神经性梅毒、亚急性硬化性全脑炎、脑膜脑炎等疾病。

由于 CSF 中蛋白组分均来自血清，因此必须同时检测血清作为对照，以区别由血清透过血脑脊液屏障进入鞘内的 IgG 与鞘内自身合成的 IgG。

3. 葡萄糖测定。正常成人脑脊液葡萄糖含量为 2.5～4.5 mmol/L，儿童为 2.8～4.5 mmol/L；脑脊液中葡萄糖和血液葡萄糖有密切关系，脑脊液葡萄糖约为血液葡萄糖的 60%，也可以在 30%～90% 范围内变化，这是由于血浆葡萄糖达到平衡需 1～2 h。脑脊液中葡萄糖含量取决于血液葡萄糖浓度、血脑屏障的通透性、脑脊液中葡萄糖的酵解程度、携带运转系统的功能等。脑脊液中葡萄糖含量降低较升高更为常见，更具有临床意义。糖尿病或注射葡萄糖液使血糖升高后脑脊液中葡萄糖可以升高。当中枢神经系统受细菌或真菌感染时，这些病原体或被破坏的细胞都能释放出葡萄糖分解酶使葡萄糖消耗，从而使脑脊液中葡萄糖降低，尤以化脓性脑膜炎早期降低最为明显。结核性、隐球菌性脑膜炎的脑脊液中葡萄糖降低多发生在中晚期，且葡萄糖含量越低，预后越差。病毒性脑炎时脑脊液中葡萄糖多为正常。

4. 氯化物测定。正常脑脊液氯化物含量较血中高，为 120～130 mmol/L，脑脊液中氯化物也随血浆氯化物的改变而变化。当脑脊液中蛋白质增多时，为维持脑脊液渗透压平衡，氯化物减少，多见于细菌性脑膜炎，尤其以结核性脑膜炎最为明显，可降至 102 mmol/L 以下。在低氯血症如呕吐、腹泻、脱水时脑脊液氯化物也会减少，而病毒性脑炎时无显著变化。脑脊液氯化物增加可见于尿毒症患者。

5. 酶学检测。正常人由于血脑屏障完整，脑脊液内酶浓度比血清内酶浓度低，当颅脑损伤、颅内肿瘤或脑缺氧时，血脑屏障破坏，细胞膜通透性也有改变，使脑脊液内酶量增加，且不受蛋白总量、糖含量及细胞数的影响，主要与脑细胞坏死程度和细胞膜的损害程度有关。

乳酸脱氢酶（Lactate Dehydrogenase，LDH），正常成人的参考值是 3～40 U/L，活性增高常见于细菌性脑膜炎、脑血管病、脑肿瘤及脱髓鞘病等有脑组织坏死时。病毒性脑膜炎多在正常水平，这对鉴别细菌性脑膜炎与病毒性脑膜炎有一定意义。

天门冬氨酸氨基转移酶（Aspartate Amino Transferase，AST），正常成人的参考值是 5～20 U/L，活性增高常见于脑梗死、脑萎缩、急性颅脑损伤、中毒性脑病及中枢神经系统转移癌等。

肌酸激酶（Creatine Kinase，CK），正常成人的参考值是（0.94±0.25）U/L，活性增高常见于化脓性脑膜炎、结核性脑膜炎、进行性脑积水、继发性癫痫、多发性硬化症、蛛网膜下腔出血、慢性硬膜下水肿、脑供血不足及脑肿瘤等。

溶菌酶（Lysozyme）活性增高多见于化脓性脑膜炎、脑瘤、血脑屏障破坏。结核性脑膜炎时增高明显，并且增高程度与病情轻重正相关。

6. 免疫学检查。IgG 的正常参考值为 10~40 mg/L，增高见于亚急性硬化性全脑炎、多发性硬化症、急性化脓性脑膜炎、结核性脑膜炎、病毒性脑膜炎、神经梅毒等。约 70% 的多发性硬化脑脊液 IgG 指数增高，表明中枢神经鞘内源性 IgG 合成增多，但并非特异。如果 IgG 增高、脑脊液 IgG 指数正常，多为血脑屏障通透性增高所致。

IgA 的正常参考值为 0~6 mg/L，增高见于脑血管病、化脓性脑膜炎、结核性脑膜炎、神经梅毒等。IgM 的正常参考值为 0~13 mg/L，增高见于中枢神经系统急性感染性疾病、脑肿瘤及多发性硬化。

第二节　脑电图检查

一、脑电图总论

（一）脑电图的概念及基本成分

脑电图（Electroencephalogram）是脑组织生物电活动通过脑电图仪放大（放大约100万倍）记录下来的曲线，由不同的脑波活动组成。脑波与其他任何波如光波、电波一样有频率、波幅、位相和波形四个基本成分。

1. 频率。一个波从它离开基线到返回基线，或者从一个波底到下一个波底所需要的时间为周期，通常用毫秒（ms）来表示；每秒出现的周期数称为频率，以次/秒或赫兹（Hz）来表示。频率及周期的测量标准为：①选择基线稳定的部分进行测量；②凡波的下降支未回到基线但等于或大于上升支的 2/3 为一个波；③当前波波底过深，后波下降支虽不及上升支的 2/3，但下降支已回到基线者，后波应算为一个波。脑电图中的单个电位差称"波"，数个相同的波连续出现称为活动，同一频率的脑波重复出现持续达 1 s 以上者称为节律。不过在脑电图实际工作习惯中仍有将波、活动、节律统称为波者。

脑波按照频率可分为以下几种：

α 波：频率 8~13 次/秒即 8~13 Hz。

β 波：频率超过 13 次/秒，通常为 14~30 次/秒。

θ 波：频率 4 至不足 8 次/秒，通常为 4~7 次/秒。

δ 波：频率不足 4 次/秒或周期超过 250 ms。

β 波因频率高于 α 波又称快波，θ 波及 δ 波频率低于 α 波统称慢波。

2. 波幅。波幅又名振幅或电压，代表脑部电位活动的大小，系指波峰到波谷垂直高度，用微伏（μV）表示。测量方法如下：①当波的上升点与下降点均在同一水平线上时，波顶到波底的垂直距离为波幅；②波的上升起点与下降支终点不在同一基线上时，从波峰向基线作一垂直线，此线与波的起点和终点连线相交，其交点至波峰的距离为波幅；③复合波（系指 2 个以上的波所构成的脑波）的波幅为波的最高处到波谷间的垂直线高度。通常 50μV 的电压相当于 5mm 的高度记录脑电图，高度 1mm 就表示 10μV 的电压。因此根据上述方法测得波幅高度的毫米数后，把它乘以 10 就能换算为 μV 的数值了。

换算公式为：

$$波幅 = 所测波幅高度毫米数 \times 10 \ μV$$

临床上把 25 μV 以下的波幅称为低波幅，25~75 μV 称为中波幅，75~150 μV 称为高波幅，超过 150 μV 称为极高波幅。

3. 相位。一个波由基线偏转可产生位相。向基线一侧偏转的称为单相波，向上偏转称负相波，向下偏转称正相波。一个波由基线先向一侧偏转而后向另一侧偏转称双相波。一个波由基线反复向两侧偏转多次称多相波。两个导程的描记中其波幅间的时间关系可产生位相差，如两个导程的波幅同时由基线向上或向下偏转而位相差等于 0°时，称同位相或同步；反之产生位相差称不同位相或不同步。如两个导程的波同时向基线相反的方向偏转，位相差等于 180°时，称位相倒转。

4. 波形。波形就是波的形状，它与波的频率、波幅和位相诸因素密切相关。这些因素的不同组合构成不同的波形，如正弦波、类正弦波、半弧状波、锯状波、复合波与多形波等。

（二）脑电图常见的生理和病理波

1. α波。频率 8 ~ 13 次/秒，波形呈正弦波，波幅 10 ~ 100 μV。由头皮电极所导者偏低，针电极波幅偏高，成人 100 μV，儿童有时可达 150 μV。枕部波幅最高，其次为顶部、额部，最低处在颞部。α波在安静及闭目时出现最多，波幅亦最高，在精神活动如心算、思考问题时受抑制，睁眼则消失。α波是正常成人脑电图的基本节律，全脑均可出现，主要在枕部，其次为顶部，而颞部最少。α波波幅出现周期由小到大又由大到小的调幅现象，呈纺锤形或梭形，每一调幅现象持续 1 ~ 10 s，两个调幅之间有低波幅 β 波相间，称沉静期，时间在 2 s 以内。

2. β波。频率 14 ~ 30 Hz，波幅 5 ~ 30 μV，平均 20 μV 左右，多呈不规则出现，主要分布于额区和中央区，其次为颞区，在枕部出现于沉静期，与 α 节律共同构成调幅现象。约6%的正常成人以 β 波为基本节律。β 波在精神活动、情绪紧张和睁眼时增多，当肢体运动或受触觉刺激时，可使对侧半球 β 波产生抑制。

3. θ波。频率 4 ~ 7 Hz（或周期 125 ~ 250 ms），波幅 10 ~ 40 μV，正常成年人在额颞区可见少数低波幅 θ 波。

4. δ波。频率 0.5 ~ 3 Hz（或周期超过 250 ms），正常成年人仅有少数散在低幅 δ 波，主要见于额区。慢波（θ 波及 δ 波）增多见于下列两种情况：

（1）正常情况：婴儿、儿童的清醒期以及各种年龄的睡眠期。

（2）病理状态：有两种表现。①局限性慢波增多，见于癫痫部分性发作、脑肿瘤、脑脓肿、脑外伤性血肿、伴有脑软化的血管病等；②弥漫性慢波增多，出现于感染、中毒、低血糖、颅内压增高、脑部弥漫性病变。

5. 顶尖波。此波又称驼峰波，频率 3 ~ 8 Hz，波幅在 100 ~ 300 μV 的双相或三相锐波，两侧同步对称，单个出现或连续出现，主要见于顶区及中央区，此波常见于刚入睡时。

6. 后头部孤立性慢波。频率 3 ~ 4 Hz，波幅 50 ~ 150 μV，一般不超过 200 μV，波形呈三角形，多为负波，主要分布于一侧或两侧枕区。此波若与前面的 α 波连在一起，易被误认为尖-慢复合波。后头部孤立波多见于儿童及青年，成年人较少出现。此波在睁眼时减少，过度换气时增多，睡眠时消失。

7. 纺锤波。此波又称 σ（Sigma）波，频率 12 ~ 14 Hz，波幅 20 ~ 100 μV，此波见于正常人中睡期，最先出现于中央、顶区及枕区，继之向前额及前颞区扩散。

8. K复合波。此波是由顶尖波与 σ 节律组成的复合波，系在浅睡或中度睡眠期被突然的声音刺激所诱发。

9. 棘波。这是一种病理波，周期为 20 ~ 80 ms，波的上升支及下降支均极陡峭，形状如棘，故名棘波。波幅多在 100 μV 以上，若波幅在 50 μV 以下者称为小棘波。棘波是大脑皮质神经细胞受刺激、过度兴奋的表现，见于癫痫，包括症状性和原发性癫痫。

10. 尖波。尖波又称锐波，其波形与棘波相似，但下降支缓慢，周期较长，通常为 80 ~ 200 ms，波幅在 100 μV 以上。尖波出现的临床意义与棘波大致相同。

11. 棘-慢复合波。系由棘波和慢波组合而成，即在棘波之后跟随一个 200 ~ 500 ms 的慢波，或在慢波的上升支重叠有棘波。慢波波幅通常在 100 ~ 200 μV。棘-慢复合波的周期包括棘波和慢波所占时间之和，波幅按最高处计算。一般认为，棘波代表皮质的兴奋，慢波代表皮质或皮质下的抑制过程。棘-慢复合波见于癫痫。

12. 尖-慢复合波。系由一个尖波和一个慢波组成的复合波，慢波周期在 500 ~ 1 000 ms。尖-慢复合波亦见于癫痫。

13. 高幅失律。为不规则的高波幅慢波，中间杂以棘波和尖波，一般不形成典型的棘-慢和尖-慢复合波，见于婴儿痉挛症。

14. 爆发性抑制活动。系指在平坦活动的背景上，突然出现高波幅慢波，可合并尖波，是大脑皮质下广泛损害的表现，见于脑炎极期或麻醉过深。

（15）平坦活动：又称电沉默现象，为各种频率电活动均有严重程度的抑制，见于大脑严重损害及极度昏迷患者。

（16）懒波：是指在某一区域或一侧半球的 α 波、β 波、睡眠梭形波的减弱或消失，减弱或消失的部位多为器质性病变的部位。

（三）脑电图的描记方法

1. 电极位置。常用电极位置有 19 个，即左前额 FP1、右前额 FP2、左额 F3、右额 F4、左中央 C3、右中央 C4、左顶 P3、右顶 P4、左枕 O1、右枕 O2、左前颞 F7、右前颞 F8、左中颞 T3、右中颞 T4、左后颞 T5、右后颞 T6、头顶正中 C2、左耳垂 A1、右耳垂 A2。放置部位的测量方法可参考国际脑电图学会建议的 10～20 系统放置法。

2. 导联方法。

（1）单极导联：描记时，一个电极为作用电极，放在需要检查部位的头皮上与另一参考电极（即想象中的零电位）相连。常用参考电极部位是耳垂。单极导联就是把上述头皮电极分别与耳垂电极相连记录脑电图。

（2）双极导联：是把头皮上两个作用电极相连在一起记录两电极间的相对电位差。

单极导联的特点是：①记录下来的电位差接近绝对值，故波幅较恒定；②对皮质下病变较易发现，但定位不够准确，易受干扰，产生伪差。

双极导联的特点是：①较易发现皮质局灶性病变，定位较准确；②受干扰较小，伪差较少，但对深部位病变不够敏感。因此，单极与双极导联各有优缺点，可互相弥补。常用双极导联方法有三种：

内外联：①DFP1－T3；②FP2－T4；③T3－O1；④T4－O2；⑤FP1－C3；⑥FP2－C4；⑦C3－O1；⑧C4－O2。

外侧联：①FP1－F7；②FP2－F8；③F7－T3；④F8－T4；⑤T3－T5；⑥T4－T6；⑦T5－O1；⑧T6－O2。

内侧联：①FP1－F3；②FP2－F4；③F3－C3；④F4－C4；⑤C3－P3；⑥C4－P4；⑦P3－O1；⑧P4－O2。

3. 诱发试验：常用的有两种方法。

（1）睁闭眼试验：是在描记过程中嘱受检查者睁眼 3～5 s，再闭眼 10～15 s，反复 3 次。正常情况下，睁眼时 α 节律减弱或消失，减弱称为部分抑制，消失称为完全抑制。睁闭眼试验通常在单极导联进行，因单极导联枕部 α 波明显，便于观察。

（2）过度换气：嘱受检查者以每分钟 20～25 次的速度深呼吸，持续 3 min，使体内二氧化碳排出量增加，血中碱度相对增高，引起脑毛细血管收缩，神经细胞相对缺氧，以及 γ-氨酪酸水平降低，脑抑制作用减弱。在正常情况下，大多数成年人逐渐出现 α 波增多，波幅增高，部分正常人在深呼吸 1 min 后出现较多 θ 波活动，深呼吸停止后半分钟内消失，α 波逐渐恢复正常。

4. 描记程序。

（1）定标：定标电压一般常以 50 μV 等于 0.5 cm 为标准，描记 10 s。

（2）试笔：将各导程均通联至一对电极，描记同一部位的脑波，观察其波形、波幅是否一致。

（3）单极导联：常包括两侧额、中央、顶、枕和颞 10 个部位，记录 2～4 min，并在单极导联中做睁闭眼试验。

（4）双极导联：每个导联方法记录 1～2 min。

（5）过度换气试验：受检查者在安静、闭目情况下做完上述描记后，可选择单极导联或双极导联进行过度换气试验，并在过度换气停止后至少再记录 2 min。

（6）记录：整个记录时间一般不少于 20 min，描记结束后在每份脑电图的封面上除记录受检查者的姓名、年龄、性别、诊断、记录日期、住院或门诊号、脑电图编号外，还要写明定标电压及走纸速度（通常用 3 cm/s 的送纸速度）。

（四）正常脑电图

1. 成人正常脑电图。80%的正常成人脑电图以α波为基本节律，α波在枕区最多，波幅亦最高，两侧枕部波幅差不超过20%，频率多为10～12 Hz，频率波动不超过1.5 Hz。睁眼及精神活动时α波受抑制。β波主要分布于额及中央区，波幅在30 μV以下。θ波仅散在见于颞区，波幅低。此外，部分正常人以β波为基本节律，频率多为16～25 Hz，波幅20～30 μV，分布于全头。还有一部分正常人表现为低波幅脑电图，全图均为低波幅，α波及β波相对较少，而θ波较多。

2. 儿童正常脑电图。正常儿童脑电图有5个特点。

（1）6个月以前以δ波活动占优势；6个月以后虽有δ波活动，但以θ波活动占优势，波幅一般为20～50 μV；1～3岁，δ波逐渐减少，θ波增多，波幅为30～60 μV，后头部出现α波；4岁以前θ波较α波明显；5～6岁，α波与θ波的数量大致相等；7岁以后α波占优势。

（2）儿童的α波波幅较高，可达150 μV，较易出现两侧波幅不对称。

（3）睁闭眼试验：α波节律抑制现象随年龄增加而增高。

（4）过度换气试验：深呼吸1 min后可出现高波幅δ波活动。

（5）睡眠脑电图：睡眠脑电图随睡眠过程而变化，睡眠过程有很多分类方法，最简单和实用的方法是把睡眠分为四期。

a. 思睡期：α波减少，波幅降低，出现一些低波幅β波活动和θ波活动。

b. 浅睡期：α波逐渐消失，出现很多低波幅4～7 Hz θ波活动和顶尖波。

c. 中睡期：出现纺锤波和一些δ波，声音刺激可诱发K复合波。

d. 深睡期：高波幅δ活动占优势，频率1～2 Hz。

3. 药物对脑电图的影响。

（1）催眠药：巴比妥类、水合氯醛等药物一般治疗量出现很多快活动β波，剂量加大引起入睡则出现慢活动，同睡眠脑电图表现。

（2）弱安定药：甲丙氨酯（眠尔通）、氯氮（利眠宁）、地西泮等药，一般治疗剂量出现很多快活动，并能抑制癫痫小发作。

（3）强安定药（如氯丙嗪）和抗抑郁药（如丙米嗪），一般治疗量可出现大量慢活动，长期大量服用，可有癫痫样放电。

（4）抗癫痫药：苯妥英钠通过促使正常脑细胞内的钠离子排出到细胞外，稳定细胞膜电位，使癫痫病灶放电不向四周扩散，控制临床发作，但它不能抑制癫痫病灶的高频放电，因此，对脑电图上的癫痫灶放电无影响。其他抗癫痫药可使脑电图背景节律产生改变。

（五）异常脑电图

1. 异常脑电图的范围。

（1）基本脑波在分布部位、两侧对称性和反应性等方面的异常。

（2）基本波的频率比同龄者增快或减慢。

（3）脑波波幅比正常人增高或减低。

（4）慢波增多。

（5）出现病理波。

2. 异常脑电图的表现形式。

（1）阵发性异常：指突然出现一串异常脑波，这种脑波与背景脑波有显著区别，并突然消失。

（2）持续性异常。

（3）对称性异常：指对称部位的异常脑波基本相同。

（4）非对称性异常。

（5）广泛性异常：①普遍性异常，即两侧各部位都有异常波，呈对称性；②弥漫性异常，即各部位有异常波，但两侧不对称。

（6）局限性异常：异常波局限于某一区、某一叶或一侧半球。

（7）诱发异常：指在闭目安静下描记的脑电图为正常，经诱发试验描记出异常脑电图者。如过度换气出现以下情况属异常：①深呼吸半分钟内出现高波幅 θ 波活动或 δ 波活动；②深呼吸停止后半分钟仍有明显 θ 波及 δ 波活动；③出现病理波。④在诱发中出现阵发性节律异常，尤其是高波幅 δ 节律。⑤两侧半球出现不对称的反应；⑥出现癫痫发作。

3. 广泛异常脑电图的分级。

（1）界限性异常：又称边缘性脑电图，指脑电图改变偏离正常界限、尚未达到轻度异常者。

（2）轻度异常：①θ 波活动增多，额、颞、顶部指数超过 20%，波幅超过 50 μV 或 100 μV；②δ 波活动增多，散在出现，指数超过 10%；③成人过度换气时出现中至高波幅 θ 活动；④α 波波形不规则，调节差（频率波动范围超过 2 Hz），调幅不佳，两侧波幅差超过 30%，枕部超过 50%，α 波泛化（全脑各区均为 α 波）、前移（额部 α 波波幅比枕部高），生理反应不明显或不对称；⑤各区出现高波幅 β 波活动。

（3）中度异常：①θ 波活动占优势；②中波幅 δ 波活动成串或持续出现；③自发或诱发出现病理波，如尖波、棘波、尖-慢、棘-慢复合波；④过度换气时出现高波幅 δ 波活动。

（4）重度异常：①δ 波活动占优势；②自发或诱发出现尖节律、棘节律或复合波节律；③高度失律；④出现爆发性抑制活动或平坦活动。

（六）脑电图报告所包括的内容

（1）基本节律：指脑电图中的优势频率脑波，正常成年人是以枕区 α 节律为代表，在儿童或病理情况下可以是慢活动，报告内容应包括基本节律脑波幅、波形、分布、调节及调幅。

（2）快波：β 波的频率、波幅及分布。

（3）慢波：包括 θ 波和 δ 波的频率、波幅、出现方式和部位。

（4）病理波：说明出现的部位、数量、方式和波幅。

（5）睁闭眼试验的反应。

（6）过度换气试验的反应。

（7）结论：根据上述各项内容最后写出脑电图所见的结论，如正常脑电图，广泛轻度、中度、重度异常脑电图。

二、神经系统疾病的脑电图改变

（一）癫痫脑电图改变

1. 全身强直-阵挛性发作。

（1）发作期的脑电图表现可分为 4 个期。①抽搐前期：突然广泛的低电压去同步化；②强直期：10～20 Hz 的低波幅快节律，以额部及中央区最明显，其波幅逐渐增高，频率逐渐减慢；③阵挛期：此期阵发性棘波与阵发性慢波相间出现，继之棘波逐渐减少；随着抽搐停止，棘波亦消失；④发作后期：先表现为数秒的低电压或等电位波形，继之波幅逐渐增高，频率增快，转变为 θ 活动，意识清醒时，恢复到发作前的脑电图。

（2）间歇期的脑电图：多为非特异性的活动增多及阵发性波幅增高，以额部明显，部分患者出现散在或阵发性短程尖波、棘波、尖-慢复合波、棘-慢复合波。

（3）持续状态的脑电图：抽搐时如上述的放电性改变，两次发作之间呈高波幅 δ 波或仅有 θ 波增多。

2. 失神发作。

（1）发作期的脑电图：表现为两侧对称性同步的高波幅 3 Hz 棘-慢复合波节律性爆发，其频率先快后慢，棘波成分的波幅可高可低，多为单发，有时多发，可位于慢波前或慢波后，亦可重叠在慢波的上升支或下降支上，慢波成分波幅可高达 200 μV 以上，以额部及中央区最明显。

（2）间歇期的脑电图：大多数患者可出现散发或持续短中程棘-慢复合波发放，过度换气及睡眠常可诱发。持续状态的脑电图：持续或十分频繁出现 3 Hz 的棘-慢节律，额部明显。

3. 部分运动性发作。发作期的脑电图改变为局限性棘波、尖波、尖-慢复合波，由于病灶部位不同，这些病理波的表现亦有差异：大脑深部病灶出现的棘波与浅部病灶相比，其周期较长，呈尖波样，电极远离病灶的棘波与邻近病灶的棘波相比，其周期亦较长；深部病灶在出现病理波时，其背景脑电图多为正常，而浅部病灶出现病理波时，背景脑电图多为异常。杰克逊（Jackson）发作：脑电图表现为局灶性病理波（尖波、棘波、尖-慢复合波、棘-慢复合波），按解剖部位，逐渐或迅速扩至两侧大脑半球。持续状态的脑电图表现为局限性持续性放电，如棘波、尖波、棘-慢波、δ 波和 θ 波的发放。间歇期的脑电图表现为局限性痫性放电，呈散在性出现，若病灶较小或位于深部，脑电图亦可无异常改变，诱发试验常可诱发出异常脑电图。

4. 复杂部分性发作。发作期的脑电图有多种表现，多数患者发作时为一侧或双侧颞区或额、颞区出现阵发性高波幅 4～7 Hz θ 节律，继之频率变慢，出现 2 Hz δ 波，在慢活动间偶有棘波或尖波。少数患者发作时脑电图为两侧广泛出现阵发性 4～20 Hz 的快波节律，或表现低波幅快活动，或平坦活动。亦有少数患者因病灶较小，部位较深，距离头皮电极较远，故发作时脑电图无明显改变。间歇期的脑电图主要表现为一侧或两侧颞部，尤其颞叶前部出现散在负性棘波、尖波，这些脑波在睡眠时的出现率可高达 90%，在清醒时其阳性率仅为 30%，有的患者在间歇期，额、颞部亦可出现尖-慢复合波、棘-慢复合波或爆发性慢波。

5. 肌阵挛发作。脑电图表现为不规则多棘波或多棘-慢复合波，以中央区最为显著，并常出现于睡眠时，亦可由过度换气或突然的声、光刺激所诱发。

6. 婴儿痉挛症。脑电图的异常改变为具有特征性的高幅失律，即高波幅不规则的慢活动、尖波和棘波混合在一起，一般不形成典型的尖-慢复合波和棘-慢复合波，这些异常脑电图出现的部位不固定，呈游走性，亦可为阵发性或弥漫性出现，在清醒期和睡眠期记录到的异常脑电图无差别。

7. 热性惊厥。热性惊厥又称热性痉挛、高热抽搐，常发生于 5 岁以前儿童，呈全身性抽搐并与发热有关，体温多在 38.5 ℃ 以上。热性惊厥在发作期的脑电图改变与全身强直-阵挛性发作相似，为消除发热和惊厥后改变对脑电图的影响，应在热退 1～2 周以后进行脑电图描记，异常波出现率为 6% 左右，且异常率与热性惊厥复发次数及发病年龄之间有一定关系。发作次数越多，发病年龄越大，脑电图异常率越高。

发作间歇期的脑电图有 3 种表现：正常；基本节律异常；发作性 3 Hz 的棘-慢复合波。此外，在临床发作后的 1 周内有 1/3 患者出现脑电图慢波化，而且以枕部改变最明显。

（二）脑血管疾病脑电图改变

1. 原发性高血压。原发性高血压患者在无并发症的情况下脑电图多为正常，若高血压变动明显者常出现 α 波频率不稳定，混有较多的 θ 波活动和 β 波活动，高血压脑病患者，脑电图主要改变为前头部出现高波幅慢活动。

2. 脑动脉硬化。轻症者一般无异常改变，脑动脉硬化明显时可出现 α 波异常；主要改变为 α 波的分布呈广泛化，频率变慢，呈 8 Hz 节律，波幅变高，波幅变动小，缺乏调幅现象。有的患者则表现为脑波波幅降低，过度换气时 α 波活化。严重脑动脉硬化脑电图的另一种改变是出现局限性或弥漫性慢活动，尤其是双额、中央区常有散在性 θ 波或 δ 波。动脉硬化性痴呆患者的脑电图为 α 波节律减少或消失，出现弥漫性 θ 波活动甚至 δ 波活动。

3. 短暂性脑缺血发作。颈动脉系统短暂缺血发作时，脑电图的主要改变为病侧额区、顶区出现 α 波慢化，缺血严重者可出现慢活动。椎基底动脉系统缺血发作时，脑电图多为正常，若大脑后动脉缺血，则在同侧或双侧枕颞区出现慢活动。短暂脑缺血发作间歇期，脑电图多为正常，若有慢性脑供血不足，可出现 α 波慢化或出现慢活动。过度换气，在一侧颞区或两侧顶枕区出现慢波。

4. 脑血栓形成。

（1）颈内动脉血栓形成：一侧部分阻塞，病侧常有 α 波节律变慢和波幅降低，额区、中央、颞区

可见低波幅多形性 δ 波，过度换气上述改变明显。一侧完全阻塞时，通常在病侧额、中央、颞区出现 δ 波和 θ 波相混合的局限性脑波异常，背景脑电图亦有弥漫性低波幅、不规则 θ 波活动。

（2）大脑中动脉血栓形成：主干发生急性阻塞，病侧出现慢活动，以颞区、中央区最明显。若发生慢性阻塞则表现为病侧 α 波节律变慢，波幅降低，有时亦可增高。大脑中动脉外侧支梗死出现一侧或两侧颞区有阵发性慢活动。大脑中动脉内囊支阻塞时，脑电图可正常或仅有轻度异常改变。

（3）大脑前动脉血栓形成：大脑前动脉阻塞额区可出现阵发性 δ 波活动。当水平段阻塞时，病侧额顶区脑电图受抑制，由于大脑前动脉-胼周支循环完全丧失，顶枕区亦可出现 δ 波活动。

（4）大脑后动脉血栓形成：脑电图表现为病侧枕区 α 波受抑制，并出现多形性 δ 波活动，颞区有尖波，有时由于大脑后动脉急性梗死使脉络后动脉缺血而出现弥漫性慢活动。

（5）椎-基底动脉血栓形成：大多数患者表现为低波幅脑电图，若供血不足影响到大脑后动脉，则出现一侧或两侧颞区有慢活动，部分患者枕区亦可见慢活动，这些慢活动在过度转颈时加重。当椎-基底动脉系统阻塞使脑桥下端受损时，可出现去同步化低波幅快活动或正常脑电图；当脑桥上端、中脑或间脑受损，由于累及脑干网状结构上行投射系统，出现两侧阵发性 δ 波活动或 θ 波活动，有时以一侧明显。

（6）多发性动脉血栓形成：脑电图改变亦与梗死部位、病灶大小有关，一侧大脑前动脉和大脑中动脉发生大块梗死时，病灶侧脑电图的基本活动受抑制，额区、中央区缺乏快波，中央区、颞区出现慢波。大脑中动脉和大脑后动脉同时发生梗死时，枕、颞区背景活动减弱，病灶侧颞区出现慢波。

（7）脑栓塞：早期由于脑水肿和意识障碍，脑电图出现全头部弥漫性慢活动，病灶侧较明显；病情好转，脑水肿减轻后，才出现局限性异常脑波，持续时间较长。

（8）钩端螺旋体脑动脉炎：脑电图改变主要为一侧或两侧 α 波减少，频率减慢，调节、调幅差，慢活动增多，并可出现不定位的阵发性高波幅 δ 波活动。

（9）颅内静脉窦血栓形成：①上矢状窦血栓形成，表现为两侧仅波活动减弱和出现慢活动，以顶颞区明显；②乙状窦、横窦血栓形成，表现两侧弥漫性慢波，以病灶侧顶枕部明显。

5. 脑出血。

（1）基底核出血：急性期有意识障碍者，表现为两侧弥漫性慢活动，以病灶侧明显，尤其是额区和颞区。无意识障碍者，则在发病初期，脑电图就以局限性慢活动为主要表现。

（2）脑叶出血：若出血位于靠近皮质，脑电图的主要改变为局限性高波幅慢波，多为局限性 θ 波，混有较多的 α 波及少数 δ 波，有时亦可表现为局限性 δ 波；深部出血则为局限性慢波。

（3）中脑出血：若患者处于昏迷时，脑电图常表现为两侧阵发性同步高波幅慢活动，这种慢活动在颞部常呈左右交替出现。亦可表现为两侧广泛性高波幅 δ 波活动和 θ 波。

（4）脑桥和延髓出血：脑电图有四种改变。①α 昏迷：患者昏迷但脑波为 8 ~ 10 Hz α 波，其机制可能是由于脑干到皮质的网状结构上行投射系统部分受损，结果其功能虽可以维持脑电图呈 α 波型表现，但不能维持意识的清醒状态；②β 昏迷：即患者意识不清，脑电图呈低波幅 β 波，这是由于损害延髓内抑制上行投射系统的结构；③纺锤波昏迷：即意识不清，脑电图出现纺锤波，因低位脑干网状结构受损所致；④出血病灶小，患者无意识障碍，则脑电图仅有轻度异常改变。

（5）小脑出血：若无意识障碍，脑电图多为正常，部分患者显示 α 波节律变慢，或同侧枕、颞出现慢活动。若小脑出血压迫脑干，则可出现两侧低波幅快活动或弥漫性慢活动。

（6）蛛网膜下腔出血：脑电图改变与意识障碍及脑受破坏程度有关，有意识障碍时出现广泛性慢波；若脑局部受损，如形成血肿或梗死者，出现局限性慢活动。

（三）中枢神经系统感染性疾病脑电图改变

1. 急性脑炎。

（1）急性期：根据病期不同，脑电图改变可分 3 个阶段。①α 波消失期：出现于疾病早期，主要表现为 α 波逐渐减少，频率变慢，最后由 6 ~ 7 Hz θ 波所代替；②θ 波期：4 ~ 7 Hz θ 波先出现于顶、中央区，以后扩散到其他各区；③δ 波期：主要表现为多形性高波幅 δ 波，先出现于额部，以后扩散到顶、中央区，最后呈广泛性 δ 波。急性期有癫痫发作者，脑电图常出现阵发性或连续性棘波、棘-慢复合波。轻型脑炎其脑电图改变经 θ 波期或 δ 波期后，在发病数日、数周内，随着病情好转，慢波消失。重型脑炎却进入极期。

（2）极期：在广泛性慢波的基础上出现平坦波，或为爆发性抑制电活动，可伴有尖波。

（3）恢复期：δ 波减少，θ 波增多，最后出现 α 波。

（4）后遗症期：大多数患者经治疗完全恢复，部分患者遗留癫痫发作及肢体运动障碍，前者在脑电图可见尖波、棘波、尖-慢复合波及棘-慢复合波，后者在脑电图上出现广泛性或局限性慢波。

2. 单纯疱疹病毒性脑炎。脑电图改变包括两个方面。①非特异性改变：表现为广泛性慢活动。②特异性改变：α 波消失，周期性出现异常脑波，常在低波幅慢波上重叠周期性尖波，或表现为高波幅慢波发放，每 1~5 s 发放一次，这种周期性异常脑波常呈局限性出现，以额、颞区为多见，有时则在后头部，多在发病后 2~15 d 出现，以后不管病情有无改善，均可自行消失，这一点是与亚急性硬化性全脑炎不同之处。

3. 亚急性硬化性全脑炎。脑电图的特征性改变为出现周期性异常脑波，临床上称为亚急性硬化性全脑炎复合波（SSPE-complex）。SSPE 复合波的特点为周期性高波幅慢波，呈双相或多相，在负性慢波之后为正性慢波，两侧同步阵发性出现，波幅 100~600 μV，持续 0.5~2 s，间隔期 4~60 s，多数为 5~20 s。随着病程的进展，波幅逐渐降低，不同病期及不同部位的波形可有差异。SSPE 复合波在前头部最明显，亦可见于后头部，自疾病的 Ⅰ~Ⅳ 期均可见此复合波，但以 Ⅱ 期最明显，Ⅲ 期减少，Ⅳ 期逐渐消失，Ⅰ 期的背景脑电图基本正常，或仅有轻度异常，以后逐渐出现棘波和其他异常脑波，Ⅳ 期的基本节律完全解体，出现不规则低平波。

4. 脑膜炎。

（1）病毒性脑膜炎：脑电图改变较轻，主要为后头部出现散在性高波幅 θ 波。

（2）化脓性脑膜炎：脑电图在急性期的改变主要为弥漫性慢活动，尤其以后头部最明显。若并发脑脓肿，则出现局限性 δ 波，遗留癫痫发作者，脑电图出现尖波、棘波、尖-慢复合波和棘-慢复合波。

（3）结核性脑膜炎：脑电图表现为广泛性 θ 波或 δ 波，以后头部明显。

5. 脑病的脑电图改变。脑病系指由多种病因，如感染、中毒、代谢、缺氧等引起的大脑弥漫性损害，常见的脑病有以下几种：

（1）感染性脑病：脑电图的改变有两种类型。①大多数患者表现为广泛高波幅或低波幅 θ 波活动或 δ 波活动，少数有肢体瘫痪者可有明显局限性慢活动；②在慢活动的基础上出现尖波、棘波、尖-慢复合波和棘-慢复合波，这类患者常伴有癫痫发作。恢复期脑电图大多数恢复正常，少数可遗留弥漫性或局限性慢波活动及痫性放电。

（2）缺氧性脑病：轻症主要表现为 α 波频率变慢，波形不规则；重症患者，α 波消失，脑波主要为 θ 波活动或 δ 波活动；伴有癫痫发作者，出现尖波、棘波、尖-慢复合波和棘-慢复合波；极严重患者，脑电图表现为平坦活动。

（3）肝性脑病：脑电图改变与意识障碍程度密切相关，可分为 5 期。①α 波节律期：此期 α 波节律可以正常或变慢，不规则，频率为 7.5~8 Hz，患者可无意识改变或仅有轻度障碍；②θ 波期：脑电图以 4~7 Hz θ 波为基本节律，混有少数 α 波活动与 θ 波活动，患者多有意识模糊；③三相波期：脑电图在 θ 波活动或 δ 波活动背景上出现三相波，典型的三相波是两个负相波中间夹有一个高波幅（50~100 μV）正相波，频率 2~7 Hz，各相周期为第 3 相＞第 2 相＞第 1 相。此期患者常处于浅昏迷；④δ 波期：表现为 δ 波活动占优势，呈现广泛性不规则高波幅 δ 波，混有少数 θ 波活动或 α 波活动，此期患者常处于浅昏迷；⑤平坦波期：δ 波活动频率变慢，波幅逐渐降低，成为平坦活动。此期患者处于极度深昏迷的濒死状态。

（4）肾性脑病：脑电图的主要改变有 3 个方面。①α 波基本节律变慢，呈 8 Hz 慢化波，混有 θ 波和 δ 波；②出现广泛或阵发性慢波；③可伴有尖波、棘波、尖-慢复合波和棘-慢复合波。

（5）肺性脑病：脑电图改变与其他脑病相似，主要为广泛性慢波。早期：基本节律正常，但有较多低波幅 θ 波；继之 α 波慢化，并混有较多 θ 波和 δ 波；最后全头部出现广泛性 θ 波或 δ 波，额部尤为明显。

（6）药物中毒性脑病：脑电图轻者出现 α 波节律变慢，重者出现广泛性 θ 波活动或 δ 波活动，伴有癫痫发作者，在上述脑波的基础上出现尖波、棘波、尖-慢复合波和棘-慢复合波。

（四）神经系统其他疾病脑电图改变

1. 偏头痛。发作期绝大多数脑电图正常，少数在盲点对侧的枕区出现局限性慢活动或出现广泛性 α 波节律变慢和阵发性慢活动。间歇期脑电图绝大多数正常，少数患者可有两侧 α 波节律不对称及出现局限性慢活动。

2. 晕厥。发作期出现广泛性高波幅不规则 δ 波；间歇期脑电图多为正常。

3. 阿-斯综合征（Adams-Stokes Syndrome）。发病当时出现广泛性 20~30 Hz 快波，继之变为广泛性高波幅 δ 波，并经 θ 波恢复到原来的 α 波节律脑电图。心跳停止超过 30 s 以上者，脑电图恢复缓慢或不完全，心跳恢复后仍有心功能不全和循环障碍者，脑电图常出现 α 波变慢和 θ 波增多。

4. 昏迷。昏迷的脑电图除出现 α 波型、β 波型、纺锤波型和发作波型（如棘节律、棘-慢节律、三相波等）外，最常表现为广泛 θ 波活动或 δ 波活动的慢波型，昏迷愈深，慢波频率愈慢，波幅亦愈低，深度昏迷的脑电图常由 δ 波活动逐渐转变为平坦活动。脑电图可以反映昏迷的深度及脑损伤程度，对判断预后有一定价值。

5. 去大脑皮质状态。大多数患者表现为广泛性慢活动，严重者显示平坦活动；当两侧大脑半球受损的严重程度不同时，两侧脑电活动不对称，表现一侧为慢活动，另一侧为平坦活动。

6. 脑死亡。临床判定必须同时具备三项基本条件，即不可逆性深昏迷、脑干反射全部消失及自主呼吸停止（呼吸诱发试验证实无自主呼吸）。脑电图表现为脑电活动消失，即呈平坦直线型，而这种脑电图改变应在下列描记条件下获得：

（1）脑电图仪器噪音不超过 2 μV。

（2）电极头皮间电阻：0.1~10 kΩ，两侧各电极的阻抗基本匹配。

（3）连续记录时间至少 30 min，且完整保存。

（4）成人应按国际 10~20 系统安放电极，只安放 8 个记录电极，双耳垂为参考电极，并同步记录心电信号。

（5）采用参考导联和各种双极导联组合记录和分析，每一导联的两电极之间应间隔 10 cm。

（6）适当调节记录参数：高频率波 75 Hz，时间常数 0.3 s，灵敏度 2 μV/mm。

（7）描记中分别以疼痛刺激双上肢，亮光分别照射两侧瞳孔，观察脑电图有无变化。

（8）12 h 在同等条件下重复一次。

第三节　肌电图

肌电图（Electromyography，EMG）是记录神经和肌肉的生物电活动以判定神经、肌肉功能的一种检查方法。检查时常用表面电极、同心针电极。肌电图没有固定的检查程序可依，应视各病例的具体情况而定。即必须在全面神经系统检查的基础上，根据临床所见及其评价，拟定肌电图检查的内容及范围。

一、普通肌电图

普通肌电图也就是同心针电极肌电图，记录、分析以下四个时段肌纤维的电活动：①针电极插入肌纤维瞬间；②针电极插入后，肌肉松弛时；③轻度用力收缩时；④最大用力收缩时。

（一）正常肌电图

（1）插入电活动：当插入或移动针电极时，所见的时限 1～3 ms，振幅 100 μV 左右的小电位爆发。一旦停止移动针电极，插入电活动也迅速消失。插入电活动的增加或延长难以定量，所以在肌电图报告中往往不加以描述。但在肌肉缺血性病变、重度肌萎缩时插入电活动不出现。

（2）终板电位：健康肌肉松弛时，记录到的仅是一条直线，称为电静息。但若针电极插入终板区，可记录到终板噪声或终板电位。终板噪声以基线的不规则变化为特点，扬声器发出海啸样音响；此时，再移动电极，即可出现单个的终板电位。终板电位呈单相或双相，时限 1～5 ms，振幅可达 250 μV，其特征是基线向负相偏转（借此与纤颤电位相鉴别）。

（3）运动单位电位：轻度用力收缩时记录单个运动单位电位。健康肌肉的运动单位电位呈双相或三相，大于四相的电位称为多相电位（占 3%）。电位平均时限 3～12 ms，振幅 100～2 000 μV，最高不超过 5 000 μV。

（4）最大用力收缩干扰型：当肌肉最大用力收缩时，大量的运动单位参与活动，使每个运动单位电位相互重叠、不能分辨，呈现完全干扰型；若受检查者配合欠佳，肌电图上有些部分电位密集干扰，有些部分电位稀疏，则称之为部分干扰型。

（二）病理性肌电图

（1）纤颤电位：纤颤电位多呈双相，起始为正相，后为负相，时限 1～2 ms，振幅 100～300 μV，频率 2～30 次/秒，肌音为尖而高调的嗒嗒声。

（2）正锋电位（正锐波）：正锋电位为一正相尖形主锋向下的双相波，形似 V 形，时限 10～100 ms，多为 15 ms，振幅差异很大，一般为 500～200 μV，频率 4～10 次/秒，肌音呈遥远的雷鸣样音。凡下运动神经元变性和损伤，因肌纤维失神经支配易产生纤颤电位和（或）正锋电位。但需注意，这些电位在周围神经病损后 2～3 周才会出现。而且这两种病理性自发电位的放电频率随体温下降而降低，因此当肌肉温度低于正常体温时，常常记录不到纤颤电位及正锋电位。

（3）束颤电位：肌电图检出的束颤电位其形态与运动单位电位相似，其放电完全没有节律且频率变化无常。因此，检查时必须特别注意使受检肌肉处于完全松弛状态。束颤电位必须与纤颤电位同时出现才具有病理性意义。

（4）多相波增多：五相以上的电位超过记录运动单位电位总数的 12% 时，称多相波增多。

（5）新生电位：周围神经损伤的恢复期出现的低振幅（50～500 μV）、短时限（3～5 ms）的短棘多相波，持续时间短，易疲劳消失。

（6）巨大电位：振幅超过 5 000 μV、时限宽达 20～30 ms，多相。

（7）肌营养不良电位：是一种特殊类型的多相电位，特点为振幅低（可达 300～1 000 μV）、时限短（一般 3 ms 以下）、频率高，呈短棘多相。

（8）病理性电静息：肌肉最大用力收缩时无运动单位电位。

（9）单纯型：肌肉最大用力收缩时，肌电波形稀疏，可清晰地分出单个运动单位电位。

二、神经电图

1. 运动神经传导速度（MCV）。在神经通路的两个或两个以上的点上，以超强电量进行刺激，从该神经支配的某块肌肉上记录复合电位（M 波），再计算出传导速度。

$$速度（m/s）= 距离（m）/时间（s）$$

即以同一神经干上两个刺激点诱发的 M 波潜伏时之差（s），除两刺激点间的距离（m）。

2. 潜伏时和潜速率。某些神经（如面神经、臂丛神经、肌皮神经等）走行过程中找不到第二个刺激点，则不能测算 MCV，这时可以测定潜伏时（M 波潜伏时）和潜速率［刺激点至记录点的距离（m）/潜伏时（s）］。

3. 感觉神经传导速度（SCV）。确定感觉神经传导速度有两种主要方法，即顺向法和逆向法。

4. 重复电刺激测定。以不同频率的电脉冲重复刺激周围神经并记录肌肉的激发动作电位，是神经肌肉疾患最常用的检查方法。

5. F 波传导速度（FwCV）。此项检查特别适合评估近体段神经传导。

三、临床应用

（一）神经源性疾病

周围神经病变可分为两种主要类型，即原发性轴突病变及原发性脱髓鞘病变。两种类型病变的肌电图表现各具特点。

轴突病变时肌电图改变：①运动单位电位数目减少；②病理性自发电位；③运动单位电位形态改变；④传导速度正常。脱髓鞘病变时肌电图改变：①无病理性自发电位；②运动单位电位的参数保持正常；③可有干扰型的减弱；④传导速度减慢。

两种类型病变的肌电图虽各有其特点，但实际情况是复杂的，一方面两种病变可合并存在，另一方面脱髓鞘病损时可继发轴突退行性改变，原发性轴突病变时若出现再生也会有传导速度的减慢。

（1）周围神经外伤性病损：急性创伤后，如刺激在受伤局部的近端，而在远端能记录到激发电位，则表明至少有部分神经纤维仍有传导功能；若无此反应则可能为神经失用、轴索断伤或神经断伤。如伤后 2~3 周，重复上述检查仍无激发电位，则可排除神经失用。病理性自发电位（纤颤电位、正锋电位）也只能在伤后 2~3 周才能从受伤神经支配的肌肉记录到。根据神经损伤轻重不同，最大用力收缩干扰型可表现为病理性电静息、单纯型、部分干扰型。

（2）周围神经炎或周围神经病：因肌纤维失神经可出现纤颤电位、正锋电位、束颤电位。多相电位或运动单位电位时限增宽则是神经再生的表现。最大用力收缩干扰型减弱，可有传导速度减慢。

（3）运动神经元疾病：肌电表现以纤颤电位、束颤电位及运动单位电位巨大为特征。神经传导速度正常或轻度减慢，个别肌肉重度萎缩可呈插入电活动减少或记录不到病理性自发电位。

（4）脊髓灰质炎：有轻瘫的脊髓灰质炎患者，在发病 2 周内约 75% 可有纤颤电位，2 周后会出现更多的纤颤电位和正锋电位。在疾病急性期，瘫痪的肌肉常无随意运动。与运动神经元疾病不同的是这些病理性自发电位主要呈节段性分布，在相应节段的非瘫痪肢体的肌肉上亦会出现。神经传导速度一般正常或大致正常。如病史久远，肌电图检查可能只见巨大电位和运动单位电位减少，干扰型减弱。

（5）神经根病损：此类病损多数是由椎间盘脱出压迫神经根引起，多发生在腰段，少数在颈段。肌电图改变的特点是病理性自发电位呈根性分布。通常传导速度是正常的，但肌肉复合电位（M 波）振幅明显下降，F 波潜伏期延长。

（二）神经肌肉疾病

（1）重症肌无力：目前，最常用的电生理检查是重复电刺激。若以超强电刺激某一神经，刺激频率为 2 Hz、3 Hz、5 Hz，记录该神经支配肌肉的第 1 和第 5 复合动作电位峰值变化的百分比。第 5 波较第 1 波递减 >15% 为阳性。

（2）肌无力综合征：低频重复电刺激与重症肌无力相同，表现为复合肌肉动作电位波幅递减，高频刺激（10 Hz 及 20 Hz）时波幅递增，一般比起始电位波幅上升 50%~100%，甚至 700%。

（三）肌源性疾病

（1）肌营养不良：肌电图检查，安静时可有少量纤颤电位、正锋电位或肌强直电位，运动单位电位时限短、波幅低、多相波增多，感觉和运动神经传导速度正常。

（2）炎性肌病：肌电图异常包括插入电位延长，大量纤颤电位、正锋电位，有时可见肌强直电位。运动单位电位时限短、波幅低、多相波增多。合并神经炎时，神经传导速度减慢。

第四节 诱发电位

一、概述

诱发电位（Evoked Potential）是继脑电图和肌电图后在神经电生理领域内的第三大发明。虽然20世纪70年代初期诱发电位才付诸临床应用，其发展速度却相当迅速。原先，只有感觉性诱发电位（主要为视觉诱发电位、脑干听觉诱发电位与体感诱发电位）检测感觉传导通路的功能状态；其后，中枢运动通路有无病变可通过运动诱发电位做出评估，还有能评定认知功能的事件相关电位（以 P300 最为知名）。目前，诱发电位已经成为神经科及其他各科广泛应用的诊断技术，对科学研究与医疗实践具有宝贵的价值。

诱发电位的临床应用大致有如下几个方面：①当病史和神经系统检查有疑点时，可能证实病变是否存在；②显示亚临床病灶，尤其是中枢神经系统脱髓鞘疾病，可能检出临床上尚未发现的多发病灶。③协助确定病变的解剖分布；④动态监测感觉和运动系统的功能状态以及认知功能的受损情况。诱发电位与神经影像学技术联用，能更完善地从功能与解剖结构上显示疾病情况，有助于定位与定性诊断。

（一）基本原理

诱发电位是指中枢神经系统在感受外界或内在刺激时所诱发的生物电活动。它与脑电图不同，后者描记大脑皮质在无外界刺激时所引出的自发电位。大多数诱发电位（又称信号）的波幅很小（运动诱发电位例外），仅 $0.1 \sim 20 \mu V$，埋没在自发脑电活动（幅值超过 $50 \mu V$）或各种伪迹（统称噪声）之中。为了将诱发电位从背景电活动中分离出来，需采用平均技术与叠加技术；即给予成百上千的同样刺激，使与刺激有固定时间关系（锁时）的电位活动逐渐增大而显露，而与刺激无锁时关系的背景电活动相互抵消变小。电子计算机在上述过程中以数字形式分析和输入信号，由模拟数字转换器按预定间隔连续取样，需显示信号时再经模拟数字转换器还原，显示的图像通过特定放大器放大，使之清晰可辨。

（二）分类

诱发电位除按刺激形式及所测得的感觉或运动系统的功能而分为感觉或运动诱发电位外，还可按波潜伏期（神经冲动从刺激部位至相应波峰所需的传导时间）的长短而分为短、中和长潜伏期诱发电位；按记录电极与诱发电位神经发生源之间的距离而分为近场和远场电位；按刺激频率而分为瞬态与稳态电位；按神经发生源所在部位而分为皮质和皮质下电位。

（三）记录

电极的种类及放置部位与脑电图相似，多应用杯状（盘状）吸附电极或针状电极。按国际通用的 10 - 20 系统法安放电极。常用单极或双极导联，单极导联需设置记录（作用）电极、参考电极及地极；双极导联的两个电极均为记录电极。诱发电位仪一般可同时检测 $4 \sim 8$ 对导联，所应用的联结方式称为导联或导程组合。诱发电位的基本成分包括潜伏期、波幅及波形等，以 P 与 N 分别代表正相和负相波，按各波的出现顺序再以阿拉伯数字表示，如 P1、N2 等，或按波峰潜伏期的毫秒数表示，如 P100、P300 等。

二、视觉诱发电位

视觉诱发电位（Visual Evoked Potentials，VEP），临床常用电视屏幕黑白棋盘格的变换作为刺激形式，要求受检者集中注意力坐在屏幕前 1m 处，注视屏幕中心点观察棋盘色泽的翻转，称为模式翻转 VEP（Pattern Shift VEP，PSVEP）。对全身麻醉、昏迷、婴幼儿或视力很差不能配合检查的患者可用闪光刺激。两眼分别测试，主要测试参数：刺激频率 1 次/秒，带通 $1 \sim 100$ Hz，分析时间 500 ms，叠加 $100 \sim 200$ 次，导联组合 CZ - OZ、A1 - OZ、A2 - PZ、A1 - CZ。正常情况下在枕部记录到的波幅最大，一般为 $5 \sim 20 \mu V$，呈三相复合波，中间的正相波峰也最明显，潜伏期约 100 ms，称为 P100。一侧性异常提示病变在视交叉前，因左右眼都投射到双侧枕叶，一侧视交叉或视交叉后病变不会导致 VEP 异常。视交叉前病变可由青光眼、网膜变性、视神经压迫性病变及脱髓鞘疾病引起；双侧 VEP 异常较难确定病变部位，视觉传导通路包括视网膜、视神经、视束、外侧膝状体、视放射及视皮质的病变均可出现双侧性异常，但双侧视交叉后病变两眼之间的差别不应超出正常范围（指 P100 潜伏期），如两眼差值超过正常平均值上 $3 \sim 5$ 倍标准差时，表明至少有一侧的病变在视交叉之前。如果要查明一侧后视路病变，则不宜应用上述全野刺激并在枕部中线记录的方法，而加用部分视野刺激及枕部外侧安放记录电极。全野刺激呈双侧 VEP 异常者可由视网膜变性、视交叉区肿瘤、中枢神经系统变性疾病及双侧视放射病变（如胼胝体后部蝶形神经胶质瘤）等引起。视觉诱发电位的异常表现在：①VEP 完全消失、波幅减低或波形异常；②P100 潜伏期延长；③双侧 P100 潜伏期差异增大。

视网膜电图（Electroretinography，ERG）或称视网膜电位，也属视觉诱发电位的范畴，刺激器有模式刺激器、闪光刺激器和球形刺激器，记录电极为金箔电极或角膜电极，前者置于下眼睑穹隆内，后者吸附在角膜上。以模式网膜电图为例，PERG 与 PSVEP 联用有助于视觉通路功能的评估，例如当 PSVEP 异常时，PERG 的检测也出现异常，提示病变在视网膜，为眼科疾患所致。

VEP 的应用范围很广泛，对确定视神经的病变（包括球后视神经炎）特别有价值。此外，约 1/3 多发性硬化即使无视神经受损临床证据的患者，以及许多其他的疾病，如中毒性和营养性弱视、缺血性视神经病、Leber 型遗传性视神经病、青光眼等均可呈现 VEP 异常，VEP 还可用于评估视觉功能，判断"视觉障碍"是否为癔症或诈病所致，用于某些药物治疗（如乙胺丁醇治疗结核病）的视力监护。

三、脑干听觉诱发电位

脑干听觉诱发电位（Brain Stem Auditory Evoked Potentials，BAEP），其波幅比 PSVEP 要小得多，仅 $0.25 \sim 0.5~\mu V$。BAEP 的获取是应用短声刺激经耳机传导而诱发的，刺激强度 $60 \sim 80$ dB（感觉级或听力级），对侧耳以低于刺激耳 30 dB 的白噪声掩蔽，多取耳垂对颅顶的导联，前额（FPz）接地，4 导的组合常为 Ai－CZ、Ac－CZ、Ai－Ac、枕点-CZ（Ai 代表同侧耳垂，Ac 代表对侧耳垂）。短声刺激极性分疏波、密波与疏密交替波，以疏波最为常用，其他参数尚有：刺激频率 10 次/秒，带通 $150 \sim 1~500$ Hz，分析时间 10 ms，叠加 $1~000 \sim 2~000$ 次。由于 BAEP 不易受睡眠、意识状态及药物的影响，给不能配合的婴幼儿测试时，需用镇静剂使其入睡后再测定。正常的 BAEP 由连续出现的 7 个波组成，依次以罗马数字表示，Ⅰ波为听神经外周段的动作电位，Ⅱ～Ⅴ波分别来自耳蜗神经核、上橄榄核、外侧丘系和下丘，Ⅵ与Ⅶ各代表内侧膝状体和听辐射的电活动。以Ⅰ、Ⅲ、Ⅴ波的临床用途最大，Ⅵ、Ⅶ波的来源仅属一种推测，加之并非恒定出现在正常人群中，因而用途不大。

判断 BAEP 异常的主要根据如下：①波形消失；②绝对潜伏期或波（峰）间潜伏期延长，后者指两个波峰之间的传导时间，以波间潜伏期延长的意义更大；③两耳之间的波潜伏期或波间潜伏期差异显著（耳间差在正常受检者中不超过 0.2 ms）；④波幅比值异常（V/I 不应小于 0.5）。临床常应用 BAEP 分辨听力有无障碍（包括筛选高危婴儿的听力缺陷）；对颅后窝肿瘤（尤其是听神经瘤）BAEP 是很敏感的试验；脑干血管病、脱髓鞘疾病（如多发性硬化）及脊髓小脑变性等也可用 BAEP 协助诊断；此外，BAEP 对昏迷的转归、脑死亡的确定、某些药物毒性（特别是耳毒性药物如链霉素、庆大霉素）的监护与手术过程的监护等都能起良好的作用。

四、体感诱发电位

体感诱发电位即感觉诱发电位（Somatosensory Evoked Potentials，SEP），临床上常用的是短潜伏期（Short Latency SEP），以 SLSEP 表示。检测方法是，应用鞍形电极经皮肤表面刺激周围感觉神经中的粗感觉纤维，传入冲动沿感觉传导通路上行，可在不同平面一直到皮质感觉区记录到电活动，并借此以了解相应部位的功能状态。常用刺激部位：上肢为腕正中神经，下肢为踝胫后神经；刺激电量：取电脉冲方波时程 $0.1 \sim 0.2$ ms，按 $1 \sim 3$ 倍感觉阈进行刺激，以不引起受检者明显疼痛为度，或根据所刺激神经支配的相应肌肉出现轻微收缩为准；刺激率为 5 次/秒。其他检测参数：带通 $30 \sim 1~500$ Hz，分析时间

100 ms，叠加 1 000 次。上肢的记录部位包括臂丛神经（Erb 点）、第 2 颈椎棘突（C_2）和头部感觉区，下肢则取腘窝、腰（胸、颈）椎和头部。推荐的导联组合：上肢为 EP－Cc、FZ－Cc、FZ－C_2、FZ－EP，记录锁骨上（EP）、颈髓（P/N13）、丘脑（N19）与皮质（P22）电位；下肢为 Cc－Ci（对侧对同侧皮质感觉区）、FZ－CZ、IC（髂嵴）－L_1（第 1 腰椎）、Kn（膝）－Kn Proximal（膝上），记录腘窝（Kn）、腰髓（LP）和皮质（N/P37）电位。SEP 的异常表现可为波形消失或低平、潜伏期（包括波间潜伏期）延长、侧间差别增大等，根据波间潜伏期可计算出中枢与周围神经传导速度。

　　体感诱发电位对周围神经干和神经根、脊髓、脑干、丘脑以及大脑的病变都能检测。因此，对内科疾病如糖尿病性周围神经病和代谢性脑病、外科疾病如脊椎和椎间盘病损、神经科疾患如脑血管疾病、多发性硬化、脊髓肿瘤、多发性神经根炎等不失为重要的诊断技术；也常用于脑死亡的判断和昏迷、手术患者的监护。

五、运动诱发电位

　　运动诱发电位（Motor Evoked Potentials，MEP），是通过刺激大脑皮质运动区或脊髓等部位在周围肌肉所记录到的复合运动动作电位，其特点是振幅比感觉性诱发电位高（达 100 μV～20 mV），单次刺激即可获取，不需要使用平均叠加技术，与 SEP 联合应用，就能对感觉与运动通路的状况进行综合研究。检测时，分电刺激与磁刺激两种方式，目前多应用磁刺激器来刺激不同的运动通路包括运动皮质和脊神经根，在具有传导性的生物组织内产生足够的电流，从周围肌肉记录复合运动动作电位。磁刺激的优越性在于：①磁场透过头皮、颅骨及脑组织不致衰减；②无明显不良反应，对痛觉纤维与感受器损伤性不大，不会产生疼痛；③不必接触皮肤；④操作简便易行。磁刺激不宜用于下列患者：①安装有起搏器或其他植入物；②脑部有金属异物；③有颅内压增高指征。婴幼儿与有癫痫病史者慎用。

　　上肢 MEP 分别刺激肘点、锁骨上窝、颈 7 和运动皮质，记录部位为拇短展肌（或小指展肌、第 1 背侧骨间肌），肌腹与肌腱依次安放记录与参考电极，带通 2～5 000 Hz，刺激圆形线圈直径一般为 9 cm，最大刺激强度下线圈中心磁场强度为 1.5T（特斯拉）。要求肌肉放松时检测；有些患者动作电位消失，则可试用易化方法检查，即在刺激同时令受检者轻微收缩靶肌，因病不能随意收缩靶肌者改用音叉振动代之。下肢 MEP 较难检测，测试方法与上肢 MEP 相似。波形消失或异常及潜伏期延长同样是判断 MEP 异常的标准，中枢运动传导时间（运动皮质与颈段之间潜伏期差）延长是中枢运动传导功能障碍的重要指标。MEP 检测可用于脑血管疾病、颈段脊髓病、多发性硬化及运动神经元疾病的诊断和研究，还可进行外科患者的术间监护与重危病例的预后评估。

六、事件相关电位

　　与认知过程有关的长潜伏期诱发电位称为认知诱发电位或内源性事件相关电位，事件相关电位（Event Related Potential，ERP），是受检者对某客体进行认知加工时（如注意、记忆、思维），通过平均叠加从头颅表面记录到的大脑电位。P300 是应用最为广泛的内源性事件相关电位，因其潜伏期多在 300 ms 左右、又是正相波而得名，又称 P3，寓意为第 3 个正相波。P300 与其他诱发电位不同，有其特殊性：①要求受试者保持清醒并集中注意力，但近年来也可用于婴幼儿或昏迷患者的检测；②至少要有两种或更多的刺激编成序列，而不能仅用单一的刺激；③诱发的电活动分为易受物理特性影响的外源性成分与不受物理特性影响的内源性成分，P300 就是与认知过程相关的内源性成分，是窥视心理活动的窗口。P300 的刺激形式有声音、视觉与体感等，以声刺激应用较多，高频纯音（2 000 Hz）为靶刺激，随机出现于低频纯音（750 Hz 或 1 000 Hz）的非靶刺激之中，构成"oddball"序列。靶与非靶刺激出现的概率分别为 20% 与 80% 左右，要求受检者忽视非靶刺激，能分辨出靶刺激，计数或做出反应。靶刺激次数一般为 20～50 次。导联组合为 FZ－A1/A2、CZ－A1/A2、PZ－A1/A2，第 4 导（EOM）可以监测眼球运动。刺激率 1 次/秒，灵敏度 100 μV，带通 0.5～30 Hz，分析时间 750 ms。两套触发和刺激系统经两个独立窗口进行分析检测。测定指标：靶刺激窗口为 N1、P2、N2、P3（其中 N1、P2 为外源性成分，N2、P3 为内源性成分），非靶刺激窗口为 N1、P2，测定各波的潜伏期，靶刺激诱发的为 N2、

P3 波幅，观察有无波形消失或变异。

P300 的测定是判断痴呆程度与智能水平客观及灵敏的指征，对各种原因引起的痴呆是其检测的适应证。此外，对代谢和中毒性脑病、精神分裂症、假性痴呆及弱智也具有一定的诊断价值，还有用 P300 测定作为测谎的手段。因此，ERP 是正在不断开拓的新颖神经电生理检测技术。

第五节　经颅多普勒超声检查

经颅多普勒超声（Transcranial Doppler，TCD）是利用超声波的多普勒效应来研究脑底大血管及其分支的血流动力学的一门新技术。国外于 1982 年，由挪威 Aaslid 等首推，国内 1988 年陆续引进。由于 TCO 能无创伤性地穿透颅骨，直接获得颅内动脉，包括颅底 Willis 环的血流动态信息，在诊断脑血管病、研究脑循环方面有独特的使用价值。

一、TCD 应用范围

（1）诊断脑底大血管狭窄、闭塞性病变及治疗前后随访对照。

（2）诊断脑血管痉挛发生的时间、部位和程度，指导治疗。

（3）诊断脑动脉硬化，了解其程度，评价脑供血。

（4）诊断颅内动静脉畸形、颈内动脉海绵窦瘘的部位，供养血管、手术前后的评价等。

（5）诊断颅内大动脉瘤，判定病变部位。

（6）诊断脑血管功能性疾病，如偏头痛、眩晕、血管性头痛等。

（7）诊断缺血性脑血管疾病及各种疾病引起的脑供血不足。

（8）诊断锁骨下动脉盗血综合征。

（9）诊断颅内压增高及脑死亡。

（10）脑血管外科手术前后的评价。

（11）对任何可能影响脑血流的治疗方法进行监测。

（12）脑血管栓子监测。

（13）脑血管的自动调节功能评价。

（14）了解 Willis 环是否完整及其代偿功能。

（15）病理生理的研究：观察和研究不同生理和病理条件下血压、二氧化碳分压、氧分压、颅压等对脑血流的影响。

二、对 TCD 技术的评价

TCD 技术在国内的应用已有 20 余年，由于它具有简便、快速、无创伤、易重复、可监测等特点而迅速发展，不论是用于临床诊断，还是用于科学研究，都有较高的实用价值。它可与数字减影血管造影（DSA）、磁共振血管成像（MRA）、CT 血管造影（CTA）相辅相成，相互弥补。它可以提供这些影像学检查所不能得到的重要的血流动力学资料。当然，TCD 技术也还存在许多有待解决的问题，TCD 主要检测指标之一是血流速度，而缺乏相应的管径，因此不能计算出局部血流量。另外，影响脑血流的因素很多，如心脏、主动脉、颈内动脉、脑底大动脉、脑内的中小动脉及全身情况，因此，必须密切结合临床分析其结果，做出综合性评价。

三、脑血管解剖

（一）脑动脉的构成

脑动脉由两大动脉系，即颈内动脉系和椎-基底动脉系构成。两个系统的供血范围大致划分为：以小脑幕为界，幕上部分基本由颈内动脉系统供血，幕下部分基本由椎-基底动脉系统供血；或以顶枕裂为界,脑前 3/5 即大脑前部及部分间脑由颈内动脉系统供血,脑后 2/5,包括颞叶和间脑一部分、枕叶、小脑和脑干由椎-基底动脉供血。左颈总动脉发自主动脉弓,右颈总动脉发自无名动脉,两条椎动脉分别起源于左右锁骨下动脉。

颅底动脉环(Willis 环)由双侧颈内动脉与椎-基底动脉以及其主干分支所构成。脑底动脉的中膜内含有大量的平滑肌,在一定程度上可根据生理需要适当地调节血液供应,TCD 技术所能探测到的颅内动脉主要是这些动脉及其分支。

(二)颈动脉系

1. 颈动脉颈段。约在第 4 颈椎水平、下颌角下方、甲状软骨上缘处,颈总动脉分为颈内和颈外动脉。这一分叉位置的高度可有一定变异,根据颈内动脉的行程,可将其看作颈总动脉的直接延续,颈内动脉初居颈外动脉后外方,继而转到其后内侧,沿咽侧壁上升至颅底,这部分颈内动脉称颈内动脉颈段,此段动脉无分叉,起始部呈梭形膨大称颈动脉窦。颈外动脉与颈内动脉不同,自颈总动脉分出后,发出甲状腺上动脉、面动脉、舌动脉、咽升动脉、耳后动脉、枕动脉、颞浅动脉等。颈内动脉闭塞后,颈外动脉可成为脑部侧支循环来源之一。

2. 颈内动脉颅内段。颈内动脉达颅底进入颞骨岩部颈动脉管后移行为颅内部分,按其行走分为四段,即岩骨段、海绵窦段、床突上段和终末段。其海绵窦段和床突上段又称虹吸段。颈内动脉颅内段与颈段行程不同点在于各段行程弯曲,具有分支,因此,TCD 探测时可出现双向或多向血流频谱。

3. 颈内动脉主要分支。

(1)眼动脉:一般自颈内动脉内侧面发出,与视神经伴行经视神经孔入眶。颈内动脉闭塞时,颈外动脉也可通过眼动脉提供侧支血流。

(2)后交通动脉:起始于颈内动脉床突上段后壁,向后连于椎-基底动脉系的大脑后动脉。后交通动脉的血流方向主要取决于大脑后动脉和颈内动脉的压力。

(3)大脑前动脉:在视交叉外侧由颈内动脉发出,左右大脑前动脉由一横支交通,为侧支血流的重要途径。

(4)大脑中动脉:是颈内动脉的直接延续,自发出后以水平方向在外侧裂内沿脑岛表面往后行,然后再折向外侧至皮质表面,沿途发出分支。

(三)椎-基底动脉系

两侧椎动脉起自锁骨下动脉,发出后不久即穿经第 6 至第 1 颈椎横突孔向上行走,绕寰椎上关节突后方,向前内突穿过硬膜,经枕骨大孔进入颅后窝,然后于延髓腹侧面向前内行走,至脑桥下缘,左右椎动脉汇合成一条基底动脉。椎动脉颅内段主要分支有:脑膜支,脊髓前、后动脉,小脑后下动脉。基底动脉位于脑干的脑桥基底沟内,主要分支有脑桥支、内听动脉、小脑前下动脉、小脑上动脉和大脑后动脉。椎-基底动脉系的变异较多见,应予以重视。

(四)Willis 环及侧支循环

在正常情况下,来自两侧颈内动脉和椎动脉的血液各有其供血区,互不相混,当供应脑的四支动脉中的一支慢慢发生闭塞时,而动脉环又发育良好时,则血液可通过此环而重新分配,建立新的平衡。动脉环有许多变异、发育不全等,异常率较高,且最常发生在动脉环的后部。其他脑动脉侧支循环有:颈内动脉与颈外动脉间的吻合,椎-基底动脉与颈外动脉间的吻合以及脑与脑膜动脉间的吻合等。

四、检查方法

(一)颈总动脉和颈内、外动脉近端

患者仰卧,头正位,在锁骨上缘、胸锁乳突肌下内侧触及颈总动脉搏动,沿其走行方向,用 4MHz 探头,尽可能将超声束与血管走行方向保持 45°角的位置进行探测,正常情况下对颈总动脉及颈内、外动脉检测识别不困难,因其频谱形态和声频有明显区别。

（二）颅内血管

1. 颞窗。颞窗为探测脑底动脉的主要窗口，探测时患者取仰卧或侧卧位，用 2 MHz 探头，置于颧弓之上、耳屏和眶外缘之间，成人通常将起始深度调至 50 mm，寻找大脑中动脉，小儿酌减。经颞窗可探测到大脑中动脉（MCA），大脑前动脉（ACA），大脑后动脉（PCA）的交通前、后段及颈内动脉终末段。颞窗的检出率与年龄、性别等因素有关，老年、女性肥胖者较难检测。我们所遇的颞阙如者占 3% ~ 5%。

2. 枕骨大孔窗。枕骨大孔窗为天然的颅孔，探测时患者取坐位或侧卧位，头前倾，颈屈曲，探头置于颈项中线，声束对准枕骨大孔区，经枕窗可探测椎动脉（VA）颅内段、小脑后下动脉（PICA）、基底动脉（BA）。此窗检出率为 99% ~ 100%。

3. 眶窗。受检者取仰卧位，两眼闭合，探头轻置于眼睑上，声束对准眶后视神经孔、眶上裂，与矢状面夹角小于 15°，可探测同侧眼动脉（OA）、颈内动脉虹吸段（CS），此窗检出率达 100%。此外，有额上窗和前囟窗，主要适用于新生儿和 1 岁以下小儿。

脑底动脉的识别在很大程度上取决于操作者丰富的脑血管解剖知识和实践经验。一般根据超声探头位置、声束角度、取样深度、血流方向、信号的音频特点和颈总动脉压迫试验，区别信号来自哪条血管并不困难，但不能忽略某些血管的变异和病变时的侧支通道。

五、TCD 检测指标

（一）频谱形态

血流频谱的波动与心动周期基本一致。在心动周期开始时，首先出现一陡直上升的曲线，称上升支，达顶点形成频谱图中的最高峰称收缩峰1（SP1），高峰后以较缓斜度下降的曲线称下降支。约在下降支的上 2/3 部常有一向上凸曲线称收缩峰2（SP2），当下降支出现第三个明显的回升切迹时称之为舒张峰（DP）。正常健康成人 SP1 > SP2 > DP，三峰清晰，外层包络线光整，上升支陡直，可见频窗存在。某些病变情况下，SP1 和 SP2 触合，或 SP2 > SP1，频窗消失，出现湍流或涡流。上升支时间延长，外层包络线毛糙，为动脉壁顺应性减退或血管狭窄等病变引起。

（二）血流速度（V）

血流速度随年龄变化各异，5 ~ 6 岁时血流速度达一生中最高值，之后随年龄增高而逐渐下降，16 岁左右基本接近成人，血流速度分收缩期流速（V_s）、舒张期流速（V_d）或平均流速（V_m），一般成人 MCA V_m 在 50 ~ 90 cm/s，ACA V_m 45 ~ 85 cm/s，PCA V_m 30 ~ 60 cm/s，BA、VA V_m 30 ~ 55 cm/s，ICA V_m 25 ~ 55 cm/s，血流速度降低多见于血管狭窄的前后段、脑梗死、脑动脉硬化症、各种原因引起的脑供血不足、频发期前收缩、脑内盗血、各种脑病等。血流速度增高则见于狭窄段血管、代偿性流速增高、血管痉挛、缺氧后血管麻痹、过度灌注、血管收缩状态、动静脉畸形、感染、甲状腺功能亢进、贫血等。

（三）脉动指数和阻力指数（PI、RI）

$$PI = (V_s - V_d) / V_m$$

$$RI = (V_s - V_d) / V_s$$

上述两种指数均是反映血管顺应性的指标，也就是血管阻力的大小和弹性扩张的程度。当外周阻力增大、动脉弹性减弱、血流量减少时，PI 值和 RI 值增高。正常 PI 值为 0.56 ~ 0.96。小孩、新生儿和大于 60 岁的老年人，PI 值呈生理性增高。病理性 PI 值增高主要见于脑动脉硬化、颅内压增高、动脉瘤等，而 PI 值降低则多见于动静脉畸形、颈内动脉海绵窦瘘、重度血管狭窄或狭窄后血流、过度灌注、大动脉炎等。

（四）血流方向

血液沿一定路径流动，当血流朝向探头时呈正向频移，否则为负向频移。如 MCA 主干应为正向频移，ACA 为负向频移。当血流方向改变时，提示有血管狭窄或闭塞、侧支循环或脑内盗血现象。

（五）音频信号

正常血液以层流形式流动，其音频信号呈平滑哨笛样，由于某种原因造成血管腔径较大改变时，会使血流紊乱，产生粗糙杂音。

（六）脑底动脉血流速度排列

按动脉流速的高低，正常排列为 MCA > ACA > PCA > BA > VA > ICA > OA。当排列顺序颠倒时，除了考虑血流速度不对称和先天血管变异外，还应注意探测对侧是否有狭窄的血管存在，排除代偿性流速增高。

（七）左右两侧相应动脉的对称性

一般左右两侧相应动脉流速非对称值应小于 20 cm/s。颈内动脉颅外段和椎动脉小于 15 cm/s，不对称多见于偏头痛和血管狭窄性病变。

（八）其他比值

1. MCA。ICA 正常比值为 2.5 : 1，如大于 3 : 1 应视为异常，如大于 6 : 1 多为血管痉挛或血管狭窄等病变引起。

2. S : D。即收缩峰值比舒张峰值，正常为 3 : 2 或 2 : 1，大于 3 : 2 或小于 2 : 1 均为异常。

六、功能试验

（一）颈总动脉压迫试验

（1）用于进一步区分脑底动脉，了解生理或病理状态下 Willis 环的侧支循环功能。
（2）了解脑血管的自动调节功能。
（3）有助于动静脉畸形、动脉瘤等病变血管的识别。
（4）为颈动脉系手术效果的评价提供客观依据。

（二）转颈试验

（1）用于椎-基底动脉疾患及颈椎病的辅助诊断。
（2）评价脑血管的代偿能力。

（三）过度换气和二氧化碳吸入试验

（1）评价脑血管舒缩反应能力。
（2）区分脑动静脉畸形的供养血管。

七、TCD 的临床应用

（一）脑底动脉狭窄和闭塞

引起脑底动脉狭窄和闭塞的病因很复杂，最常见的原因是脑动脉粥样硬化、脑血栓形成和脑栓塞，其他原因有脑动脉炎、先天性血管畸形、外伤、肿瘤、手术损伤、结缔组织病等。TCD 对脑底动脉狭窄和闭塞的诊断率较高，其特征为：
（1）狭窄段的血流速度异常增高，PI 值降低。
（2）狭窄近端和远端的流速较狭窄段减低。
（3）当狭窄程度大于 90% 时，流速减慢、消失。
（4）侧支循环效应，表现为血流方向逆转。
（5）频谱异常，出现频谱充填、湍流、涡流。
（6）可闻及血管杂音。

（二）脑血管痉挛

常见的病因有脑蛛网膜下腔出血、脑出血、高血压脑病、重症颅脑损伤后、颅内感染、头面部感染、偏头痛及颅脑手术后等。由于血管管腔截面积与血流速度成反比，故用 TCD 技术测量血流速度，可间接测定血管痉挛的范围及其程度，TCD 表现为：

（1）血流速度增高，多表现为多支血管流速增高，呈非节段性。轻度痉挛：V_m 为 90 ~ 140 cm/s；中度痉挛：V_m 为 140 ~ 200 cm/s；重度痉挛：$V_m > 200$ cm/s。

（2）频谱异常，可出现湍流现象。

（3）MCA：ICA 比值大于 3：1。

（4）PI 值降低。

（5）当病因控制后，血流速度可恢复正常。

（三）脑动静脉畸形

由于动静脉直接短路、供血动脉管腔内压力降低、血流阻力降低、流速增快，TCD 表现为：

（1）供血动脉流速增快。

（2）供血动脉搏动指数明显降低。

（3）呈低阻力型频谱，似静脉样伴频谱充填。

（4）二氧化碳分压反应试验和压颈试验血管反应性降低或消失。

（5）脑内盗血现象：由于畸形血管阻力降低，导致供应正常脑组织区域的血液向畸形血管中灌注，可出现流速增快和血流方向逆转。

（四）颈内动脉海绵窦瘘（CCF）

CCF 是指颈内动脉和海绵窦之间形成异常的动脉海绵窦沟通，TCD 诊断为：

（1）病侧颈内动脉及瘘口下端流速明显增快，而瘘口上端流速减慢。

（2）搏动指数明显降低。

（3）频谱波形紊乱，波峰融合，包络线不清晰，呈毛刺样。

（4）可闻及血管杂音。

（5）压迫同侧颈总动脉，紊乱的频谱及杂音均消失，压迫对侧颈总动脉则无变化。

（6）经眼眶可测及粗大眼上静脉。

（五）动脉瘤

动脉瘤是颅内动脉壁上异常膨出部分，瘤体大多很小，直径在 1 cm 以下，TCD 检测阳性率较低，若巨大动脉瘤时典型 TCD 改变为：

（1）瘤体内呈高阻力低流速频谱。

（2）PI 值明显增高。

（3）收缩峰呈锯齿样改变。

（4）可闻及水泡样血管杂音。

（六）偏头痛

偏头痛为周期性发作性神经、血管功能障碍，以反复发作的偏侧或双侧头痛为特征，间歇期正常，TCD 表现为：

（1）多见于两侧或单侧大脑中动脉或前动脉流速轻中度增快，或全脑流速轻度增快。

（2）两侧流速可不对称，差值大于 20 cm/s。

（3）PI 值及频谱形态均正常。

（七）脑动脉硬化症

脑动脉硬化症是指供应脑组织血液的小动脉内皮下平滑肌纤维发生玻璃样变性，或小动脉内皮下出现纤维素样变性，动脉内膜增厚致血管管腔变窄，血管阻力增大，血流量减少，从而引起慢性缺血性脑功能障碍。TCD 特征为：

（1）频谱波形异常：可表现为转折波，波峰融合呈平顶状，波幅降低。亦可呈陡直的高阻力波形。

（2）PI 值增高：当血管弹性严重减退和外周阻力极度增加时，PI 值明显增高。

（3）血流速度下降：动脉硬化晚期，血管阻力增大，脑灌注减少，血流速度降低。

（4）对二氧化碳的反应性降低。

（八）颅内压增高

常见的病因有颅内占位性病变、炎性病变、血管性病变、外伤性疾病、全身性疾病等。由于颅内压增高的程度不同，TCD 频谱改变也不同，主要表现为：

（1）高阻力型频谱，因颅内压增高、血管外周阻力增大，收缩期流速及舒张期流速均降低，以后者明显。S：D＞2：1。

（2）PI 值明显增高。

（3）平均血流速度降低。

（4）无血流：当颅内压高于动脉压时，收缩期及舒张期血流信号均消失。

（九）脑死亡

快速、准确地判断脑循环停止和脑死亡的全过程，TCD 有肯定价值：

（1）平均流速降低，以舒张期流速降低明显，V_m 为 20 cm/s 以下。

（2）呈极高阻力频谱，收缩期为正向，舒张峰为负向，即震荡血流、来去血流。当颅内压进一步增高时，收缩期波形呈钉尖状，舒张期血流信号消失。

（3）PI 值极高或因无舒张期血流而不显示。

（4）无血流信号，频谱图零位线上下均无血流信号。

第六节　数字减影脑血管造影

数字减影血管造影（Digital Substraction Angiography，DSA）是将传统的血管造影与电子计算机结合起来的新技术，具有重要的实用价值和诊断价值。近年来，CT 和 MRI 在临床上广泛应用，为颅脑疾病的诊断开辟了新途径，但在脑血管病的诊断上，仍不能取代数字减影脑血管造影。

一、基本原理与临床应用

数字减影装置由 X 线发生器、影像增强器、电视透视、数字电子转换器、电子计算机储存器组成。其原理是将 X 线投照人体所得到的光学图像，经影像增强视频扫描及数模转换，再经数字化处理后产生实时动态血管图像。造影前先摄取的图像为"模拟像"，造影后摄取的一组含有造影剂的图像为"潜影像"，将潜影像与模拟像相减，获得的就是数字减影。数字减影脑血管造影按给药途径可分为静脉数字减影（IVDSA）和动脉数字减影（IADSA）。静脉数字减影注入造影剂剂量大，显影图像不如动脉减影清晰。近几年来，动脉数字减影逐渐取代常规脑血管造影，也逐步取代静脉数字减影，成为脑血管造影的主要方法。

（一）适应证

（1）脑血管疾病：颅内动脉瘤、脑动静脉畸形、各种病因的脑动脉炎、颅内动静脉瘘、脑血管狭窄与闭塞性疾病、脑动脉硬化、颅内静脉窦阻塞、颅内静脉血栓等。

（2）颅内肿瘤：脑膜瘤、胶质瘤及转移性肿瘤。

（3）颅内血肿：硬膜外血肿、硬膜下血肿、脑内血肿。

（4）介入放射治疗：颅内血管病的介入性治疗包括颅内动脉瘤的栓塞、脑动静脉畸形手术前或治疗性栓塞、颅内动静脉瘘的填塞、脑动脉内的溶栓治疗等。脑肿瘤的介入性治疗主要用于恶性肿瘤的局部用药。

（二）禁忌证

（1）对碘过敏者。

（2）中重度肝肾功能不全者。对轻度肾功能不全者最好应用非离子型造影剂，以减少对肾脏的损害。

（3）高热或急性传染病。

（4）血液病及凝血机制障碍。

（5）穿刺部位局部皮肤感染。

（6）不自主运动患者及癫痫频繁发作患者。

二、动脉数字减影脑血管造影的实施

（一）术前准备

（1）严格掌握适应证与禁忌证。

（2）做好患者的解释工作。

（3）术前做碘过敏试验：静脉注射泛影葡胺溶液 1 mL，观察 15 min，询问及观察患者有无恶心、呕吐、荨麻疹及结膜充血。有过敏反应可改用非离子造影剂，减少副作用。

（4）备皮：穿刺部位在腹股沟股动脉处，应剃除该处毛发，并用肥皂水清洗。

（二）血管造影

动脉数字减影脑血管造影多在股动脉插管，即为股动脉导管法。此方法操作方便，能选择多根脑血管。造影前 6 h 禁食，常规做碘过敏试验。造影结束后拔出导管，局部压迫 15 min，至无渗血为止。若压迫时间到达，仍有出血者，需重新压迫 15～20 min，术后平卧 24 h，穿刺部位压沙袋防止出血。

（三）意外事故的处理

1. 造影过程中意外情况及处理。

（1）动脉痉挛：此时可给予血管扩张剂。

（2）穿刺部位血肿：如果血肿较小，可自行缓慢吸收，无须特殊处理。若血肿较大，需手术清除局部血肿。

（3）动脉内血栓形成：小血栓可不引起症状，大的血栓可出现缺血症状，如偏瘫、单个肢体发凉、疼痛、发绀；桡动脉或足背动脉搏动减弱或消失。此时，应行溶栓治疗或手术取出栓子。

2. 造影剂引起的不良反应及处理。造影剂为碘剂，常见过敏反应。少数严重者引起并发症。

（1）轻度过敏反应：患者口干咽痒、皮肤瘙痒、恶心、呕吐、面色潮红、心悸，一般不需特殊处理，症状重时可肌内注射地塞米松 5～10 mg，上述症状可缓解。

（2）休克：患者开始表现轻度过敏反应，继之手足发凉、烦躁、神志恍惚、血压下降，此时静脉给予升压药物，同时肌内注射异丙嗪 25 mg，并给予吸氧。

（3）惊厥：部分患者在造影过程中快速注入造影剂时出现意识丧失、全身抽搐、牙关紧闭。此刻，应立即停止注入造影剂，静脉缓慢注射地西泮 10 mg，同时保持呼吸道通畅，必要时吸氧。

（4）急性肾衰竭：一般发生在肾功能不良及一次性注入造影剂量过大时。表现为造影术后出现少尿或无尿及水肿。此时，给予呋塞米 40 mg 加入 50% 葡萄糖溶液 40 mL 中，静脉推注。

三、正常数字减影脑血管造影表现

常规脑血管造影常根据颅骨的自然标志来描述脑血管形态及走向。数字减影脑血管造影已将颅骨及软组织影减去，仅显示脑血管影像；因此，描述血管影像通常人为将每条血管分成若干段。

（一）颈内动脉系统

（1）颈内动脉：以颈内动脉发出大脑前、大脑中动脉处为起点，分为 5 段，即 C1 段（后膝段）、

C2 段（池段）、C3 段（前膝段）、C4 段（海绵窦段）、C5 段（海绵窦前段）。

正位：呈"S"形，最下方为 C5 段，最上方为 C1 段。颈内动脉 C1 段与大脑前动脉 A1 段及大脑中动脉 M1 段共同形成"T"形。颈内动脉向左右移动不超过 0.5 cm，A1 与 M1 移动向上或向下不超过 1 cm。

侧位：呈反"C"形，凸面朝前，开口向后半部。C1～C4 段落形成虹吸部。C1 段在"C"形口的上方，C2 段呈水平由前向后走，C3 段相当于凸面，C4 段呈水平由后向前走。虹吸部上下缘的长度各为 0.5～1 cm，虹吸部开口长 0.3～0.6 cm。

（2）大脑中动脉：大脑中动脉是颈内动脉的直接延续，由 Cl 段发出后水平向外走行，至大脑外侧裂转向上行，沿途发出分支分布于基底核及大脑半球外侧面，由近至远分为 M1 段（水平段）、M2 段（岛叶段）、M3 段（额顶升支）、M4 段（顶段）、M5 段（颞段）。

正位：M1 段呈水平向中线外行走，向上、向下偏离不超过 1 cm；M2 段在外侧裂急转向上，几乎垂直上行，M3 段仍垂直上行，M2 段、M3 段垂直向上不超越垂线左右 0.5 cm，M4 段转向外侧，M5 段又略偏向内侧，M2 段与 A2 段之间距离为 2～3 cm，M4 段与 A4 段之间距离为 4～5 cm。

侧位：M1 段在侧位上呈轴位，显影较短，M2 段向后上方走行，M3 段由 M2 段的近缘或 M1 段远端发出，向上走行，并发出分支，形如蜡台，称作"蜡台动脉"。M4 段向上方走行，M5 段向正后方走行。侧位上大脑中动脉与前动脉之间的距离，在近段和中段为 2～2.5 cm，远段为 3～3.5 cm。

（3）大脑前动脉：大脑前动脉由颈内动脉 C1 段发出，沿胼胝体沟内走行，沿途发出分支分布到大脑半球内侧面及外侧面上缘。由近端向远段依次分为 5 段：A1 段（水平段）、A2 段（胼胝体下段）、A3 段（膝段）、A4 与 A5 段（胼周体段与终段）。

正位：A1 段呈水平向中线走行，A2 段在中线近乎垂直向上走行，A3～A5 段一直保持垂直上行，A2～A5 段垂直上行向内、向外不超越中线 1 cm。

侧位：A1 段在侧位片上为轴位，A2 段由后向下、向前上走行，A3 段先弯向前再弯向后。A4 与 A5 段沿胼胝体上缘向后上方行走。

（4）眼动脉。

正位：由虹吸部发出，向外行走，正位片显影较短。

侧位：起于颈内动脉虹吸部凸面，向前行走，显示较清楚。

（5）脉络膜前动脉。

正位：从颈内动脉 C1 段发出后，向外上方走行，显影短且不清楚。

侧位：从颈内动脉 C1 段发出后，先向后下再向后上方走行，中间呈下凹的曲线。

（6）后交通动脉。

正位：因与颈内动脉重叠，不易显示。

侧位：由颈内动脉 C1 段发出，水平向后走行。

（7）浅静脉。

正位：仅能显示大脑上静脉向上、向内，终止于上矢状窦。

侧位：数条大脑上静脉在额、顶枕部汇入上矢状窦。大脑中静脉借上吻合静脉与上矢状窦相连，向下与海绵窦相连，向后借下吻合静脉与横窦相连。大脑下静脉自上而下地向前流入海绵窦，向后流入横窦。

（8）深静脉。

正位：纹状体丘脑静脉向内、向下走行，终止于大脑内静脉。大脑大静脉位于中线，显影较短。

侧位：纹状体丘脑静脉向前、向内，然后向后行，成为大脑内静脉。两侧大脑内静脉合成大脑大静脉，向后上汇入下矢状窦。基底静脉向后上行，汇入大脑大静脉。

（9）静脉窦。

正位：仅能显示横窦。

侧位：上矢状窦向前、向后位于最上方，后方与横窦相连。下矢状窦由前向后几乎与上矢状窦平行，向后与直窦相连。

（二）椎-基底动脉系统

（1）椎动脉。

正位：两侧椎动脉入颅后各自向内上方走行，在中线部位合成基底动脉。一侧椎动脉造影，往往两侧椎动脉同时显影。

侧位：椎动脉斜向前上方走行，与基底动脉几乎呈直线连接。

（2）小脑后下动脉。

正位：小脑后下动脉由椎动脉发出，先向后方走行，然后走向后上方。

侧位：呈弯曲状向后上方走行。

（3）基底动脉。

正位：位于中线，多呈直线向上走行。基底动脉沿途发出许多小分支，如小脑前下动脉、迷路动脉、旁正中动脉及小脑上动脉。

侧位：呈直线状斜向前上方走行，末端发出大脑后动脉。

（4）大脑后动脉。

正位：大脑后动脉由基底动脉末端发出，水平向外侧走行一短距离，折转向上，两侧大脑后动脉基本平行向上。

侧位：大脑后动脉主干发出后向后上方走行，部分分支向后下走行。

（5）静脉期：椎动脉系统造影的静脉期没有颈内动脉造影静脉期那样清楚。静脉血注入大脑大静脉，再汇入下矢状窦，也可经小脑下静脉注入横窦。

第七节　放射性核素显像检查

神经系统核医学是临床核医学重要的组成部分，在脑血管疾病、癫痫、痴呆、运动障碍性疾病、脑肿瘤等多种疾病和脑功能研究中起着重要作用。随着近年医学科学的迅猛发展，新型显像剂的不断研制成功和显像设备的更新换代，我们可以从分子水平来揭示神经精神疾病的病因和发病机制、病理改变及预后，并开展对大脑功能的深入研究。目前单分子发射计算机化断层显像（SPECT）/CT、正电子发射计算机断层显像（PET）/CT 在临床的应用日益广泛，功能与解剖图像融为一体，使我们在了解神经系统复杂的形态学改变的同时，也获得了脑组织的血流、代谢、受体分布、认知功能及脑脊液循环改变的信息，从而使疾病的临床诊断、疾病治疗的指导和治疗效果的监测方面做得比以前更好。

神经核医学常用的显像主要方法有脑血流灌注显像、脑代谢显像、脑神经递质和受体显像、脑脊液间隙显像和脑显像等。

一、脑血流灌注显像

脑血流灌注显像是目前临床最常用的脑显像方法之一，包括 PET 和 SPECT 脑血流灌注显像。其中，SPECT 脑血流灌注显像较简单、安全、准确又廉价，临床应用最为普遍，因此作为本节重点介绍内容。

（一）原理

某些具有小分子、零电荷、脂溶性高的胺类化合物和四配基络合物等可通过正常血脑屏障，被脑细胞所摄取，经代谢后形成非脂溶性化合物，从而能较长时间滞留脑内以满足显像的要求。这类物质在脑内的存留量与局部脑血流量成正比，静脉注射后，通过断层显像设备所获得的局部脑组织的放射性分布即反映了局部脑血流量（Regional Cerebral Blood Flow，rCBF）。

（二）方法

最常使用 ^{99m}Tc - HMPAO 或 ^{99m}Tc - ECD 作为显像剂。注射前 30 min 至 1 h 令受检者空腹口服过氯酸钾 400 mg，以封闭甲状腺、脉络丛和鼻黏膜，减少 $^{99m}TcO_4^-$ 的吸收和分泌。视听封闭，令受检者闭目带黑色眼罩，用耳塞塞住外耳道口，5 min 后由静脉弹丸式注射显像剂；令受检者平卧于检查床上，头部枕于头托中，用胶带固定体位，保持体位不变直至检查完毕；探头旋转 36°，5.6°～6.0°/帧，15～20 秒/帧，矩阵 128×128，放大倍数 1.6～1.78，共采集 60 帧影像。采用反向投影重建原始横断层影像，层厚 2～6 mm，得冠状、矢状及横断面断层影像，还可以三维表面影像（3DSD）重建。一般以目测法做定性分析，必要时对断层图像进行定量分析、测定，并计算出脑血流量（CBF）和 rCBF。

（三）临床应用

（1）脑血管疾病：SPECT 显像可较早地诊断脑血管疾病，其敏感性可达 80% 以上。短暂性脑缺血（TIA）、可逆性缺血性脑疾病（PRIND）、脑梗死和非动脉硬化性脑血管病均可出现脑血流的明显变化，而且这种变化早于 CT、MRI 出现的异常征象。对急性脑梗死的早期诊断有明显优势，可在发病 6 h 内或更早时间做出诊断，其灵敏度和特异性分别高达 94% 和 100%，为早期溶栓等措施争取到"时间窗"，以利于随后脑功能的恢复，对脑梗死的早期诊断、病情估计、疗效评价等有较高的临床价值。

（2）癫痫：癫痫是由多种病因引起的脑功能障碍综合征，是脑细胞群异常的超同步放电引起的发作性的、突然性的、暂时性的脑功能紊乱。在癫痫发作期，显像可见到放射性增高的病灶区；在癫痫发作间歇期，显像大多数出现局部放射性降低，两者结合可进行癫痫病灶定位，病灶多出现在颞叶、颞顶叶和额叶。多项研究表明，本法定位率一般为 75%～86%，远高于 CT 和 MRI 的定位率（30%～45%），可为癫痫诊治决策和疗效判断提供科学依据。

（3）痴呆：痴呆可分为阿尔兹海默症（Alzheimer's Disease，AD）、血管性痴呆、混合性痴呆和与慢病毒感染有关的痴呆等。痴呆患者的 SPECT 显像大多数有不同程度的 rCBF 降低，痴呆类型不同表现不同。AD 患者 SPECT 显像的典型表现是对称性颞顶叶 rCBF 降低区，可累及额叶，但基底核、丘脑和小脑通常不受累。血管性痴呆的 SPECT 显像与非血管源痴呆的表现略有不同，前者表现为多个小皮质卒中区 rCBF 降低，且降低区呈不对称分布，分散在双侧大脑半球，基底核、丘脑常受累。

（4）脑肿瘤手术及放疗后复发与坏死的鉴别诊断：恶性肿瘤的血供丰富，复发灶的 rCBF 常增高，影像表现为放射性分布异常浓聚灶；而坏死区基本上没有血供，影像上呈放射性稀疏或缺损区。若联合亲肿瘤局部显像，可进一步提高诊断和鉴别诊断的准确性，这方面比 CT 和 MRI 优势明显。

（5）锥体外系疾病：帕金森病的 rCBF 显像可见皮质示踪剂分布减低，不局限于特定区域，但前基底核的 rCBF 降低较常见。遗传性慢性舞蹈病（Huntington's Disease，HD，亨廷顿病）的 rCBF 显像能见到额顶和颞叶的 rCBF 降低，而很少见到基底核摄取示踪剂明显降低。

（6）脑功能研究：脑血流量与脑的功能活动之间存在着密切关系，应用 rCBF 断层显像结合各种生理负荷试验有助于研究脑局部功能活动与各种生理刺激的应答关系。

（7）脑外伤：对轻度或中度闭合性脑外伤患者，脑血流灌注显像较 CT 和 MRI 敏感，可以探测到 CT、MRI 表现正常的创伤所致的局部脑血流的异常；而对于 CT、MRI 异常的病变，血流灌注显像所显示的病灶范围也要大于前者。

（8）脑死亡：临床和法定脑死亡的标准是脑功能的永久丧失，脑电图（EEC）无信号，脑循环终止。在脑血流灌注显像中，静脉注射显像剂后动态采集血流像，20 min 后采集静态平面图像，不需加做断层显像，可用于协助诊断脑死亡。

（9）精神性疾病：精神分裂症患者额叶 rCBF 降低，且严重病例额叶 rCBF 下降更为显著，此外尚可见到颞叶 rCBF 降低。抑郁症患者脑血流灌注减低所涉及的大脑皮质及皮质下结构区域不尽相同：①额叶和颞叶 rCBF 减低区为最常见的抑郁症血流灌注表现；②前额叶和边缘系统的 rCBF 减低区与注意力不集中、情感低落和思维阻滞、认知障碍、情感障碍等有关。

（10）其他：偏头痛发作时 rCBF 可出现增高或减低的表现。

二、脑代谢显像

人脑代谢非常活跃，功能活动复杂。脑代谢显像可以反映脑的各种生理过程，如脑血流量、脑耗氧量、脑局部糖酵解率，以及脑细胞受体的位置、密度和分布等，在研究中枢神经系统功能代谢活动的变化规律以及探讨脑部疾患的有效诊治方法等方面具有重要的意义。

（一）原理和方法

（1）脑葡萄糖代谢显像：脑的能量99%来自于葡萄糖，脑内葡萄糖代谢变化能反映脑功能活动状况。^{18}F - FDG是葡萄糖类似物，具有与葡萄糖相同的细胞转运。进入细胞，^{18}F - FDG经己糖激酶磷酸化后，^{18}F - FDG - 6 - P不能进行下一步代谢而滞留在细胞内，通过观察和测定^{18}F - FDG在脑内分布情况即可了解脑局部葡萄糖代谢情况。受检者禁食4 h以上，静脉注射^{18}F - FDG 185～370MBq（5～10 mCi），45～60 min后用PET、PET/CT或SPECT进行显像，影像经计算机重建，得横断面、矢状面和冠状面图像或三维立体图像以供定性分析，并可通过生物数学模型结合感兴趣勾画技术（ROI）获得大脑皮质各部位和神经核团局部葡萄糖代谢率（LCMRGlu）和全脑葡萄糖代谢率（CMRGlu）进行定量分析。

（2）脑氧代谢显像：正常人脑重量仅占体重的2%，其耗氧量却占全身耗氧量的20%，因此脑耗氧量也是反映脑功能代谢一个非常重要的指标。^{15}O - H$_2$O被受检者吸入后，参与氧代谢全过程，用PET进行动态显像，可得氧代谢率（CMRO$_2$）。结合CBF测定结果，还可计算出人脑氧提取分数（OEF），计算公式OEF = CMRO$_2$/CBF。CMRO$_2$、OEF是反映脑代谢较好的指标。

（3）脑蛋白质代谢显像：蛋白质在整个生命进程中起着非常重要的作用，它是由多种氨基酸连接而成的肽链。蛋白质代谢显像两个主要步骤就是氨基酸摄取和蛋白质合成，细胞恶变后，氨基酸转运率增加可能比蛋白质合成增加得更多，因为不少过程是作用于氨基酸的摄取过程而不是蛋白质的合成过程，包括转氨基（利用谷氨酰胺作为能量或作为其他非蛋白物质前体）和甲基化（蛋氨酸在蛋白质合成起始阶段的特殊作用）。脑蛋白质代谢显像的主要显像剂有^{11}C - MET（^{11}C-甲基-L-蛋氨酸）、^{11}C - TYR（^{11}C-酪氨酸）、^{18}F - FET（^{18}F-氟代乙基酪氨酸）等，但以^{11}C - MET最为常用。^{11}C - MET易穿透血脑屏障进入脑组织，通过PET显像可获得显像剂脑内分布，利用生物数学模型可得到脑内氨基酸摄取和蛋白质合成的功能与代谢参数。

（二）临床应用

（1）癫痫灶的定位诊断：癫痫灶在发作间期葡萄糖表现为低代谢状态，^{18}F - FDG显像表现为放射性减低区；而在发作期则表现为高代谢状态，^{18}F - FDG显像表现为放射性增高区，其变化与rCBF断层显像一致。根据这一特点，可以用^{18}F - FDG显像对癫痫灶进行诊断和定位，对发作期癫痫灶定位诊断灵敏度达90%以上，发作间期诊断灵敏度为70%～80%，与皮质脑电图的一致性约为95%，与病理结果符合率达90%，本法结合rCBF和MRI还可进一步提高诊断灵敏度和准确率。目前临床多利用癫痫发作间期^{18}F - FDC显像癫痫灶呈低代谢这一特点进行病灶定位，^{18}F - FDG显像还可用于癫痫灶切除后的疗效随访。

（2）AD诊断和病情估计：AD的病变特点是以顶叶和后颞叶为主的双侧大脑皮质葡萄糖代谢减低，基底核受累不明显，脑^{18}F - FDG代谢显像对本病的诊断灵敏度可达90%以上，特异性约为63%，两者均明显高于rCBF断层显像。此外，因随着病情发展，脑内低代谢区数目增加，范围扩大，通过目测法和半定量分析，还可利用^{18}F - FDG显像进行痴呆严重程度的评价。

（3）脑肿瘤：肿瘤的葡萄糖代谢活跃程度与肿瘤恶性度有关，良性和低度恶性脑肿瘤的病变部位葡萄糖摄取或LCMRGlu与正常白质处相似，而大多数高度恶性的脑肿瘤葡萄糖摄取或LCMRGlu则明显增高。利用这一特点，^{18}F - FDG显像可用于脑肿瘤良恶性鉴别、分期和分级，活检部位的确定，疗效和预后判断，以及术后或放疗后瘢痕、坏死组织与复发、残存病灶的鉴别诊断等，比CT和MRI更有优势。目前，^{18}F - FDG显像已用于临床上胶质瘤恶性度评价。近年来，越来越多的^{11}C标记放射性药物被应用于临床，如^{11}C - MET等，对肿瘤的分级、疗效和预后评估等方面更优于^{18}F - FDG。

（4）锥体外系疾病的诊断：PD在^{18}F - FDG显像上表现为纹状体代谢减低，单侧病变早期，患肢对侧豆状核氧代谢和葡萄糖代谢相对增加；双侧病变的患者全脑CMRGlu减低。如伴发痴呆，可见顶枕叶损害加重。结合多巴胺受体显像等方法更有助于PD的早期诊断，并可与PD综合征鉴别。HD患者的^{18}F-FDG显像可见双侧基底核和多处大脑皮质代谢减低区。

（5）脑生理功能和智能研究：研究表明人脑的活动与特定区域的 LCMRGlu 水平有直接关系，因此可通过脑葡萄糖代谢显像来进行人脑生理功能和智能研究，同时还能够研究大脑功能区的分布、数量、范围及特定刺激下各种活动（如语言、数学、记忆、认知等）与能量代谢之间的内在关系。

（6）其他：在脑梗死、精神分裂症、抑郁症等疾病的脑代谢影像与 rCBF 显像基本相似。但 PET 的分辨率更高，图像质量明显优于 rCBF 显像图像，还可得到 LCMRGlu 和 CMRGlu。

三、脑受体显像

进入 21 世纪以来，神经受体和神经递质已广为人知，核医学神经递质和神经受体显像也已成为神经科学的前沿和热点。

（一）原理

神经受体显像是利用发射正电子或单光子的放射性核素标记特定的配基，基于受体-配体特异性结合性能，通过核医学显像仪器对活体人脑特定受体结合位点进行精确定位并获得受体的分布、密度与亲和力等参数。利用放射性核素标记的合成神经递质的前体物质尚可观察特定中枢神经递质的合成、释放、与突触后膜受体结合及再摄取等信息，称为神经递质显像。借助生理数学模型，可以获得中枢神经递质或受体的定量或半定量参数，从而为某些神经递质或受体相关性疾病做出诊断、治疗决策、疗效评价和预后判断。

（二）临床研究和应用

目前研究和应用得比较多的神经受体主要有多巴胺受体、乙酰胆碱受体、5-羟色胺受体（5-HT Receptor）、苯二氮䓬受体（BZ Receptor）和阿片受体等。

（1）多巴胺神经递质、受体及转运蛋白显像：多巴胺受体系统是脑功能活动最重要的系统，而且还可能是运动性疾病治疗药物或精神神经中枢抑制药物的主要作用部位。多巴胺受体分多种亚型，以 D2 受体显像的临床应用研究较为多见。目前临床上应用多巴胺 D2 受体 PET 或 SPECT 显像研究的疾病主要见于各种运动性疾病、精神分裂症、认知功能研究和药物作用及其疗效评价等。

（2）乙酰胆碱受体显像：乙酰胆碱受体包括 M（毒蕈碱）和 N（烟碱）两种，在放射性核素^{11}C、^{123}I 标记下已用于人体 PET 和 SPECT 乙酰胆碱受体显像。AD 是一种慢性、渐进性、退化性中枢神经系统疾病，其主要病理改变为胆碱能神经元丧失或破坏导致乙酰胆碱合成障碍，此病早期诊断有一定困难。但乙酰胆碱显像可观察到 AD 患者大脑皮质和海马 M 受体密度明显减低，脑皮质摄取^{11}C-N 亦显著降低，并得到尸解结果印证。因此，乙酰胆碱受体 PET 显像主要用于 AD 的早期诊断，评价脑功能损害程度，动态监测疾病进展，并研究各种治疗方法的作用机制和疗效。

（3）5-羟色胺受体显像：5-HT 受体与躁狂/抑郁型精神病有关，5-HT 受体可以协助此病的诊断及其疗效评价。

（4）苯二氮䓬受体显像：BZ 受体是脑内主要的抑制性受体。目前研究结果表明，诸如 HD、AD、躁狂症和原发性癫痫（EP）等神经精神疾病均与 BZ 受体的活性减低有关。临床上通过对 BZ 受体的活体 PET 和 SPECT 显像研究，可对癫痫病灶定位和监测疗效。

（5）阿片受体显像：阿片受体生理作用极为广泛，与麻醉药物成瘾密切相关。因此，阿片受体显像可用于吗啡类药物成瘾与依赖性以及药物戒断治疗的临床研究。

四、脑脊液间隙显像

（一）原理和方法

脑脊液间隙显像是脑室显像、蛛网膜下腔显像和脑池显像的总称，其不仅显示脑脊液间隙状况，而且更重要的是反映脑脊液循环的动力学变化。常规将显像剂如^{99m}Tc-DTPA 注入蛛网膜下腔或侧脑室，在体外用 γ 相机或 SPECT 示踪脑脊液的循环通路和吸收过程或显示脑室影像和引流导管是否通畅。脑池显像通常在注药 1 h、3 h、6 h 和 24 h 分别行前、后和侧位头部显像；脑室显像于注药后即可采集至

1 h。若观察脊髓蛛网膜下腔脑脊液是否通畅，应在注药后 10 min 开始自注入部位由下而上行后位显像。怀疑脑脊液漏者需在主要前在鼻道、耳道及可疑部位放置棉拭子，瘘管一旦显示即可终止显像，取出棉拭子测量其放射性。

（二）临床应用

（1）交通性脑积水：本病又称为正常颅内压性脑积水，主要是蛛网膜下腔因出血、炎症、受外压导致脑脊液循环障碍和吸收障碍。显像的典型特征是显像剂反流入侧脑室，侧脑室持续显影，3～6 h 前位与后位影像为"豆芽状"，且较长时间（24～48 h）停留在脑室和小脑延髓池内，此期间不见大脑凸面及上矢状窦出现放射性表现或仅出现极少量放射性。

（2）梗阻性脑积水的诊断：脑室显像可见脑室系统一定部位脑脊液循环受阻，脑室扩大。中脑导水管阻塞表现为对侧侧脑室立即显影，而第三脑室以下脑脊液间隙持续不显影。室间孔完全阻塞显像剂在该侧侧脑室持久滞留，第三脑室以下脑脊液间隙和对侧侧脑室完全不显影。第四脑室出口阻塞影像特点为全脑室明显扩大，基底池和小脑延髓池持续不显影。

（3）脑脊液漏：颅脑外伤后常发生脑脊液漏，应用脑池显像技术确定脑脊液漏的部位是一种简便可靠的方法。显像典型特征为脑脊液漏口及漏管部位出现异常放射性聚集影像或鼻道、耳道棉拭子可检测到放射性，有助于病变部位的定位诊断。由于脑脊液漏常为间歇性，故应反复多次、多体位检查。

（4）脑脊液分流术后的监测：脑室-脑池或脑室-腹腔分流术后，可通过脑室显影了解分流管的通畅性，而且能定位和定量。本法安全可靠、操作简单，合乎生理条件，被认为是评价脑脊液改道分流最有用的方法。

五、普通脑显像

20 世纪 60 年代，普通脑显像是常用的探测和定位中枢神经系统疾病的非创伤性诊断方法之一。70 年代，随着 CT 及 MRI 的临床普及，普通脑显像临床上应用逐渐减少。

（一）方法

普通脑显像包括动态和静态显像两个方面。

动态显像一般在肘静脉"弹丸"式注射的高比活度 ^{99m}Tc 显像剂（如 ^{99m}TcO$_4$、^{99m}Tc - GH、^{99m}Tc - DT-PA 等不能通过血脑屏障的显像剂）后，用 γ 相机对准受检者头颈部即刻采集图像，2～3 秒/帧，持续 30～60 s，即可显示显像剂在脑血管内充盈、灌注、清除的全动态过程，并可见颈动脉，大脑前、中、后动脉的走行和形态结构影像，应用计算机计数在颈动脉、大脑半球设置感兴趣区，还可得到两侧的血流灌注及清除速度等半定量指标。动态显像一般采用前位显像，后位显像多用于儿童和有小脑、枕部和后顶部症状和体征的患者。当怀疑有静脉窦和颅后窝病变时也可采用后位显像。顶位显像有助于矢状窦旁病变的检查。

静态脑显像又可分为初期和延迟静态脑显像，前者是注射 ^{99m}Tc 显像剂后 1 h 进行的显像，后者是注射后 2～3 h 的显像。注射后的延迟显像，血中放射性持续下降而病变中放射性持续上升，故延迟显像能明显增大靶与非靶组织的比值，提高了脑部病变组织的探测敏感度。动态和静态显像进行结合，可进一步提高静态显像的诊断灵敏度。静态显像常规采集前位、后位和左右侧位图像，偶尔采用顶位，有助于脑半球病变的显示。

（二）临床应用

（1）脑占位性病变：75% 的脑膜瘤会表现出动态显像的明显放射性增高区，而在静脉相时放射性增高区略有减低的典型征象。但脑肿瘤的普通脑显像异常征象并非特异性的，在其他脑的病变时也可能出现类似异常征象，所以诊断价值有限。

（2）缺血性脑血管病：动态显像受累血管血流灌注减低或缺损。若双侧病变，其阳性检出率下降。

（3）动静脉畸形：动态脑显像能较好地显示动静脉畸形典型表现为局限性"潮红"现象，即在动脉相和脑实质相时见一明显的高放射性聚集区，但很快消失。这种"潮红"征象对动静脉畸形的诊断敏感性近 100%。

（4）判断脑死亡：脑功能的永久丧失是临床和法定上死亡的标准和定义。脑功能永久性丧失包括脑与脑干的功能及反射完全丧失。脑电电静息和脑循环终止。普通脑显像能方便地在病床边显像，静脉注射^{99m}Tc 显像剂后，不能显示颈总动脉和颈内外动脉，颅内无放射性显示，表示脑循环完全终止，所以脑显像在判定脑死亡有重要价值。

（5）其他：普通脑显像还在脑部炎症、脑外伤等方面有一定的诊断价值。

第八节 组织活检

组织病理学检查是临床工作中一种常见的有创诊断方法，对于许多临床表现相似或病因不明的疾病具有辅助诊断甚至确诊的意义，因此，组织病理学检查在临床诊断过程中非常重要。对于神经内科疾病来说，常用的组织学检查为骨骼肌、周围神经、脑组织、皮肤或血管活检。

（一）骨骼肌活检

骨骼肌疾病种类繁多、病因复杂，临床表现相似（肌无力、肌萎缩），肌电图及实验室检查缺乏特异性，给诊断带来很大的难度，因此，骨骼肌活检对于此类疾病的确诊有重要帮助。

适应证：原因不明的肌无力、肌萎缩、肌张力下降、易疲劳、肌肉压痛、肌强直、肌肉肥大及高 CK 血症等。

活检部位：骨骼肌遍布全身，所以理论上任何部位的肌肉都可以作为活检的材料，然而，实际操作过程中，往往选择肌肉组织较为丰富的肱二头肌、股四头肌及腓肠肌。但需要注意的是，应该选择肌力轻中度减低的肌肉，避免选择肌力严重低下的肌肉，因为该部位的肌纤维大多已被脂肪或其他结缔组织所替代，镜下肌纤维少，难以达到诊断面积，也很难获得充分的病理信息。有少数肌病仅选择性累及部分肌肉，这时候往往需要行肌肉磁共振检查以辅助定位。

根据检查目的可进行石蜡切片检查、冰冻切片组织化学检查、电镜检查及生物化学检查等，每种检查对标本处理方式不同，应根据检查目的进行相应的处理。

（二）腓肠神经活检

对于病因诊断不明确的周围神经病或怀疑为血管炎所致的周围神经病，有必要进行腓肠神经活检，对于判断病变的性质（脱髓鞘或轴索病变）、有无血管病变、是否存在炎症或肿瘤细胞浸润，以及是否存在异常沉积物等具有重要意义。

第九节 基因诊断

基因诊断指采用分子生物学和分子遗传学技术对基因的结构与功能进行分析，以明确致病基因的定位、缺陷的类型和程度，从而诊断疾病的方法。

一、常用的基因诊断方法

1. 多态性连锁分析。选取目的基因区域具有高度多态性的 DNA 作为标记，采用连锁分析的方法，直接或间接地确定致病基因的存在。主要包括限制性片段长度多态性连锁分析（Restriction Fragment Length Polymorphism，RFLP）、短串联重复序列（Short Tandem Repeats，STR）及单核苷酸多态性（Single Nucleotide Polymorphism，SNP）分析三种方法。

2. PCR。即聚合酶链反应（Polymerase Chain Reaction，PCR）。在模板 DNA、引物、dNTP 和 DNA 聚合酶的作用下进行的扩增反应。除直接 PCR 技术外，目前已经发展出了包括 PCR -单链构象多态性分析法（PCR－SSCP）、RNA差异显示PCR（DDPCR）、原位PCR和实时荧光定量PCR（Quantity Real Time PCR）等多种技术用于基因诊断。

3. 原位杂交和荧光原位杂交。利用碱基互补配对的原理，将放射性核素或荧光标记的DNA、RNA作为探针进行致病基因定位的方法。用不同的荧光染料进行多重标记的原位杂交（又名染色体涂抹），结合计算机图像分析技术，可对分子核型和染色体重排、缺失进行研究。

4. 其他基因诊断技术。DNA测序、差异文库、基因芯片、纳米等。

二、基因诊断在神经内科的应用

1. 神经系统遗传病的诊断。在患者的临床表现、生化检测结果基础上，应用基因诊断技术可对多种神经系统遗传病进行诊断。临床应用较多的疾病包括进行性肌营养不良症（Duchenne型肌营养不良、强直性肌营养不良）、线粒体病、腓骨肌萎缩症、遗传性共济失调、进行性脊肌萎缩症（如SMA、Kennedy病）、肝豆状核变性、亨廷顿舞蹈病、唐氏综合征等。

2. 产前诊断。通过留取母亲血尿标本、羊水穿刺、绒毛膜活检、脐带血检查等方式获取母亲及胎儿遗传物质，对胎儿进行遗传病筛查。

第二章

颅内监测技术

第一节　颅内压

一、概述

对于颅内压的监测被认为是颅内监测的金标准。特别是在最新的重度创伤性脑损伤治疗指南中，对于 CT 扫描有异常表现的创伤性脑损伤昏迷患者实施颅内压监测被认定为 2 级推荐指南（即中度临床确定性）。是否应在 CT 扫描正常的创伤性脑损伤或者其他疾病导致昏迷的患者中施行颅内压监测至今未有定论（3 级推荐；临床确定度未建立），尽管神经外科经常在蛛网膜下腔出血，脑膜炎，甚至肝衰竭等许多情况下都建议使用颅内压监测。然而，CT 扫描的表现并不能够一定反映出颅内压的变化。因此，不同的医疗中心使用颅内压监测的频率有相当大的差别。对于需要进入神经重症监护病房（NCCU）的神经急症患者是否需要基于颅内压的治疗，以及在颅内压升高和患者死亡率之间是否存在可精确描述的联系，都存在着极大的生理学争议。能够连续监测颅内压，便能够尽量避免"经验主义的"颅内压治疗以及盲目的预防性治疗。此种手段有极大重要性，因为许多针对颅内压的治疗，尽管能有效地降低颅内压，但可能具有其他有害的不良反应。

二、门罗-凯莱原理

门罗-凯莱原理解释了颅内压的基本概念。此原理是建立在颅内容积恒定的基础上，即颅内压是颅内生理性内容物——脑组织，血液，脑脊液（脑脊液），以及肿块性病变（如果存在）——所占"容积"的函数（图 2 - 1）。外伤之后，由于血管源性或者细胞毒性脑水肿（主要为后者），脑组织体积增大。颅内的血管组成中主要容纳静脉血，所以血液容积可随血液流出的梗阻而增大。这种梗阻的原因可以是颅外的（例如，升高的胸膜腔内压，或者颈静脉系统的流出受阻），也可以是颅内的，例如矢状窦的引流血管扭曲（Starling 阻力），压力相关的静脉压迫，或者血栓。动静脉系统的总容积可以随高代谢状态的血流募集而主动性增加，也可在压力自我调节功能受损时由于过度充血或高血压而被动升高。脑脊液的生成一般是恒定的，所以此部分组成的体积增大多是由于流出道梗阻或者再吸收异常而导致的。

颅腔内容物中一种成分的体积增大（或者出现一种新的成分，如出血）可由其他成分的体积代偿性地减小而得到缓冲。当体积增加足够缓慢时，代偿反应在达到临界值之前都可以维持一个稳定的颅内压（图 2 -2）。在临界点处，颅内压即随着脑组织成分的进一步增大而迅速升高。如果在初期颅内诸内容物体积增大的速度就极快，其代偿机制就可能更早达到极限。

此代偿机制的一种可能的结果为当容积缓冲能力达到极限时脑组织顺应性随即发生改变。这意味着对于一个特定容积的改变，其最终的颅内压水平随顺应性的降低而进一步升高。因此即使容积缓冲机制能够保持颅内压相对稳定，脑组织的顺应性值也是描述缓冲系统状态的一个有意义的指标。

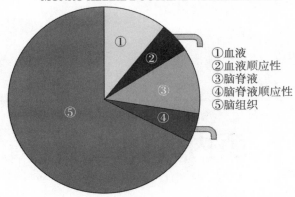

颅内容物的容积固定，包括脑组织，血液，脑脊液，及肿块性病变（如果存在）。这些成分的总体积决定了颅内压的大小。血液和脑脊液可以通过一些固有途径改变其体积，因此允许了其他几种成分在一定程度上体积的增加

图 2-1 门罗-凯莱原理

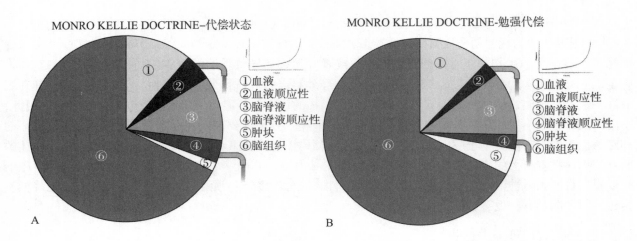

一种或几种脑内容物成分的体积增加，或者占位性病变导致的体积增加，开始时是通过将脑脊液转移入脊髓蛛网膜下腔或者加快颅内静脉血液地流出来达成代偿的（A）。这时对颅内压的影响是很小的。当体积不断增加时，其代偿的能力逐渐下降，颅内压开始升高（B）。当超出代偿的极限时，体积更进一步的增加则造成颅内压大幅度地上升（C）

图 2-2 容积代偿

三、门罗-凯莱原理及颅内压管理

门罗-凯莱原理可帮助解释颅内压，并且与目前治疗手段的支持框架一致，其治疗目的均为降低一种或及几种颅内容物成分的体积或者至少防止其进一步增加。

（一）占位性病变

最简单的针对成分体积的纠正即是对占位性病变的处理。移除该占位病变（如脑血肿）是控制颅内高压的最古老的手段，其能够直接促进颅内容积达到平衡。颅脑创伤以及其他几个能够根据病因去直接、明确的完美处理的神经急重症疾病就是典型例子，同时也肯定了 CT 在此方面的确切价值，手术干预可以避免对占位性病变因一味内科治疗而延误。

（二）脑脊液成分

固有的颅内脑脊液缓冲系统可将很大一部分体积的脑脊液分流入脊髓蛛网膜下腔（即此循环系统是受到流出道开放度调节的）。如果第四脑室的通路和出口受到堵塞（例如，后颅窝血肿），此系统则功能丧失。此种情况，或者临床需要进行脑脊液引流时，可通过建立脑室外引流来发挥作用。当脑脊液容量过多，并且脑室系统不会因为引流而塌陷时，这种手段是非常有效的。然而，开放的脑室引流术将导致颅内压的测量值不再可靠，所以在测定颅内压时，引流管必须处于关闭状态。

（三）脑血流量

针对脑血容量（Cerebral Blood Volume，CBV）的管理可以分为静脉和动脉两个部分。促进颅内静脉血液回流的最优化方案如下：①抬高床头；②避免施加在颈部静脉处的压迫（例如绷紧的颈部矫治器，或者气管造口术约束带）；③通过细致的通气管理降低胸膜腔内压，防止静脉压力的升高，或者容积缓冲能力的受损。脑血容量可通过血管收缩而降低。而血管收缩通常通过过度通气而导致低碳酸血症来达成的。过度通气会影响动脉血管的阻力，造成脑血流量的降低，从而可能导致脑缺血。因为这种潜在的不良反应，所以以预防性过度通气来进行颅内压的调节是具有局限性的。例如，在治疗处理因充血导致的颅内高压时，过度通气治疗要审慎规划，并且如果当过度换气强度较大时，应该考虑实施进一步的监测，以预防缺血的发生。过度通气导致的血管收缩反应相对来说较为短暂，一般认为不超过 24 h，并且在终止时有造成弹性血管扩张的风险。常压高供氧治疗和高压氧疗也可能引起血管收缩，从而导致颅内压改变，不过其对于脑代谢可能造成的不良反应比过度通气疗法要轻。然而，高压氧疗的临床效果还有待进一步研究。最后，甘露醇由于能够改变血液黏度，所以也可能引起暂时的血管收缩，不过其对脑血流量、脑血液容积和颅内压的影响程度还取决于自我调节功能。

（四）脑组织

脑组织固有的容积缓冲能力是有限的，且在较长时间内保持恒定。通常在脑损伤后脑组织的体积增大，主要是由于脑水肿导致的。细胞毒性水肿和血管源性水肿均可发生于外伤后脑水肿。然而，多方面的证据都更倾向于支持细胞源性，并涉及一种由水孔蛋白介导的跨膜水通道。血管源性机制的作用至今仍不明确。了解这一点非常重要，因为目前常用的渗透剂（甘露醇，高渗盐水）是在细胞外起作用的。唯一能够降低脑内细胞外水肿的治疗手段是高渗疗法（即渗透压治疗）。除此之外，也可以通过手术移除一部分组织（如已经受到损伤、液化的实质，或者正常的"沉默"组织）的方式达成减少脑内容物体积的目的。手术切除损伤脑组织的方式目前仍有很大争议，所以很大程度上是被禁止使用的。

（五）去骨瓣减压术

根据门罗-凯莱原理，最后解决脑内容物体积增加的治疗手段即是去骨瓣减压术（Decompressive Craniectomy，DC），此方法是打破该原理的前提条件，这意味着颅内容积将不再是一个恒定的值。较大面积的开颅、硬脑膜切除以及后颅窝成形术使得脑部的容量增大，缓冲能力也加大（因为无骨瓣的区域不是硬质的），以达到代偿颅内容物体积的增加。去骨瓣减压术在脑卒中、创伤性脑损伤、蛛网膜下腔出血等情况中都可有效地预防颅内压的升高。然而，实施去骨瓣减压术的准确时机和其对预后的影响

（尤其是在创伤性脑损伤中）尚待商榷。

四、基于门罗-凯莱定律的治疗指征

门罗-凯莱定律为实施脑损伤后的内外科治疗提供了极其有价值的框架。但这一原理主要集中于针对颅内压的临床治疗，而现在已有的治疗模式多为现象学的，且多基于其明确的降低颅内压的能力。然而，这些治疗手段中并没有一种特异性地针对创伤性脑损伤或者其他急性脑损伤的病理生理学机制。渗透压疗法的原理是减少扩张性最小的成分中水的体积。减低脑血容量是基于现象学的，因为在成人中，原发的动静脉充血通常并不是潜在的病理学事件，而其引发的血管收缩可能导致氧气运输的阻碍，所以对机体是有害的。在流出受阻时，脑脊液的外引流能够特异性地解决其导致的病理生理异常，但在没有明确脑积水的情况下，这仍旧是基于现象学的。例如镇静、止痛、神经肌肉阻滞等治疗手段，或大剂量巴比妥类药物等二线疗法，甚至去骨瓣减压术，均是集中于针对颅内压的，而并不是其潜在的病理学原理。低温治疗，如果早期就开始使用并且不是作为针对颅内高压的治疗，那么其目的则是解决脑外伤导致的一些病理生理异常，但不幸的是这种治疗手段并不能提高成人或儿童创伤性脑损伤的预后。反之，诱导低温在心脏骤停中的疗效是很肯定的；然而，此疗法却不用于特异性的颅内高压治疗。

这种怀疑论的重要性是为了提醒临床工作者，因为这些治疗手段并不是基于特异的、并且在分子或生化机制方面是可逆性的，所以必须注意在选择或维持个体治疗方法时一定要避免对患者造成伤害。显然，有许多手段可以用来调控颅内压和脑灌注。当一种已有的治疗手段无效，甚至开始出现系统性伤害时，这种治疗手段或策略必须立刻停止，换用另一种疗法。当然这是以恰当应用颅内压监测为前提条件的；在现代 NCCU 中，针对颅内压的治疗应当以此技术作为指导，而不是根据经验主义来施行。针对颅内压的治疗手段是没有一定之规的，并且在理想上，我们需要一种由综合监测和追求重症患者整体平衡的观点来引导实际临床操作和管理。

五、颅内压监测的作用及创伤性颅脑损伤的治疗

针对颅内压的监测和治疗在创伤性脑损伤的研究最为透彻，而对于其他情况，例如蛛网膜下腔出血、脑出血、缺血性卒中、脑炎和代谢性脑病中的颅内压升高的治疗和预期在很大程度上都是基于创伤性脑损伤的经验。因此这一章的核心内容即是针对颅内压和创伤性脑损伤的。颅内压的数据可以帮助推测预后及颅内病理变化，计算和控制脑灌注压，指导治疗策略，以及避免有潜在伤害的疗法。颅内压监测可以说是严重创伤性脑损伤的必要组成部分。然而，在临床应用的过程中，关于颅内压监测的争议也从未间断。此外，同样需要讨论的是如果将颅内压的数据同其他治疗手段整合起来——例如在严重创伤性脑损伤（或其他导致颅内高压的病理过程）中，对基于颅内压的治疗、基于脑灌注压的治疗、隆德疗法和优化的过度通气疗法等进行整合。颅内压监测的加入是从"观察主义"、"临床主义"、"经验主义"的治疗迈向基于数据监测的治疗的第一部。即使是追溯到 20 世纪 60 年代，对创伤性脑损伤患者施行基于颅内压监测的治疗也备受争议。

六、颅内压的阈值

在研究如何能够最好地理解并治疗颅内压变化的几个方面中，其中一个需要讨论的即是开始治疗的阈值，尤其是同一个阈值是否能够应用于所有的患者，或者应用于同一个患者的不同阶段。阈值太高可能造成漏诊的神经损伤，而阈值太低则可能导致过度治疗或者医源性并发症。目前最常使用的阈值为 20 mmHg，来自于腰椎穿刺测得的脑脊液压力的正常上限（Lundberg 的早期工作所得）。现在采用的颅内压治疗阈值是 20 或 25 mmHg，这就容易混淆在颅内压等于或大于 20 mmHg 情况下的疗效和治疗不良反应的分辨。然而，目前确定一个高于 20 mmHg 的治疗阈值对于颅内压的调控是极为关键的，因为基于因果分析的研究显示 20 mmHg 为治疗的触发点（即是说目前尚未有针对最佳颅内压治疗阈值的对照研究）。这一阈值如此重要是由于以下几个原因。第一，其他监测手段所使用的观察数据——颈静脉球导管、脑氧监测或者微量透析——显示即使在颅内压和脑灌注压正常情况下，脑的代谢也可能已经出现

问题。第二，20 mmHg 的颅内压阈值是在人们认为系统性高血压是颅内高压的危险因素之一的时期建立的，这时患者都常规性地被保持于较"干"的状态，而脑灌注压不是一个被监测的变量。最后，许多 ICU 病房中，创伤性脑损伤患者血压都相对较低，唯一真正的限制是尽量避免收缩压低于 90 mmHg，相当于平均动脉压 70 mmHg。因为正常的自我调节功能在颅内压接近 50 mmHg 的时候受到损伤，因此颅内压为 20 mmHg 的时候即达到缺血的临界点；换言之，此阈值可能就是当时治疗理念的副产物之一。在当时，治疗的中心并不仅仅在于颅内压，脑灌注压也是治疗中心之一，当然一些治疗机构也非常看重脑氧或其他一些指标。以上这些与降低脑代谢率的镇静剂联合，意味着能够保证脑血流灌注的颅内压的值（20 mmHg 或更高）在现今和之前此阈值刚确立的时候已经发生了改变。

或许比单纯一个颅内压阈值更加重要的是颅内压的变化趋势、波形分析，或者颅内压的数值是否与其他有害反应相关。颅内压阈值在不同患者当中，或者在同一个患者的不同时期均可能发生变化的理念并不是全新的。

七、颅内压监测的价值

尽管目前对于颅内压的理解尚不完备，治疗手段也仍需改善，但是颅内压监测仍有许多其他潜在的益处。首先，不进行颅内压监测，就无法得知脑灌注压的值。即使是非常短暂的脑缺血，对于已经遭受外伤的大脑而言，其伤害也可能是毁灭性的，因此准确而连续地监测脑灌注压至关重要。因为向脑实质内插入颅内压监测装置非常安全，其本身监测脑灌注压的能力对于广泛应用的颅内压监测也构成一个有力的论据。第二，脑疝的形成也是由于压力，而颅内压的监测能够更早发现。想要经验性（即是说神经检查）地预测压力（或压力梯度）为多少时会引发脑疝是不可能的，尽管当脑疝真正发生的时候就完全清楚了。与其发生了脑疝后再去治疗，不如首先避免脑疝的发生。第三，颅内压监测可以提供重要而敏锐的信息，很好地指导患者护理和 ICU 资源。例如，一个 CT 图像表现异常但是并没有颅内高压的患者，并不一定需要与一个 CT 表现相同但是颅内压升高的患者相同力度的治疗。类似地，如果一个颅内压升高的患者，对于逐渐升级的治疗手段效果均不明显，那么就成为"二线"治疗方案的初步候选者，或者如果颅内压非常高，甚至要撤除现有的治疗。第四，颅内压的趋势可能是占位性病变扩增、新的损伤出现，或者水肿的发展，缺血，或脑积水的早期预警，并且使得这些情况能够在临床表现变化或者被定期的影像学检查发现之前得到有效的处理。最后，由于颅内压数值具有预测预后的价值，它能够指导与患者家属间关于治疗和预后的讨论。

八、颅内压监测技术

技术的革新对于循证医学来说并不是一个理想的话题。然而，不同的颅内压监测系统在严重创伤性脑损伤的治疗指南中的颅内压监测技术部分得到了充分的描述。这一报告总结了在其写作的当时，3 种具有足够准确性，在临床上能够互换应用的技术：①连接着外部计量器的脑室内插管；②导管尖端放置应变器的装置；③导管尖端光纤技术。这 3 种系统的每一种都能够放置入脑室中。导管尖端应变器或者光纤的导管也可以放入脑实质中。气动性的 Spiegelberg 颅内压监测不像其他实质内的监测手段允许体内校准和颅内顺应性监测。非侵入性的颅内压监测技术是基于一系列不同的技术，例如超声、颅内多普勒、颅骨的声学性质、鼓膜移位、心率变异性，而心脏耦合、视网膜血管血压测定法和视神经直径测定法还处在研究阶段。尽管自 20 世纪 90 年代以来已经有超过 30 种非侵入性的颅内压监测方法获得了专利，但是其中大部分尚且太繁杂或者准确性不够高，所以还不能投入临床使用。

脑室内导管的另一端连接着一个外部的液体耦合的应变器，是颅内压监测的金标准，因为除了监测外，它还可以通过脑脊液引流来进行针对颅内压的治疗。在其他测量手段失败后实行脑室外引流术（External Ventricular Drain，EVD）的患者，其中约 50%，升高的颅内压都得到了控制。传统的脑室内导管的外部转换器只允许间歇性的颅内压监测，因为只有在引流关闭的情况下才能测量颅内压，然而也有些导管设计有内部的转换器，可以在监测颅内压的同时允许脑脊液的引流。脑室外引流术可能在引流的时候漏掉一些短暂的颅内压升高的情况。不过，这一金标准的技术，由于是第一个能够实践应用的监测系统，还是优先考虑的。况且，并没有临床预后的研究显示哪一种监测技术优于其他的。因为脑室内导管是放置入脑室内的，所以"从逻辑上"可认为它能够最准确地反映颅内压的值。然而，虽然脑实质和脑室系统是存在压力梯度的，但是都未发现其具有临床意义。实质内的装置更容易放置，尤其是当脑室解剖结构有所变化时，可能便限制了脑室内导管的放置。然而，实质内的光纤或电子的应变器系统尚太过昂贵，且不能在原位进行重新校准。最后，除了脑室内导管监测装置具有引流脑脊液的能力，可以作为一项潜在的治疗策略外，颅内压监测方式的选择主要决定于准确性、可靠性、并发症概率、插入难易程度和费用等因素。

九、颅内压监测的潜在并发症

脑室内导管和颅内压螺栓传统上是由神经外科医师来放置的。然而，神经内科医师现在也更加频繁地施行插入性监测。操作由谁施行，操作者是否接受过充分的训练等等诸多因素均和并发症情况相关，因此，颅内压监测并发症发生率实际上更取决于操作的技术和装置类型（脑室内导管相对于实质内监测）。

（一）感染

颅内压监测与感染的相关性颇有争议。比起实质内监测，脑室内导管更容易发现细菌的潜入，因为脑脊液可以定期地获取。在缺乏明确脑室炎征象的情况下，阳性的培养结果理解为"定植"更为妥善。当使用这一概念（定植，而非感染）分析时，阳性的培养结果可见于8%脑室穿刺术的脑脊液培养，以及14%的移除引流装置后来自其导管尖端的培养。然而，在临床实践中，实质内的常规监测是不会应用的。相反通过脑室内导管的脑脊液取样则非常普遍。阳性的脑脊液培养结果提示应该拔除植入的装置，抗生素的使用可能会延长住院时间，患者暴露于肠外抗生素的潜在危险下，也暴露于导管置换的风险中。因此尽管两种监测手段相似，其结果却显著不同。这必须与脑脊液的引流保持平衡。

医源性的导管相关性脑室炎和脑膜炎发生于5%~20%的脑室外引流术，感染可能是因为植入时导管直接的污染，因为逆行性的细菌定植。总体的设备感染率是每1000个引流日中6~8个。感染的危险因素包括：并发的其他系统性感染，监测时间过长，脑室内出血或蛛网膜下腔出血的存在，开放性颅骨骨折（并发或不并发脑脊液漏），外伤，导管冲洗，以及穿刺部位的脑脊液漏。因为绝大部分数据来源于病例分析，预防或处理感染的最佳手段仍不明确。但是，如果我们采取关闭引流系统，设计较长的皮下隧道，缩短脑室内导管的植入时间（即不需要时立刻移除）等策略，尽量避免导管的冲洗（如一定需要冲洗则要求严格的无菌技术操作），也要避免其他部位可能出现脑脊液漏。持续的抗生素预防似乎并不需要。用银离子或者抗生素浸润的导管可能能够减少导管相关性脑脊液感染的发生率，尽管这些导管的确切作用仍然存有争议。因为脑脊液样本极易污染，取样操作本身也极易引起感染，所以应按特殊的临床标准而不是常规步骤来留取样本。如果取样频率自每天留取样本减到每3 d留取一次，也可以使脑室炎的发生率从10%降至3%，标准治疗程序尤其是成套方案的应用也可以帮助降低感染率。常规更换导管似乎是不必要的，因为更换导管的风险比潜在的益处更大。当并发系统性感染或者开放性颅骨骨折时，应该考虑使用实质内颅内压监测，因为无论在儿童还是成人中都尚未有这些装置导致感染的文献汇报。

（二）出血

颅内压监测装置植入后发生出血性并发症的精确发生率取决于选择何种装置，穿刺的技术和如何定义出血。理想状态下，此类研究在颅内压监测装置植入的前后都应该完善影像学检查，但是极少有研究具备完善的影像学资料。回顾性病例分析显示成人置入脑室外引流后颅内出血发生的风险为2%~10%。在儿童中这种风险更大（17.6%）。绝大多数出血量都低于15 mL，并不具有"临床意义"。脑室穿刺后发生具有临床意义出血的可能性约为1%。在成人中植入实质内颅内压监测装置后颅内出血的发生率预计为0~11%。其在儿童中的发生率与成人类似。

（三）技术问题

脑室内导管移位、意外脱出和封闭都有可能发生。当组织碎屑或者血凝块堵塞导管导致其封闭，或者导管移位至实质中时，脑脊液引流在导管管腔和脑室内形成一个很大的压力梯度。在这种情况下，当颅内压在引流的同时受到监测时，其数值往往被低估，并且脑脊液的波形也变得更平坦。如果发生这种情况，应该关闭引流系统，观察波形是否能恢复。如果不能，可用 1~2 mL 生理盐水轻柔地冲洗该引流系统。溶栓剂对于接触脑室内出血后明确的血栓的作用目前仍不明确。其中类似导管破裂或者移位等的技术性并发症在实质性装置中的发生率大约为 4.5%。这些并发症大多发生于移动患者，护理操作或患者自行活动的时候。但似乎均不会影响到患者的病程和预后。目前可行的实质内装置包括光纤，应变器和气动学技术。只有气动性的 Spiegelberg 颅内压监测装置允许体内校准。床旁监测显示实质内监测具有极其出色的准确率；然而，研究认为零点漂移率对于应变器监测具有重要的临床意义。而光纤导管中漂移的发生非常少见。此外，在使用 Codman 仪器和 Raumedic 颅内压传感器中，有报道阐述静电放电可导致基线压力受到干扰。

十、脑实质内监测探头的最优放置

实质内颅内压监测设备是通过一个小的颅骨钻孔和颅内接入设备或螺栓植入脑实质中的，总共可以放置 1~3 个监测装置。当损伤或变性区域非常广泛时，通常这些监测装置是植入额叶的非主要区域。然而，在局部损伤中，监测设备最好放置在损伤或变性的脑实质附近区域，因为与脑室内导管不同，当幕上梯度存在的时候，实质内设备可以反映局部"区域"的压力。尤其是，当实质内监测设备放置在占位性病变对侧的大脑半球时，即使已经存在脑疝，也可能低估颅内压的数值。

创伤性脑损伤后部分患者应用老式技术——如蛛网膜下腔螺栓的临床研究均表示大脑半球间梯度的存在。Sahuquillo 等人应用实质内光纤监测设备也发现局部脑损伤的患者的半球间压力梯度可以超过 10 mmHg。其中四分之一的梯度可以对脑灌注压的计算产生等于甚至超过 5 mmHg 的偏差，学者们认为此偏差甚至有改变治疗方案的可能。因此作者们总结"为得到占位性病变超过 25 mL 或者有中线移位的患者的颅内压的最优化数值，测量装置应该放置于脑实质的两侧和病变处"（表 2-1）。

表 2-1　脑室内及实质内颅内压监测的优势和缺陷

脑室内监测	实质内监测
优势	优势
参考标准（默认情况下）	易于植入
可以重新归零	不需机械减震也能够准确地复制脑脊液脉冲波形
价格便宜	
可以治疗性地引流脑脊液	
缺陷	缺陷
容易堵塞	只有移除才可能重新调零-发生漂移的可能
容易断裂	容易出现技术故障（导管破裂、脱出等）
当引流开放时无法准确测量颅内压	与 MRI 不能兼容
可能引起脑室炎	价格昂贵
脑组织必须被穿透	
当脑室移位、压缩或体积太小时难以植入	
过度引流会引起并发症	
当头部离创面的距离发生改变后系统必须重新调零以避免偏差	
由于管道的机械性能或者空气的漏入，颅内压波形会受到抑制	

十一、凝血功能异常患者植入颅内压监测装置的研究

需要颅内压监测装置的患者可能具有异常的凝血指标。许多治疗中心在脑室外引流和放置颅内压监测设备之前都有纠正凝血功能的常规方案和步骤。然而，凝血因素的调整可能会延误治疗时机。研究认

为创伤性脑损伤患者中若 INR 小于或等于 1.6 是可接受脑室内导管植入的。许多内科医师认为当血小板计数必须高于 100×10^9/L 才能够比较安全地植入颅内压监测装置；然而，针对这个问题仍旧存有争议。

十二、如何监测颅内压及监测时程

连续的数字记录是获取颅内压数据的最佳方案，因为这种方式可以和其他检测手段相互联系，从而计算出派生指数，并且不会遗漏短暂的颅内压变化。但这种手段在 ICU 中是不可行的。相反地，NCCU 的医护人员定期记录颅内压的数值。每小时记录的方式通常能够与连续记录的数值很好地相关联；然而，为了能辨认出突发事件，一般需要每 10 min 记录一次。即使是短至 5 min 的颅内压升高也可能导致预后的恶化；警报系统的应用能够帮助及时发现这些事件。在创伤性脑损伤后发生颅内高压的患者通常在第一周施行监测，尽管颅内压升高的时机有几种不同的模式，仍有 20% 的患者在 72 h 之后开始出现颅内压的升高。当有临床指征时，颅内压监测设备应该固定好位置，但通常当患者能够遵从指令时就可以移除了。如果患者持续处于昏迷状态，但 72 h 之内若其颅内压一直保持正常，也可考虑移除监测。如果颅内压曾有升高，但患者在除了呼吸机治疗及镇静剂外未接受任何其他治疗的情况下，若颅内压保持正常范围持续 24 h，也可以考虑移除监测设备。后续的随访 CT 扫描如显示占位效应妥善解决，也能指导此撤除监测的决定，而其他的监测手段，如脑氧合或脑电图（EEG）也能够帮助证实此决定的合理性。

十三、脑顺应性和代偿性储备

脑顺应性指的是脑内容物的"坚硬程度"，并且是由颅内压对于颅内容物的体积变化的反应来体现的。按照门罗-凯莱原理，当脑顺应性很好时，颅内容物体积有小幅度增加时，颅内压的升高幅度也比较小（图 2 - 3）。当脑顺应性部分受损时，对于同样的体积增加，颅内压的升高程度会更加显著，而当脑顺应性非常差时，颅内压的升高将更加剧烈。关于颅内容物体积的改变如何影响颅内压变化的幅度，可通过一项计算多少体积的血容量改变能够引起颅内压发生 1 mmHg 的升高的研究来阐述。针对创伤性脑损伤患者的研究表明这一体积最少可为 0.42 ~ 0.5 mL，而在脑顺应性减低时可能更小。过度通气能够使颅内压对体积改变的反应敏感性升高。

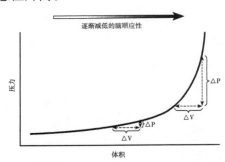

脑顺应性代表了对于单位容积变化（△V），颅内压的反应（△P）。当脑顺应性进行性受损时，压力反应的幅度也增加。当脑顺应性轻度或中度受损时，颅内压尚能够保持在可接受的范围内，尽管缓冲能力也接近极限。当脑顺应性达到极限后，很小的体积变化即可能导致严重的颅内高压甚至急性脑疝

图 2 - 3 脑顺应性

对于体积变化的代偿是时间依赖性的。脑脊液和脑血容量的空间分布可以部分缓冲体积增大的代偿（例如，进展性的脑水肿）。然而，快速增加的体积能够被缓冲的幅度较小，所以对颅内压的影响更大。经鼻气管内吸引，患者翻身，或某些生理事件如高碳酸血症（脑血容量升高）等，在脑顺应性较差时都可引起颅内压的升高。

为了量化脑顺应性，需要传导一个可复制的体积改变，然后测量颅内压的变化。因此容积-压力反应（Volume - Pressure Response，VPR）可以通过于脑室切开术后快速向患者脑室中注入小容积（如

1cc）的液体，然后测量颅内压的直接反应（VPR＝颅内压变化/注入液体的体积）来衡量。这种方式可以得出脑顺应性的一个瞬时的数值，但是并不能描绘体积-压力曲线的形状，而且其在不同患者或者同一患者不同阶段之中可能均是不同的。假设这两者之间是单指数关系，而通过对数据的对数转换，能够得到压力容积指数（Pressure - Volume Index，PVI），从而得出体积的改变使颅内压产生 10 倍于体积变化的结论 $PVI = V/\log_e [Po/Pm]$。压力容积指数描述了脑顺应性曲线的形状，但是却不能显示患者目前在此曲线的何等位置。这显示了 PVR 和 PVI 互补的价值。

然而，向脑室内注入液体，首先需要"打开"脑室系统。这似乎与更高的感染风险相关联。而且在注射了液体之后，颅内压不一定总能够很快地恢复基线值，从而导致颅内高压。虽然同样的计算也可以通过抽出液体来完成，但是此操作难以实践，也极少应用。因此通过脑室切开术来测量 PVR 和 PVI（脑顺应性）并不是临床实践中的常规方式。一些简单而间接的方式，如压迫患者腹部并观察颅内压变化等，可以对脑顺应性的状态起到定性评估的作用。

SPiegelberg 颅内压传感器和脑顺应性装置也可起到测量脑顺应性的作用。脑室引流管插入后，导管的尖部是一个很小（0.1 mL）的球状结构，在循环周期中可以自动地膨胀或塌陷。虽然由于颅内压监测设备固有的噪声干扰，导致颅内压对于小体积变化的反应难以探测到，但是信号触发的均值法可以提取并分析信号，从而得出脑顺应性的数据。试验和临床（在脑积水患者中）的证实试验与 VPR/PVI 值不同，充分地支持了此手段的可靠性。然而，这种方法在临床并没有得到广泛应用。

临床上对于脑顺应性的评估基于对颅内压波形的观察而定性的。颅内压脉冲波形中最先出现的 3 个小型波峰被标记为 P_1，P_2 和 P_3（图 2 - 4）。第一个波峰（P_1）是由收缩期的脉搏波产生的。第二个波峰（P_2——即"谐波"）是能够反映脑顺应性的谐波。而第三个波峰（P_3——即"重搏波"）代表了主动脉瓣关闭而形成的重搏的静脉波。另外，这三个波峰之后可跟随数个更小的波形。在正常情况下（指脑顺应性较好）P_1 应该是脉冲波形中最高的波峰（图 2 - 5A）。当脑顺应性受损时——常常是由颅内高压导致，P_2 的波幅往往会逐渐升高，直到与 P_1 平齐甚至超过 P_1（图 2 - 5B），其性状也类似动脉脉冲波形。这种改变可能是持续的，也可能随时间而变化（指随着呼吸节律）。P_2 的高度超过 P_1 对于随后出现与护理策略相关的颅内压升高是一个极为敏感（99%）但并非特异（1% ~ 17%）的指标。出现异常波形的患者往往意味着较差的预后。而诸如高频重心波及波形传输等的波形标志则与更高的死亡率相关。然而，定性的颅内压波形分析在临床上效果却并不突出，因为波形经常受到其他因素的影响。波形分析如何能够更准确地指导对患者的治疗策略，以及帮助预测颅内高压的发生，仍需继续探索。

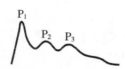

即第一个波峰（P_1）高于紧随的两个波峰（P_2 和 P_3）

图 2 - 4　正常颅内压的波形

电子化监测和数据处理的进展现在已可满足对颅内压监测及调整过程的相互关系进行在线、实时的分析。这也促进了脑血管压力反应性的派生指数（PRx）和脑-脊髓代偿储备（RAP）的发展。这些指数提供了对于颅内容物的代偿储备以及对脑血管自我调节储备的深入理解。当 RAP 指数接近 0 时，表现具有良好的代偿储备，而当 PRx 为负数时（-1 到 0），表示自我调节功能也有储备。反之，当 RAP 指数较高（+1），或者 PRx 较高时（>0.3），表明颅内容物的代偿储备已经接近殆尽，这时即使颅内体积发生极小的改变也将造成颅内压的迅速升高。尽管目前已确认异常的 RAP 及 PRx 数值和较差的预后相关，但这些指数仍主要应用于科研环境，而尚未进入临床治疗的常规程序。动态的自我调节功能也可以通过分析颅内压对于临床诱导的或者生理性的体积变化的反应来评估。最后，对于脑的代偿储备的深入分析可以通过对治疗强度水平（Therapeutic Intensity Level，TIL）评分来评估。这是对颅内压治疗需要的定性评估。较高的 TIL 评分表示需要联合更多治疗手段或者应用更复杂的治疗技术才能控制颅内压。

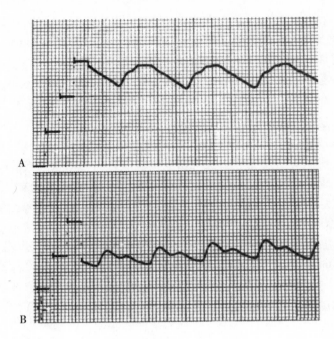

颅内压的记录，其中 A 代表异常的脑顺应性，即 P_2 和 P_3 高于 P_1。例如渗透疗法或改善血压等治疗手段可降低颅内压，从而亦能改善波形，于是 P_1 重新高于 P_2 及 P_3

图 2-5　颅内压波形对治疗的反应

十四、总结

颅内压升高在多种形式的急性脑损伤中均非常常见，而对高颅压的预防和治疗对于进入 NCCN 的许多患者往往至关重要。显著的颅内压升高和较差的临床预后间具有相当确定的关联，而作为计划性治疗的一部分，避免颅内压升高的快速治疗手段明确能降低发病率和死亡率。然而，对于治疗阈值的准确界定，降低颅内压的最佳方案，以及在成人及儿童中轻度升高的颅内压是否均需要治疗等问题，还存在着不少争议。其他的一些参数——例如脑灌注压（CPP）等，其重要性可能丝毫不弱于颅内压，并且这些变量之间的互相作用以及对于它们的调控方式也都需要进一步探索。再加上综合性监测手段的出现，更显著地说明颅内压数值需要与其他临床或者影像学参数结合起来综合分析并解读。然而，由于颅内压在创伤性脑损伤治疗的过程中已经成为最基本的角色，并且在大部分 NCCU 患者的护理当中，得到准确的颅内压数值对于直接治疗、分配资源、评估预后和预防（而不仅仅是治疗）继发脑损伤都是必要的。由于目前已有许多安全且有效的颅内压监测技术，经验性的颅内压治疗已经退出历史舞台。并且，对于机体状态及治疗反应的准确监测可以帮助我们制定最佳的治疗方案。

第二节　脑氧监测

一、概述

就重症医学领域总的原则来说，保持充足的组织氧是基本的目标性治疗要求。在重症患者的管理方面，组织氧的评价和监测是个关键的步骤，其可以提供有关某特定组织氧供和利用的有价值的信息。如果组织氧水平减少至不能维持细胞的功能和代谢的状态即定义为低氧血症。组织的低氧血症根据病理生理学可以分为以下几类：①组织缺血型；②细胞病理型；③贫血型；④低氧型。

在脑组织中，导致组织缺血型低氧血症的原因多见于大血管的缺血（如脑血流的减少或者消失、脑栓塞、血管痉挛、动脉血较低的二氧化碳分压、碱中毒等），或者微血管的缺血（血-脑屏障的破坏、脑毛细血管内皮细胞的功能障碍）。脑组织细胞病理型是指在脑原发损伤后发生的一系列复杂的级联过程（例如兴奋性氨基酸的释放、细胞内钙离子的内流、自由基及炎性细胞因子的释放），级联过程导致细胞能量传递及线粒体功能的丧失，输送到细胞内的氧有限，则会减少氧的提取，贫血以及损伤的机体系统内部缺氧是脑组织低氧血症的其他原因（表2－2）。

表2－2 脑组织低氧的原因

病因学	病理生理学
组织缺血型	
大血管型	氧输送降低，CBF 降低（血栓、血管痉挛、低 $PaCO_2$）
微小血管型	血脑屏障破坏，血管源性水肿，内皮功能障碍
细胞病理型	氧摄取降低（细胞毒性水肿、弥散限制氧输送、线粒体功能障碍）
贫血型	血红蛋白浓度下降
低氧型	PaO_2、SaO_2 下降

脑缺氧可导致继发性的脑损伤，因此，神经重症监护在处理急性脑损伤时，有多项证据建议进行脑组织氧分压的监测以区别正常脑组织还是严重损伤脑组织是极具临床意义的模式。此外，众多观察性研究报告提示脑灌注压（Cerebral Perfusion Pressure，CPP）以及颅内压（ICP）并不能替代脑氧监测，脑氧浓度的变化是相对独立于颅内压及颅脑血流动力学之外的。当然，与其他监测类似，脑氧的监测并非是要独立地使用和理解，脑氧监测应该是 ICP 及微透析等其他监测数据的补充和支持。

二、定义

脑组织氧指在脑间质空间中氧分压，其反映了用于氧化能量反应的氧的储备。但是，监测系统是否能够测量组织氧的压力和张力目前仍存争议，专家共识建议应用 $P_{bt}O_2$ 作为标准缩写，所以本章所述之脑组织氧我们统称为 $P_{bt}O_2$，临床研究中对脑组织氧的定义沿袭如下的公式计算：

$$P_{bt}O_2 = CBF \times AVTO_2$$

$AVTO_2$ 指动脉氧分压（PaO_2）减去静脉氧分压（PvO_2），就是说 $P_{bt}O_2$ 代表的是脑组织内氧分压和脑血流之间的相互影响。

三、技术

测量脑组织氧的方法有四种：①颈静脉球氧含量；②直接脑组织氧测量；③近红外光谱技术；④$O_{15}PET$成像技术。主要介绍直接脑组织氧监测，其是目前神经重症监护室（NCCU）内获得脑氧状态信息最为广泛的技术方法。该项技术操作是将一根直径约 0.5 mm 的细管植入脑组织内，主要置于脑白质部位并进行持续的 $P_{bt}O_2$ 监测。导管或者探头可以通过颅骨骨孔的单通道或者多通道固定栓插入，也可以通过皮下隧道方式植入。操作过程可在手术室，也可以在床旁完成。$P_{bt}O_2$ 探头一般与 ICP 探头同时经三通道固定栓毗邻置入颅内。原则上监测探头的位置和功能应该通过颅脑 CT 进一步确认，甚至通过氧耐受试验确认，即初始脑氧含量持续 30～60 min 仍保持稳定则可能为异常。

在脑组织氧测量方面有两个最初的技术应用于此领域。一个基于 Clark 原理，另一个是光导技术。Clark 原理是应用具有电化学特点的惰性金属去测量组织中的氧的含量。Clark 探头包括一层覆盖了电解液的膜以及两个金属探头，氧可以通过膜进行扩散并由于电化学反应在电极的阴极衰减。局部氧分压越高，就有更多的氧通过膜进行扩散。参考电极与测量电极之间的电压变化与在阴极减少的氧分子数量呈正比。Licox 氧分压探头就是这样一个密闭的极谱分析 Clark 型电池，其带有可以逆转的电化学探头。氧消耗过程是温度依赖的，所以需要不断地进行患者体温的校对。这套 Licox 锂离子电池系统包括通过三通道固定并栓绑的 $P_{bt}O_2$ 探头、ICP 探头及脑温探头。温度探头测量脑温并且进行自动校准，新型的 PMO 锂电池探头一个探头即可以完成 $P_{bt}O_2$ 以及脑温的测量。Neurovent－PTemp 系统应用同样的锂离子电池极谱技术，可以在一根导管系统里面同时测量温度和 $P_{bt}O_2$。两套系统在标准方面有显著差异，因此，不能将两套系统获得数据进行互相参阅。基于目的性设计的三通道经颅通道装置可以同时进行 ICP、$P_{bt}O_2$ 以及脑微透析监测。然而，如果脑温数据不能提供（微透析导管占据了脑温的通道），监测则需要在基线水平上人工校准，例如，每 30 min 进行一次根据中心体温的校对。Licox 系统在 14～18 mm 面积的探头表面氧的平均浓度可以维持一个良好的长期稳定状态，甚至长达 7 d。Neurovent-P Temp 系统拥有达 24 mm² 表面积的探头。

测量 $P_{bt}O_2$ 的第二项技术是基于荧光淬灭技术，原理是标记物会随着周围气体数量的变化而出现颜色的变化。指标化合物的光学特点可以产生各种变化，因此可以通过光感受器来测量光化学反应后的物质浓度。利用光学荧光技术，应用 OxyLabPO2 可以测量 $P_{bt}O_2$。这不同于 Licox 技术，此过程并不消耗氧，从而不会影响被测氧的水平。然而，探头测量的区域相对狭小。Neurotrend 采用的就是此项技术，遗憾的是目前尚未投入商业临床应用。此种方法的准确性以及临床稳定性显示仍不及 Licox 系统。Clark 原理和光学技术为代表的两种方法之间仍有众多的重要差异。首先，Licox 导管是校准前的，其不需要用前校准就可以直接置入颅内，但需要经过插入后 1 h 的稳定时间方能读取可靠数值。显著不同的是，Neurotrend 探头则需要床旁进行校准以便定义氧浓度。其次，管子的长度也明显不同，较之 Licox 导管，Neurotrend 导管可以放置的深度更有优势。第三，有关低氧血症的关键性 $P_{bt}O_2$ 的阈值也不同，因此很难对采用不同方法测量的结果进行比较。

四、导管放置

针对额叶损伤的患者 $P_{bt}O_2$ 探头管路可以置于右侧额叶脑挫裂伤的白质内或者置于损伤最严重的一侧。针对蛛网膜下腔出血（SAH）的患者，根据出血的分布以及动脉瘤的位置，建议可以将监测探头置于可能发生血管痉挛最严重的部位。有关 $P_{bt}O_2$ 探头脑内放置的最适建议位置见表 2-3。

表 2-3　脑氧探头置入的推荐区域

颅内病变	导管位置
外伤性脑损伤（TBI）	
弥漫性损伤	右侧额叶
局灶性损伤（硬膜下血肿、脑挫裂伤）	脑挫裂伤周围脑组织
蛛网膜下腔出血	载瘤动脉可能的分布区，症状性血管痉挛或者迟发性脑缺血发生的高风险区域
脑缺血	病变区域，与缺血组织有一定距离

总体而言，GCS 评分≤8 分的患者推荐进行氧分压水平的监测，对于 $P_{bt}O_2$ 监测的时间目前尚没有特别的指南推荐。在创伤性脑损伤的患者笔者监测的时限标准是：无特异性治疗情况下 ICP 正常 24 h，且撤除了为通气目的进行的镇静治疗。对重型颅脑损伤的平均监测时间为 4～5 d。SAH 的患者可在整个血管痉挛的危险时期进行全程的监测。此外，持续的脑氧监测还可以通过每天二次的颈静脉氧浓度监测（SjvO2），SjvO2 监测无须重新校正。研究提示如果对 $P_{bt}O_2$ 和 SjvO2 进行比较。95% 的 $P_{bt}O_2$ 监测时段可以获得良好的数据资料，而仅有 43% 监测时段 SjvO2 可以高质量数据资料。导管放置后可通过 CT 平扫确定探头在脑实质内的位置，位置的确定对解读数值有重要意义。还可针对部分患者进行 CT 灌注研究。例如，当 $P_{bt}O_2$ 数值持续低下并且治疗反应性不佳时，我们需要了解监测探头周围是局部异常，还是区域性的低氧状态，在这样的患者中，临床治疗的 $P_{bt}O_2$ 的阈值或许应该比正常参考更低。在监测数值稳定前，需要进行 1 h 以上的稳态和平衡的过程。对 Licox 系统来说，是不能进行探头深度调节的，而一旦监测探头移位，在置放新监测探头时通道需要重新放置，以避免潜在感染的可能。

短暂的吸气氧浓度及相应的脑组织氧分压的增高，可以帮助我们确定脑功能状态或者排除周围微小血肿或者探头的损伤。因此，氧监测项目启动后，我们就要面对"氧"的挑战，某些情况下，可将此脑组织氧分压监测作为日常的临床常规监测，以评价氧分压探头的功能和反应性或者评估"氧"反应性。"氧"挑战还包括将氧浓度自基线提高至 100% 纯氧持续 5 min，此项试验会导致血浆中的溶解氧成数倍的提高，从而可以导致 $P_{bt}O_2$ 近 3 倍水平的提升。可是，如果探头在低灌注区域 [CBF < 20 mL/（100 g·min）] 对此种高氧状态较少出现爆发反应。

五、局部及全脑氧监测

$P_{bt}O_2$ 探头的样本量大约 15 mm² 的头端的脑组织量，而且 $P_{bt}O_2$ 的价值依赖于血管来源到少量脑组织的氧气弥散水平。因此，区域监测的价值与探头的位置有密切关系。从而导致了有关探头位置的争议性问题，即监测数据是否可以被用来代表全脑的氧水平去影响决策。很多患者 $P_{bt}O_2$ 数据的来源是额叶皮层下白质等相对"正常"的区域，因此，此位置的局部测量值可以被理解为全脑氧水平的指标。基于此，两个临床研究揭示了 $P_{bt}O_2$ 和 $SjvO_2$ 之间很好的关联关系，这些研究的目的是针对 TBI 患者中在非病变区域测量氧的含量以评估全脑的氧含量。而在病变区域 PO_2 和 $SjvO_2$ 相关性是缺失的，此时的脑组织氧的参数反映的仅是局部脑氧的状况，而非颈静脉球的氧含量。相关的其他研究也显示当监测探头置于脑挫裂伤或者其他病理组织（如硬膜下血肿）临近位置时，即使是在 CPP 很高的情况下获取的监测数值也是较低的，而且，当监测探头置于临近异常组织位置时，区域低氧则较正常组织附近监测持续更久，结果显示的相关性更强。

六、脑氧的正常以及病理参考值

（一）正常参考值

Licox 监测系统提供的 $P_{bt}O_2$ 测量值是压力单位毫米汞柱（mmHg），而一般关于氧含量的表达单位是 [（mLO_2）/100 mL]，或者是氧传递到脑组织以及脑代谢的速率（$CMRO_2$），以 [（mLO_2）/（100g 脑组织·min）] 来表示。转换系数：1 mmHg = 0.003（mLO_2）/100g 脑组织，以此公式可将 $P_{bt}O_2$ 与其他氧浓度测量方法相比较。正常 $P_{bt}O_2$ 的测量已经通过动物实验获得了相关的数据。但是有关人类的测量参考值限定的正常范围是来自 TBI 后神经外科操作放置于正常区域脑组织内的测量值。在实验动物中正常的 $P_{bt}O_2$ 范围介于 30 ~ 40 mmHg。在人类非重型脑损伤的患者中，$P_{bt}O_2$ 变化范围为 37 ~ 48 mmHg。在功能神经外科手术过程中的测量值平均为 23 mmHg。ICP 正常的 TBI 患者中的 $P_{bt}O_2$ 范围值为 25 ~ 30 mmHg。

（二）低氧的阈值

如果脑组织在发生不可逆性损伤前能够确定脑组织低氧，那么就存在潜在干预的可能性，意味着治疗窗的拓宽。此外，低氧阈值还可以提供治疗的结点，然而，在处理患者的过程中，时间相关的病情变化以及与 $P_{bt}O_2$ 相关的其他监测参数如 ICP、CPP 等也要统筹考虑。低氧的阈值并非预后的关键因素，低氧阈值下的持续时间、脑组织低氧的深度和严重程度也是需要综合考虑在内的。重型颅脑损伤患者中局部脑氧低于 10 mmHg 的情况下，低氧的持续时间是患者较差预后的独立影响因素，而且这种相关性也是独立于 ICP 的。不同种类的探头以及探头的位置变化可以有不同的阈值，且不同品牌的探头获得阈值是不能相互转化的。因此，$P_{bt}O_2$ 有不同的推荐范围，如果 $P_{bt}O_2$ 小于 20 mmHg 就意味着代偿状态的脑组织，并且常常被认为是去纠正低氧的初始干预指标。2013 年在美国国立卫生研究院（NIH）发起的有关患者康复的二期临床试验中，20 mmHg 被定为启动治疗的干预阈值，2007 年重型颅脑损伤治疗指南中推荐的治疗阈值是 15 mmHg（此数值被认为是缺血的关键阈值），微透析研究显示，在此阈值状态下，相关缺血的其他指标明显升高，正常线粒体功能需要 1.5 mmHg 的氧浓度维持细胞器的基本功能，这个数值对应于正常白质内 15 ~ 20 mmHg 的 $P_{bt}O_2$。小于 10 mmHg 的 $P_{bt}O_2$ 是重度脑组织低氧的标志，且是与死亡率及不良预后密切相关的独立影响因素，0 mmHg 持续超过 30 min，同时对氧丧失反应性的情况下意味着明确的脑死亡。表 2-4 总结了正常及低氧阈值。

表 2 − 4　人类的脑氧参考值

类型	$P_{bt}O_2$ 参考值
正常值	25 ~ 50 mmHg
低氧阈值	
轻度脑缺氧	15 ~ 25 mmHg
中度脑缺氧	< 15 mmHg
重度脑缺氧	< 10 mmHg
高氧状态	> 50 mmHg

七、观察资料

有关 $P_{bt}O_2$ 的资料最初自 1980 年后积累，大部分临床资料来源于重型颅脑损伤患者，少部分来源于蛛网膜下腔出血患者。这些研究资料可以总结如下：首先，即使成人或儿童患者的 ICP、CPP 及 SjvO_2 正常，$P_{bt}O_2$ 仍可出现监测的异常。此提示在颅脑损伤后 $P_{bt}O_2$ 或许是一个新的复苏目标监测值，其可以作为 ICP 监测以及逆向放置的颈静脉导管的补充信息。其次，在急性脑损伤的患者，即使充分脑复苏后 ICP 及 CPP 正常情况下，$P_{bt}O_2$ 受损情况也是常见的现象，$P_{bt}O_2$ 降低事件会使超过 70% 的患者在重症治疗期间的过程变得尤其复杂，并且再次影响着 ICP 及 CPP。再次，对因 TBI 收入院的患者进行影像研究显示，我们很难通过影像学资料对未来可能发展的低氧情况进行预估。第四，$P_{bt}O_2$ 的降低是和细胞抑制状态的其他标记密切相关的，如微透析监测的乳酸/丙酮酸比值（其可因治疗变量而纠正）的升高。普遍的治疗方法多为头高位、控制机械通气、CPP 的增加、镇静镇痛等，这些措施可成功纠正已经出现 $P_{bt}O_2$ 降低事件的 70% 的患者。第五，$P_{bt}O_2$ 的参数可以帮助我们去指导治疗的干预措施，渗透性治疗，开颅减压手术，或者确定过低换气后血管收缩、低温治疗后的寒战等其他治疗措施的不良效果。此外，$P_{bt}O_2$ 的监测还可用于患者转院过程中的脑代偿状态的风险。第六，$P_{bt}O_2$ 的压力反应监测还可用于评价脑的自主调节功能，并可以有针对性地进行个体化的 CPP 目标调整。第七，$P_{bt}O_2$ 监测还可以用于 SAH 患者迟发性脑缺血（Delayed Cerebral Ischemia，DCI）的早期监测并且用于评价 DCI 治疗的效果，手术过程中暂时性动脉阻断，血管造影或者药物性血管成型，另外，SAH 的研究发现，部分患者通过 $P_{bt}O_2$ 监测可以发现尼莫地平和血管内罂粟碱的一些意外的不良反应。最后，几项临床观察性研究显示，在 TBI 以及 SAH 的成人及儿童患者中，较低的 $P_{bt}O_2$ 和较差的预后有独立相关性。综合这些不同的研究结果提示我们：针对急性重度脑损伤的患者，基于 $P_{bt}O_2$ 监测信息的治疗策略应该是有理有据的。持续的观察性研究或者历史对照研究部分结果显示，基于 $P_{bt}O_2$ 和 ICP 相结合指导治疗的结果要优于单纯 ICP 指导的临床治疗结果。当然，这种潜在的良好效果部分归功于对每个患者进行的最优化 CPP、避免不适当的 ICP 治疗、避免 ICP 轻度升高（约 25 mmHg）后的不良反应以及保证 $P_{bt}O_2$ 正常等一系列更好的目标化管理策略。

八、监测数值的分析

和其他的数据监测一样，$P_{bt}O_2$ 的信息解读应该根据临床查体、CT 扫描结果、ICP、CPP、肺功能以及血红蛋白含量等信息综合考虑。此外，$P_{bt}O_2$ 需要温度纠正，带有脑温探头的 Licox 系统可以进行自动纠正，如果没有温度探头的置入系统，温度将需要人工输入设备。同时，确切知道探头的位置也是必需的。在脑内传感器读取的是探头周围区域的全部小血管的集成，所以，$P_{bt}O_2$ 的监测值与动静脉的相对主导性、血管的直径、血管的数量以及局部微血管空间的分布等相关，并且受到脑内毛细血管灌注变化的影响。由于在皮层区域的微血管系统中静脉占 70%，提示 $P_{bt}O_2$ 的数值主要体现了静脉氧分压，然而，即使如此，$P_{bt}O_2$ 仍体现和充分阐明了其代表的相关情况及状态：①区域氧输送和细胞氧消耗之间的平衡；②氧的弥散能力，而非仅仅是全部氧输送和脑氧代谢；③脑组织中间的氧的集聚，因 PET 研究显示氧的集聚和氧摄取分数之间呈逆相关关系。

许多因素可以影响$P_{bt}O_2$，其中 CPP 以及 CBF 是研究最多的，$P_{bt}O_2$ 和区域的脑血流量相关，这种相关性依赖于自主调节曲线的关系，即在 MAP 较宽泛的范围内的脑血流的调节，CPP 和 MAP 的增加能提高 CBF 以及 $P_{bt}O_2$，因此，在脑血流量较低区域 $P_{bt}O_2$ 是降低的，总而言之，在特定条件下，$P_{bt}O_2$ 能提供有关脑血流量以及即将发生的脑缺血事件等相关信息。然而，$P_{bt}O_2$ 不仅是脑缺血和 PET 的标志，微透析研究显示，脑内的低氧状态可以是 CPP 外的独立因素，其主要与弥散障碍有关，而非灌注的异常。单位时间内通过 BBB 弥散的氧的总量可以按照如下公式计算：

$$CBF \times (CaO_2 - CvO_2)$$

或者 $CBF \times [\% SaO_2 \times (1.34) \times Hb + 0.03 \times (PaO_2)] - [\% SaO_2 \times (1.34) \times Hb + 0.03 \times (PvO_2)]$

其中 CaO_2 为动脉血氧含量，CvO_2 为静脉血氧含量，SaO_2 为动脉血氧饱和度，Hb 为血红蛋白，PaO_2 为动脉血氧分压，PvO_2 为静脉血氧分压。

$P_{bt}O_2$ 与脑血流量和动静脉氧分压差乘积值之间有着非常密切的关系，$P_{bt}O_2$ 代表了单位时间内通过一定体积脑组织溶解状态的血浆氧数量与全脑组织中稳定状态的氧浓度之间的关系。Rosenthal 等研究区域性 CBF 与监测 $P_{bt}O_2$ 的关系发现，$P_{bt}O_2$ 更能恰当地反映 CBF 与动静脉氧分压差乘积的结果（CBF × $AVTO_2$）。这种现象提示除了 CBF，PaO_2 也是 $P_{bt}O_2$ 的重要决定因素，而 $P_{bt}O_2$ 本身不是缺血的监测指标。

$P_{bt}O_2$ 也不同于 $SjvO_2$，后者主要指脑血流中静脉氧的含量，其代表了氧输送和氧消耗之间的平衡。前者主要是对集聚于脑组织中氧含量的测量，基于 $P_{bt}O_2 = CBF \times AVTO_2$ 这一公式，当 CBF 降低时可以出现 $P_{bt}O_2$ 的降低（如缺血性低氧状态），在脑血流正常情况下，如果出现氧弥散梯度升高所致的氧摄取障碍、细胞能量危急、线粒体功能障碍（细胞病理性低氧）等也可以出现 $P_{bt}O_2$ 的降低。因此，$P_{bt}O_2$ 可以看作是"细胞功能"的标记物，而不仅仅是"缺血的监测指标"，其可以成为 NCCU 里面目标性治疗的合适参数。

九、安全性

Licox 系统是相对安全的，总体而言其导致的设备相关的脑挫伤发生率为 2%，而且不会造成临床后果，CT 临床随诊即可。其发生率与脑实质内 ICP 探头置入的结果类似，低于脑室外引流操作所致的脑挫伤，导管相关的感染尚没有报道。探头置入后位置异常、工作状态异常等技术性并发症可以高达 10%，此外，但患者进行 MRI 检查时应该建议移除监测设备（包括集束性通道）。随时间延长所致的探头周围的神经胶质化可能会影响数据的读取。但是许多研究提示少许的位置移动后测量数值仍可保持准确。在 22～37 ℃，氧分压分别为 0、44mmHg、150 mmHg 的情况下，探头显示异常的发生率在 1.07% ± 2.14% 之间。这种极小的误差对我们临床的操作和治疗没有太大的意义。

十、临床应用

（一）适应证

目前 $P_{bt}O_2$ 监测普遍被用于重型颅脑损伤以及重度 SAH 患者。同时，有关此种监测用于脑肿瘤、颅内出血性卒中、代谢异常相关的脑水肿、脑膜炎等疾病的报道也不断出现。如同 ICP 监测的现状，尚没有 1 级循证医学证据支持 $P_{bt}O_2$ 监测的应用，目前的证据仅仅来自回顾性的病例对照研究以及观察性研究（证据级别 3 级），基于这些研究，目前 $P_{bt}O_2$ 监测主要推荐用于 GCS 评分小于 9 分、异常颅脑 CT、多发创伤、血流动力学不稳定的 TBI 患者。针对 SAH 患者，$P_{bt}O_2$ 监测主要推荐用于 GCS 评分小于 9 分且存在迟发性脑缺血高风险的患者（如患者入院时的 CT 显示较多的蛛网膜下腔出血以及脑室内的出血）。$P_{bt}O_2$ 监测还可以用于恶性大脑中动脉梗死且面临重度脑水肿的患者。表 2 - 5 总结了在神经重症监护中需要应用 $P_{bt}O_2$ 监测的一些重要适应证。

表 2 - 5 $P_{bt}O_2$ 监测在神经重症医学中的临床应用

1. CPP 的管理
   a. 平均动脉压（MAP）的目标
   b. 脑自动调节剂个体化 CPP 目标
   c. 诱导性高血压及 3H 治疗
2. ICP 的控制
   a. 渗透性药物的选择（甘露醇 vs 高渗盐水）
   b. 去骨瓣减压的时机
3. 输血的 Hb 阈值
   a. 对脑血管储备受损的患者进行贫血治疗
4. 机械通气的管理
   a. PaO_2/呼气末正压通气（FiO_2）比率，吸入氧浓度百分比（PEEP）
   b. 优化的 $PaCO_2$ 目标

（二）其他监测

$P_{bt}O_2$ 监测常和其他监测手段如 ICP 及 $SjvO_2$ 等共同使用，在监测探头插入后应常规进行 CT 扫描。此外，$P_{bt}O_2$ 监测还可以作为脑微透析监测、经颅多普勒脑血流速度监测、区域脑血流量监测、近红外波谱监测、脑温监测的补充。

（三）重症监护单元管理

观察资料显示，$P_{bt}O_2$ 监测能够对 ICU 的重症患者提供有价值的信息，尤其是重型颅脑损伤、卒中等，其可以帮助确定个体化的 CPP 目标，指导多种干预措施如：①CPP；②诱导性高血压；③渗透性治疗；④去骨瓣减压；⑤过度换气；⑥常压高浓度氧治疗；⑦输血治疗，尤其是对那些脑血管储备已经受损伤的患者。因在综合 ICU 输血的阈值不一定适用于这些患者，所以输血标准可以界定为氧的输送得到代偿，而非以 Hb 的阈值为标准；⑧液体平衡；⑨对爆发抑制以及降低颅内压可以使用丙泊酚或者巴比妥类药物进行镇静治疗；⑩诱导下正常温度。

（四）蛛网膜下腔出血

持续 $P_{bt}O_2$ 监测可以帮助我们观察 SAH 后的迟发性脑缺血。其可以作为日常超声多普勒监测的补充资料。同时，$P_{bt}O_2$ 监测资料可以用来指导迟发性脑缺血的治疗以及评估脑的自主调节功能。尤其是观察性临床研究提示单独进行诱导性高血压治疗而没有高容量以及血液稀释（可有相反效果）可以提高 $P_{bt}O_2$，说明在 SAH 后的 "3H" 治疗方案中任何一个角色都是有限的作用。监测同样可用于脑血管造影以及药物血管成像。

（五）术中应用

$P_{bt}O_2$ 监测还可用于脑动脉瘤的手术过程中，一个正确位置放置的 $P_{bt}O_2$ 探头可以监测暂时性动脉阻断时的反应，$P_{bt}O_2$ 的降低尤其是低脑血流量导致的脑的低氧与脑缺血是密切相关的。$P_{bt}O_2$ 监测还可应用在脑动静脉畸形（AVM）手术或者脑肿瘤手术中监测脑组织的氧。AVM 切除前 $P_{bt}O_2$ 监测值的降低提示较低的脑灌注及慢性低氧状态，AVM 切除后 $P_{bt}O_2$ 明确升高表明是高灌注状态，麻醉过程中的吸入性药物或者丙泊酚对脑血流自主调节功能及脑氧的影响也可以通过 $P_{bt}O_2$ 进行监测，这些研究显示吸入性麻醉药物所致剂量依赖性的自主调节功能的丧失，但是却由于 CPP 的改变相应地提升了 $P_{bt}O_2$，丙泊酚则没有这种效果。

（六）$P_{bt}O_2$ 反应

$P_{bt}O_2$ 升高与动脉氧分压的比值可定义为脑组织的氧反应性，相信这种反应性是受氧调节机制的控制，并且这种调节机制可被脑损伤阻断和干扰。

（七）氧反应指数

Soehle 等引入了 $P_{bt}O_2$ 自主调节的概念，其定义为与 CPP 变化无关的脑维持 $P_{bt}O_2$ 的能力。这将有利于我们确定一个适合的个体化 CPP 目标。另外的研究表明，稳定的脑血流自主调节能力（脑血流速度/CPP 变化）与脑组织氧反应性（$P_{bt}O_2$ 变化率/CPP 变化）之间有显著的相关性。因此，CBF 的调节与氧的提升有密切相关性。TBI、SAH 及卒中后，受损的脑组织氧压力反应性往往预示较差预后，这些研究发现启示我们在进行 $P_{bt}O_2$ 监测时可以通过调整 PaO_2 或优化 CPP 的管理。在急性脑缺血患者，受损的 CPP -脑组织氧反应性指数能够预测大脑中动脉梗塞后的恶性脑水肿。

（八）结果预测

在许多有关 TBI 的观察性研究中，有关 $P_{bt}O_2$ 降低与脑缺氧的相关性，以及脑组织缺氧的深度、持续时间、严重性，和较差的预后已经多有陈述。尽管这种关联强度某种程度上依赖于探头距离病理组织之间的位置。其中包括低 $P_{bt}O_2$ 与长期神经生理学表现的相关性。更重要的是，脑组织低氧事件可以发生在 CPP 和 ICP 完全正常的情况下，因此，要强调和推荐进行双指标监测。在 SAH 患者中降低的$P_{bt}O_2$ 与预后情况密切相关，但此种情况在 TBI 患者中并不典型。

$P_{bt}O_2$ 与预后的相关性引导了以 $P_{bt}O_2$ 为基石的重症治疗理念，许多有关 TBI 的观察性研究证明以 $P_{bt}O_2$ 为基石的重症治疗预后往往优于传统的以 ICP 及 CPP 为基础的治疗效果。当前的出版资料中，有关此议题正在进行多中心的 II 期临床试验评估。

十一、结论

$P_{bt}O_2$ 监测目前是安全可靠的技术，其对重度脑损伤的患者可以实现细胞功能层面的临床评估。$P_{bt}O_2$ 依赖于 CBF、动静脉氧分压差、Hb 浓度、全身氧的状态等相关参数。急性脑损伤后频发的低 $P_{bt}O_2$ 可以因多种病理机制导致，包括缺血、细胞氧摄取的损伤、贫血、全身氧的降低等。$P_{bt}O_2$ 监测可以帮助我们优化 CPP、$PaCO_2$、PaO_2 以及目标血红蛋白，并且进行 ICP 升高后的临床治疗。从而避免严重的治疗不良反应并降低脑组织低氧的程度（与较差预后相关的参数）。$P_{bt}O_2$ 监测作为颅内监测方法的重要补充可以帮助我们对 NCCU 患者实现目标化、个体化的治疗策略，未来的研究方向是探索以 $P_{bt}O_2$ 为目标导向的治疗是否可以改善重度颅脑损伤患者的预后。

第三节 脑微透析

一、概述

脑微透析（Cerebral Microdialysis，MD）是一种很成熟的实验研究工具，并越来越多地用于床旁监测，以在线方式提供患者在神经重症监护室治疗期间脑组织的生化分析。MD 样本物质反映了脑细胞外液（Extracellular Fluid，ECF）情况，这对于监测受损脑组织开辟了一个新的通路。由于 MD 测量的是细胞水平的变化，所以对于探察及监测脑的缺氧、缺血，以及其他原因造成的细胞功能障碍，MD 是一种令人瞩目的技术。迄今为止，MD 主要应用于脑创伤（Traumatic Brain Injury，TBI）和蛛网膜下腔出血（Subarachnoid Hemorrhage，SAH）患者中，并积累了对于这些疾病的病理生理认知。一些研究指出 MD 作为一种临床监测技术，其潜在作用可以指导脑损伤患者的个体化及目标化治疗。未来的研究目标，主要是确定治疗方法对于脑组织生化的影响，并确立 MD 数值变化以及预后的关系。

二、发展史

MD 监测是获得广泛认可的研究工具，但还不被视为一种常规的临床监测。当然，在一些使用 MD 作为研究工具，并有丰富经验的中心，已开始将 MD 监测包含在临床应用中。当评估 MD 的临床作用时，我们要意识到：MD 提供的是脑组织损伤全景中，一个非常重要的独立因素。因此，MD 作为一个工具，同其他监测一样，是多模态监测技术的一部分，用以探索继发性脑损伤的神经生化特征。

三、MD 原理

MD 技术的原理已在他处有详细的阐述。简而言之，MD 导管是由一个纤细的双腔探头组成，其尖端衬有半透性透析膜。探头尖端置于脑组织中，通过输入管输注等渗透析液进入组织间质，透析液沿导管膜移动，在输出管进入专门用来收集微量液体的微管中（图 2 - 6）。通常情况下，每隔一小时，将微管收集到的液体置入床旁分析仪中，检测并记录脑组织的化学改变。随后，标本可取出进行其他物质的线下分析。

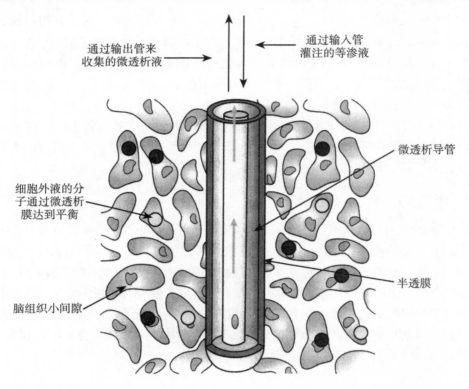

与脑细胞外液等渗的液体通过微透析导管以 0.3 μL/min 的速度泵入。脑细胞外液中的高浓度的分子通过微透析的半透膜达到平衡，然后可以在收集的灌流液中分析（微透析液）

图 2 - 6　脑组织中微透析导管的示意图

MD 原理，是基于水溶性物质在浓度差的驱动下弥散，穿过半透性 MD 膜。由于透析液沿膜流动，并以恒速收集，保持了膜两侧的物质浓度差，脑 ECF 中的高浓度分子就可以通过膜进入透析液最终进行收集。可以看出，实际上 MD 导管充当的是人工毛细血管的作用，透析液逐渐和 ECF 的物质浓度达到平衡。收集液（微透析分析液）中的物质浓度，部分依赖于输入的透析液及 ECF 摄取和分泌之间的平衡（图 2 - 7）。这一简单的理论提供了一个强大的技术，以此技术，任何可以穿过透析膜的小分子物质，都可以取样分析。

通过透析膜交换的物质浓度除非可以达到完全的平衡，不然某一分子在透析液中的浓度要低于脑 ECF。透析收集液中，真正来源于 ECF 的这一部分浓度，称为"相对回收率"，其结果受很多因素影响，包括透析膜孔径、面积，透析液流速，以及该物质的弥散属性。由于很多因素可以影响相对回收率，所以在比较测量出的 MD 数据时，要考虑标本收集方式及导管材质是基本要求。

尽管每小时 MD 取样监测频率对于大多数临床应用来说是适当的，但对于需要确定脑代谢水平的急速和短暂改变，持续取样监测是有一定优势的。目前，持续 MD 技术已用于研究，但还不足以发展到临床应用。这一技术是将持续透析液加入葡萄糖及乳酸分析仪中，使用流动注射双法酶基础生物传感器，每隔 30 s 测量代谢产物值。分析仪可以在代谢事件发生后 9 min，监测到代谢产物改变，而其瞬时分辨率，只受探头-感受器导管长度及输注速度的限制。

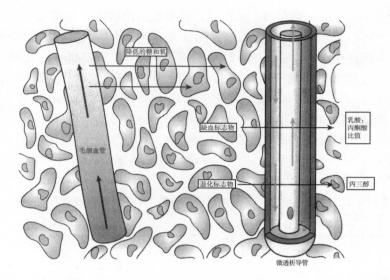

微透析导管的作用原理类似于毛细血管，收集液中的底物浓度与进入
和运出细胞外液的底物平衡是相关的

图 2-7　脑组织中毛细血管和微透析导管之间联系的示意图

四、受损脑组织中组织生化改变

急性脑损伤患者病情通常由于出现继发性损伤而加重。这种情况常常发生于原发损伤激活了由代谢、免疫、生化和炎症改变等组成的一系列自主损伤级联反应，这些改变使得脑组织对于全身的病理生理损害更敏感，并可以造成不可逆的细胞损害或死亡。尽管这些病理过程还不完全明了，包括钙超载，自由基产物增加，兴奋性氨基酸（Excitatory Amino Acids，EAAs）神经毒性释放，细胞代谢的衰竭。最终，这些改变可以引起细胞肿胀，颅内压（ICP）升高，更多的神经元丢失，如果不能及时发现，就可能使幸存者死亡率增加及预后不良。

继发性脑损伤，是潜在可调节致死和致残的因素，神经重症监护的主要治疗目标，就是防止或减少继发脑损伤的负担。传统的颅内监护技术，例如 ICP 测量，经常是"反应性的"，已反应的是：组织已经发生了不可逆损伤时的改变。而对于脑损伤患者，通过 MD 监测脑组织生化改变，可以用来指导脑损伤后的个体化治疗；在某些病例中，在 ICP 发生变化前，MD 就可以识别即将发生的，或早期的继发性损害；当 ICP 或脑灌注压（Cerebral Perfusion Pressure，CPP）尚正常时，察觉到脑损伤，并及时地进行神经保护措施。

五、MD 标志物

MD 可以测量很多物质，但是其中与神经重症监护相关的关键指标，可以归为以下几类：

（1）能量代谢相关产物，例如葡萄糖、乳酸、丙酮酸。

（2）神经递质，例如谷氨酸盐、天冬氨酸盐、氨基丁酸。

（3）组织损伤或炎症的标记物，例如三酰甘油、钾、细胞因子。

（4）外源性物质，例如药物。

MD 收集不同类型的标志物，提供了应用这种技术，检测到替代性生化代谢产物，由此反应损伤可能的病理机制。这些重要的标记物只占 MD 收集液的一小部分，全面的标志物名单，还少有评估。一些实验研究强调收集蛋白生物标记物的重要性，例如 S100β，牛磺酸 tau，β-淀粉蛋白，神经丝蛋白。

目前已商品化可用于床旁检测的指标为：葡萄糖，乳酸，丙酮酸，三酰甘油，谷氨酸盐，这些成人相对的正常值见表 2-6。这些正常值来源于 Reinstrup 等的研究，他们将 MD 导管置入良性后颅窝占位病变手术后患者的额叶，收集透析液标本，以确定来自未受损人脑组织代谢物基线浓度值。对于 SAH

患者，没有出现临床或影像学缺血证据时，其微透析液中代谢产物浓度值也被认为是"正常值"。由脑 MD 标志物监测的病理生理改变总结，见表 2-7。对于儿童使用 MD 研究的报道还很少，提示了儿童和成人的 MD 监测数值可能存在差别。很多继发性脑损伤，产生大脑缺血缺氧，可能造成大脑损伤；将产生 MD 监测数值的典型性改变，包括三酰甘油和谷氨酸盐浓度升高，葡萄糖降低，乳酸/丙酮酸比值（Lactate Pyruvated Ratio，LPR）和乳酸/葡萄糖比值（Lactate Glucose Ratio，LGR）升高。尽管 LPR 比值的升高常被认为是脑缺血缺氧的信号，但仍然存在很多原因引起此比值升高，并且与缺血缺氧无关。与此一致的是，Nelson 等观察发现，在严重的 TBI 患者中，MD 监测到的局部生化改变，表示的是长时期代谢状态，而与 ICP 及 CPP 相关性较差；也就是说，并不是压力和血流量，而是代谢改变，才能影响 MD 监测到的数值。

表 2-6 正常生化指标数值（从未损伤人类脑组织中进行微透析监测中得到）

微透析分析物	正常值 ± SD Reinstrup et al.	正常值 ± SD Schulz et al.
葡萄糖（mmol/L）	1.7 ± 0.9	2.1 ± 0.2
乳酸（mmol/L）	2.9 ± 0.9	3.1 ± 0.3
丙酮酸（μmol/L）	166 ± 47	151 ± 12
乳酸/丙酮酸比值	23 ± 4	19 ± 2
甘油（μmol/L）	82 ± 44	82 ± 12
谷氨酸盐（μmol/L）	16 ± 16	14 ± 3.3

表 2-7 继发性脑损伤时的生化数值改变

微透析数值变化	生化指标代表意义	说明
葡萄糖降低	缺血/缺氧 脑葡萄糖供给减少 脑葡萄糖消耗增加	要参考患者血糖浓度进行解读
LPR 升高	缺血/缺氧 细胞氧化还原状态 脑葡萄糖供应减少 糖酵解通路损伤	最可靠的缺血指标 与导管回收率无关 组织缺氧的阈值尚未确定
甘油升高	缺血/缺氧 细胞膜破坏	甘油升高也可能由于组织中的甘油或是葡萄糖在形成甘油过程中的排除有关
谷氨酸盐升高	缺血/缺氧 兴奋毒性	在患者本身及患者间，谷氨酸盐变化率较大

（一）葡萄糖代谢的标志物

急性脑损伤后细胞受损的最终共同通路通常是组织缺氧。就大脑微透析而言，最常被研究分析的物质与葡萄糖的有氧和无氧代谢有关。大脑细胞外葡萄糖浓度的决定因素是非常复杂的，它依赖于外周血葡萄糖浓度、局部毛细血管血流和脑细胞对葡萄糖的摄取量。脑损伤后，大脑微透析监测的独特优点不仅是因为它具有对葡萄糖转运的监测能力，而且是因为它具有对葡萄糖应用的监测能力。

葡萄糖的代谢为大脑提供能量需求。持续的能量供应对维持细胞的完整性是非常有必要的。脑外伤后患者的微透析葡萄糖水平是降低的，损伤后最初 50 h 内持续低于 0.66 mmol/L 的葡萄糖浓度与不良愈后息息相关。这种低葡萄糖浓度的原因可能是多方面的。脑外伤后的急性期，氧化代谢有明显的降低，葡萄糖代谢有明显的升高。脑外伤和蛛网膜下腔出血后的急性缺氧缺血期，会观察到脑细胞外的葡萄糖浓度是非常的低，这与脑组织小于 1.3 kPa（10 mmHg）的氧分压有关。然而，PET 检查所定义的缺血与低微透析葡萄糖浓度之间的关联度很差，这暗示着至少在一些病例中，低微透析葡萄糖浓度与葡萄糖高酵解有关，而不是由于低脑灌注引起的葡萄糖和氧减少有关。

葡萄糖被神经元细胞和神经胶质细胞摄取后，最先经糖酵解被代谢成丙酮酸。当有足够的氧运输和组织氧代谢时，丙酮酸会进入三羧酸循环，最终被代谢成二氧化碳、水、三磷腺苷（ATP）。当缺氧时，丙酮酸就进入无氧代谢途径生成乳酸。因此测量细胞外液的乳酸和丙酮酸浓度，能为无氧酵解的程度提供信息。

然而，仅用大脑细胞外液乳酸的溶解值，不能暗示无氧代谢的程度。乳酸的产生依赖于葡萄糖的持续供应，当完全缺血时其产生就会下降，并且缺血引起的高谷氨酸和钾促进星状细胞产生乳酸和糖酵解增强。细胞外液谷氨酸盐的升高可能反映了星状细胞代谢的加速，这能够在易受损而不是已经缺血的组织中发现。此外，乳酸可以作为代谢底物来维持增加的能量需要，这需要通过星状细胞和神经元之间的乳酸穿梭。为了纠正细胞外液乳酸的可变来源和葡萄糖运输的动态变化，LPR（乳酸/丙酮酸比值）和LGR（乳酸/葡萄糖比值）已经被用作无氧代谢更精确的标志物。因为乳酸和丙酮酸有相似的分子质量，LPR是独立于体内导管恢复的。因此LPR是细胞能量代谢失常的可靠标志物，是大脑损伤后被广泛监测的微透析变量。

人大脑损伤后，恶化的低氧、缺血、水肿能够导致LPR的增高，这与严重的脑组织氧分压降低和PET所测量的氧摄取分数增高有关。LPR增高超过设定的阈值，这与脑外伤和蛛网膜下腔出血的愈后息息相关，通常暗示组织缺氧或缺血。然而，为升高的LPR确定一个组织缺氧的阈值是非常困难的，因为无氧糖代谢可能是由于线粒体的功能障碍导致的氧无效利用，而且可能还有其他原因，LPR是细胞代谢功能失调和底物转运不充分的可靠指标。因此升高的LPR可以被归为1型（缺血），此时丙酮酸降低，乳酸显著升高；2型（非缺血型高糖酵解）时，丙酮酸正常或升高。在1型LPR升高中，有氧和葡萄糖缺乏，然而在2型LPR升高中有线粒体功能障碍或者运输氧和葡萄糖的无效利用。在脑缺血的动物模型中，平均LPR与神经病理检查的总受伤量有很强的相关性，这证实了在神经重症监护中LPR的重要性。

（二）组织损伤的标记物

细胞代谢失常导致细胞膜功能的破坏，继而导致钙向细胞内流动，磷酸酯酶的诱导激活，最终导致细胞膜的降解。这将导致磷脂的释放，并且在酶降解之后，游离脂肪酸和甘油释放入脑细胞外液。甘油能可靠地从细胞外液中获取，因此是组织缺氧和细胞损伤的一个有用的微透析指标。与病理相关的微透析甘油升高程度可能是很高的，在严重或者完全的缺血中分别是4倍和8倍的升高。在脑损伤后，间质中高水平的甘油与不良预后相关，并且暗示了实质损伤的严重程度。在严重脑损伤后的最初24 h，脑微渗透甘油浓度显著地升高，这被认为是最初损伤的结果，然后在接下来的3 d以指数的形式下降。尽管在没有微透析甘油浓度升高的情况下，低于相同阈值时也会有个别案例的发生，Clausen等观察到，低于1.3 kPa（10 mmHg）的脑组织氧分压和低于70 mmHg的脑灌注压与升高的平均脑微透析甘油水平有关。这项研究中，预后好和预后不好的患者中，平均微透析甘油浓度是相似的。因此脑创伤后甘油升高的解读需要进一步的证实。甘油也可能从受损的血脑屏障中漏出，导致脑细胞外液甘油浓度升高的假象，也可能是应激所导致的三酰甘油的降解，或者是外源甘油的应用所导致的血浆甘油升高。为了帮助鉴别受损的血脑屏障效应与真正的颅内事件，可以借助埋藏于腹部皮下脂肪组织中的微透析导管所测量的全身性甘油浓度。

（三）兴奋毒性

缺血、脑外伤、蛛网膜下腔出血和其他病理能导致细胞去极化和必需氨基酸如谷氨酸和天冬氨酸的释放。在神经损伤中，细胞毒性是相关的几种发病机制之一，使用微透析来测量谷氨酸浓度，这在早期是很受追捧的，因为动物实验表明在大脑缺血时会有谷氨酸浓度的升高。后续的临床研究也证实了脑外伤和蛛网膜下腔出血后，微透析谷氨酸浓度与不良预后的关系。预后差的患者中必需氨基酸浓度的升高紧跟着一个双期过程，刺激后的数天，在第一阶段到第二阶段，会有一个最大浓度。早期的升高可能代表最初损伤的程度，后期的升高代表血管痉挛相关的缺血损伤的发展。在严重脑损伤后会观察到微透析谷氨酸的长期升高，这与不良预后有关。微透析高谷氨酸水平已经被证明与一些临床事件相关，包括缺氧、缺血、脑组织氧分压降低和低脑灌注压。脑损伤后谷氨酸在细胞毒性中所扮演的角色受到了挑战，因为在脑损伤后有很多原因可以导致细胞外液谷氨酸浓度的升高。然而，最近的研究表明谷氨酸水平在一些患者中能够提供有用的信息。在脑损伤后谷氨酸的升高呈现两种模式：①在监测期间（120 h），谷氨酸水平倾向于恢复正常；②随着时间的延长，谷氨酸水平倾向于升高或者保持异常的升高。模式 1 的患者与模式 2 的患者相比，在幸存者中，模式 1 有一个较低的死亡率（17% vs39.6%）和较好的 6 个月功能性预后。此外，大于 20 mmol/L 的谷氨酸水平与将近两倍的死亡率相关。

（四）测量代谢产物的可变性

在不同对象和不同个体中，脑损伤以后，随着时间的推移，微透析变量会有一个很宽的变化范围。这些可能代表着受伤大脑代谢活性水平的变化，但是这使得阐述单独的微透析测量或在隔绝中获得的测量非常困难。尽管"正常"和微透析阈值已经发布，脑微透析必须被视作一种趋势监测器，并且其提供的信息应该和其他测量变量，如临床信息，或者影像信息结合起来阐述某些情况。

六、导管置放

MD（微透析）监测局部组织生化，并且可以反映代谢紊乱和神经化学变化，这只在导管所放置的大脑区域起作用。微透析监测变量之间的不同，能在接近或远离局部外伤损伤中得到观察。在这项研究中，与正常组织相比，损伤周围组织中存在持续的代谢紊乱，无论是基线值还是随时间变化的趋势。然而，尽管损伤组织周围与非损伤大脑之间存在生化差异。尤其，降低的脑灌注压或者是大脑氧化与恶化的神经化学值（如升高的乳酸/丙酮酸比值）有关联，尽管这些效应在损伤组织周围及脑血管中反应更加明显。

脑损伤和蛛网膜下腔出血后，关于监测患者的微透析导管如何放置的问题，大家就推荐方法已经达成了共识。微透析导管应该被放置在"危险"组织（例如围绕着脑损伤后肿块的周围区域）或者是在蛛网膜下腔出血后的可能受到血管痉挛影响的血管区域。这些地方应当允许在易遭受继发性损伤的区域监测生物化学物质的变化。在弥漫性轴索损伤中，推荐将导管放置在非支配区的额叶。然而，其他人建议导管应该总是被放置在正常的脑组织区域，以利于它能被用来监测整个大脑的代谢情况。无论是白质还是灰质都应该被监测，这是考虑阐述微透析结果的另一个变量。白质与灰质相比，代谢需求很低，只接受大脑血流的一小部分。很多研究暗指将其放于白质。商业用微透析导管有一个金属所制的尖端，以利于在 CT 扫描下确认其位置。

微透析导管是一个实质探针，它通常是经过一个经颅设备被插入大脑，包括单腔螺栓，它只用于微透析导管，或者是那些含有多腔的螺栓去传输其他的实质性探针，例如脑组织氧分压或者颅内压探头等。导管也可以经颅骨钻孔放置，或者在颅骨切开术下直视性放置。这些技术要求导管穿过皮下隧道然后固定于缝合处。尽管导管可以向着不同的方向沿着不同途径被插入大脑，就固定的安全性而言，它也易移动和异位。

当导管置入的时候，总是有组织损伤的潜在可能。动物和临床试验表明，导管置入时引起的损伤和炎症所导致的底物水平的升高通常在置入后的第一小时就会减弱。在使用微透析数据之前，一个至少 1 h 的 "run - in" 时间段是被允许的。

七、微透析监测的临床应用

一系列的临床证据表明微透析也许能帮助临床做决定，例如脑灌注压、高通气和外科手术操作合适性的管理。这也包括在严重脑损伤后实施非急诊手术时的决定。微透析也能被用来指导治疗，例如过氧化、所致的低体温或者是正常体温，帮助建立最佳的血红蛋白、葡萄糖水平，以利于输血和血糖控制。并且为帮助决定愈后提供信息。最后，微透析结果能在低级别蛛网膜下腔出血的情况下给予细菌性脑膜炎的预警，这种情况下的临床报警信号通常被出血效应所遮掩。然而，为了给其他颅内监测手段提供附加值，大脑微透析不仅用来指导治疗，而且还可能减少继发性脑损伤的负担，因而能在幸存者中提供改善功能性预后的可能性。

（一）脑损伤监测技术的进化

在危险脑组织区使用微透析技术监测生化物质的变化，能为床旁脑损伤提供临床上有用的指示信息。其他的研究表明微透析标志物的变化早于颅内压的变化。大脑中乳酸的升高是颅内压升高的最早和最强的指示物。

（二）预后

对脑损伤和蛛网膜下腔出血的一些研究表明微透析值的紊乱与恶化的临床状况和结局有关系。在蛛网膜下腔出血中，紊乱的脑代谢与其出血的严重性有关。在低级别的患者中尤其值得注意的是乳酸/丙酮酸比值、乳酸/葡萄糖比值和甘油浓度的明显升高。乳酸/丙酮酸比值和谷氨酸浓度的升高是 12 个月后不良预后的标志物。严重脑创伤后，脑血流中代谢的变化也许是更加复杂的，但是创伤后早期持续的微透析低葡萄糖水平像增高的乳酸/丙酮酸比值一样与不良预后息息相关。这些细胞外的代谢标志物是严重脑损伤后与预后相关的独立因素。在多变量逻辑回归模型中，这个模型使用了整个监测期间（平均持续 4 d）的平均数据，与死亡率相关的显著的独立因素包括脑葡萄糖水平、乳酸/丙酮酸比值、颅内压、脑血管压活性指数和年龄，然而，丙酮酸是死亡率显著的独立的阴性预测指标。谷氨酸和甘油的水平在单变量分析而不是多变量分析中与死亡率相关。

（三）继发性损伤的预测

因为大脑微透析能监测细胞水平的变化，因此它是描述脑损伤所触发的分子事件的有力工具。大脑细胞外液中谷氨酸盐和甘油的浓度与蛛网膜下腔出血后区域性脑血流的改变有关，并且乳酸/丙酮酸比值在脑代谢障碍中有很高的敏感性和特异性，这种脑代谢障碍通常和缺血症状有关。此外，异常的微透析结果往往先于颅内压的变化。因此，微透析监测有发现继发性脑损伤的潜能，包括低氧、缺血，这往往在患者神经状态变化可识别之前，或者通过其他更多的传统监测技术（例如颅内压监测）变化之前被发现。谷氨酸似乎是蛛网膜下腔出血后即将发生脑缺血的敏感指示物，但是在脑损伤后似乎具有较少的预测价值。MD 所提供的在脑损伤和蛛网膜下腔出血后所监测的生物化学变化是否能早期给予警告，是否能被利用来扩展治疗性干预的窗口，是否能改善预后，这些还都有待进一步观察。

（四）脑损伤治疗效果的监测

MD 在 NCCU 中的临床应用主要是在脑损伤和蛛网膜下腔出血（SAH），这帮助改善了对很多脑损伤病理生理过程的理解，尤其是当其和其他监测手段或影像技术合用时。此外，大脑 MD 提高了对当下和有潜能的神经重症监护病房中的治疗策略是如何影响受损大脑的认识。这是非常重要的，因为每一种治疗方法都有其有利和不利的一面，而且大多数能被很好地应用于靶向模式。例如 Oddo 等已经观察到，诱导正常体温能改善急性脑损伤后的脑代谢，但是当有寒战时，组织就会发生缺氧。因此，MD 被更多地用作替代终点来评估治疗性干预策略或者作为选择一种合适管理方法的手段。

1. 脑灌注充分性的评价。在脑外伤和其他脑损伤后，所推荐的最佳脑灌注压（CPP）有一个很大的变化范围。并不是一个 CPP 水平就能适用于所有的患者，不同的患者会有不同的最佳 CPP，同一个患者在不同的时间也会需要不同的 CPP。MD 能帮助来确认这个 CPP 水平。当 CPP 下降到 50 mmHg 时，危险区域与正常脑组织相比具有较高的乳酸浓度和 LPR。这些权威者总结出，大脑 MD 能被用来评价 CPP 的安全的较低的界限值，并且 CPP 管理能通过 MD 而实现个体化，而不是达到一个特定的目标值。然而，这些结论受到了后来研究数据的挑战。尽管在损伤组织周围，观察到 LPR 和谷氨酸频繁持续的升高，但是在脑损伤患者的正常脑组织中是不存在的，这些异常与 CPP 的改变没有联系。对一些特殊的 CPP，即下降到 60 mmHg 以下时，它与升高的代谢性窘迫没有关系，并且想借助 MD 来识别一个最佳的 CPP 变化范围是不可能的。然而，当损伤肿物被移除去后，缺血的 MD 标志物得到了改善，这暗示尽管 MD 值的动态变化能随着 CPP 的改变而发生，但在局部脑化学中仍有持续的不同，这将远远大于整体灌注的影响。尽管很多研究已经确认了局部脑创伤周围存在生物化学"半月带"区域，但是治疗性干预，如 CPP 引导下的治疗，能否保护半月带区域免受进一步的损伤，还需要进一步探究。

2. 血糖控制。高血糖与急性脑损伤预后的关系已经得到了很好的证明。然而，血糖的最佳管理和它与脑组织血糖的关系仍然没有得到很好的阐释。血糖浓度的管理能改变正常和受损大脑的细胞外液葡萄糖水平。严重脑创伤后急性期的不良预后与全身高血糖浓度有关，也和低大脑 MD 血糖浓度有关。大脑血糖降低可能与葡萄糖的高利用有关，因为 LPR 和谷氨酸盐不再增加，这有效地排除了缺血作为大脑低葡萄糖浓度的原因。其他研究者也注意到全身的高血糖（>7.8 mmol/L）经常发生在具有 DIND 的患者中，而不是无症状的患者，但是这和大脑血糖水平无关。在这个研究中，发生了单独由血葡萄糖浓度所引起的大脑低血糖发作（<0.6 mmol/L）和大脑高血糖发作（>2.6 mmol/L）。然而，在有症状的患者中，大脑低葡萄糖发作更加频繁，这和细胞窘迫的其他信号有关，如 LPR、谷氨酸盐、甘油的升高。大脑低葡萄糖与全身高葡萄糖的联合暗示着预后不良。这些发现值得进一步研究调查，并且建议在脑损伤后所建立的甘油控制目标不应该适用于所有人群，大脑葡萄糖浓度的管理也应该实现个体化。哪些患者会得益于这样的干预，还需要进一步的确认。研究还建议更温和的全身血糖的控制也许是合理的，因为一旦外周葡萄糖为 7.8 mmol/L，大脑血糖就会增加，然而，"严格"的血糖控制会增加大脑能量代谢障碍的风险。

3. 过度换气。过度换气（HV）能被用来控制颅脑外伤后颅内压的升高，但是这得需要一种额外的监测器来确保它没有导致脑缺血。尽管似乎没有 HV 的预防性应用，但是短时间的 HV 治疗似乎并不加重脑缺血或者神经预后，尽管这也许得依赖于如何、何时应用 HV。数据表明在脑损伤后的最初 4 d，即使是短时间的 HV 应用，也能够升高大脑选择性易受损区域细胞性缺血的标志物，并且 HV 诱导的变化在受伤后的早期更加常见。是否能依据 MD 变量的改变来将这些结果转化为 HV 的有效滴定，这还有待进一步研究。

（五）新治疗措施的测试

MD 也被用来评价新的治疗措施。在严重脑损伤后，研究是将正常大气压下高氧（NBH），还是高气压下氧给予作为一种有潜力的治疗策略是非常有趣的。一些研究者，已经观察到在严重脑损伤后 NBH 与大脑代谢改善的标记物有关。两项研究已经在使用 MD 和其他监测设备来研究 NBH 作用的潜在机制。数据表明处在生理性死亡危险组织的氧代谢率有显著的提高。在另一项研究中表明，MD 变量与氧化的细胞色素 C 氧化酶浓度改变的短波红外线光谱测量有关。细胞色素 C 氧化酶是线粒体转运链的终端电子接收体，因此它在细胞氧利用代谢和能量供给方面扮演着十分重要的角色：细胞色素 C 氧化酶浓度的变化已经被证实作为细胞能量代谢状态的标记物。短期给予高氧期间（$FiO_2 = 1$），MD 乳酸浓度和 LPR 有很明显的降低，这和细胞色素 C 氧化酶氧化状态的升高有关。这项研究证实了在脑损伤后脑细胞和线粒体中的氧化还原状况。研究结果与有氧代谢的升高相一致，并且暗示了在高氧状态下的代谢优势。这些研究结果的临床意义需要在将来的研究中得到进一步的证实。

八、微透析的研究应用

（一）新型生物标志物

任何存在于大脑细胞外液（ECF）的分子，只要其足够的小，都可以穿过半透膜在微透析中收集到。这将开启研究新型脑损伤生物标志物之门，其可能的应用潜能是巨大的，到目前为止还未被开发。

大脑细胞外液中的 S100β 已经能成功地通过 MD 进行体内测量，而且大脑 ECF S100β 的增加与二次事件相关，包括脑外伤后颅内高压和 SAH 后的血管痉挛。100×10^3 MD 导管允许 S100β 改进的复苏。MD 也被用来测量大脑严重脑损伤后细胞外的 N-乙酰天冬氨酸（eNAA）。eNAA 水平死亡组与生存组相比减少了 34%，并且在受伤后的第 4 d 便出现了不可恢复的 eNAA 浓度的降低。这与上升的 LPR 和甘油有关。由于乙酰天冬氨酸的合成是在神经元的线粒体，这些结果证实了线粒体功能障碍对创伤性脑损伤后不良结局的重要影响。在脑损伤后，eNAA 的测量有作为预后标记物的潜能，可以用来判定旨在干预线粒体功能的治疗措施的有效性。

短暂的一氧化碳代谢产物的浓度也在使用 MD 的情况下得到了研究。蛛网膜下腔出血后，NO 浓度显示出一个典型的短暂的起始峰值，然后紧接着是指数型的下降。NO 代谢产物随着时间的降低与改变的 MD 衍生的能量或者损害相关的复合物相关，也可能与 NO 活性的下降有关，这潜在地导致了血管扩张和血管收缩因子的不平衡。在最初的脑创伤研究中，应用脑 MD 所测量的高浓度 NO 与有利的新陈代谢相关。因为 NO 是血管扩张剂，这种效应也许和脑血流、氧运输和葡萄糖的增加有关。

带有高截止膜的 MD 导管能够允许大分子被离线采集。在脑损伤后，细胞因子、化学因子和亲神经性因子在细胞外液中浓度的变化都已经被描述。多种复合物，包括白介素（IL）-1β、IL-6 和 IL-8，以及巨噬细胞炎症性蛋白-1β、血管内皮生长因子、成纤维细胞生长因子-2，都已经被测量。这阐述了同时监测人脑中很多生物化学事件的机会，并且能够深度了解从动脉瘤到延迟性缺血的一系列事件，尽管 MD 测量的炎症性标记物的预后意义还没有被阐述。此外，MD 可以允许检查多种体液（如血浆、脑脊液和脑细胞外液）。例如，Sarrafzadeb 等在蛛网膜下腔出血中观察到在大脑中而不是血浆中的 IL-6 水平与延迟性脑缺血有关。带有高截止膜的导管具有扩展 MD 到在神经重症监护中作为常规蛋白化学研究方法的潜能。

（二）药物的运输

血浆中药物代谢动力学已经被广泛研究，然而，由于明显的抽样困难，药物在人脑中的药动学和药效学很少受到关注。MD 可以用来研究人脑中药物的渗透，并且可以测量实际作用部位或者尽可能接近实际作用部位的浓度。许多药物已经通过 MD 进行过研究，这些在其他地方已经详细综述了。在一项与神经重症监护有特定相关性的研究中，通过 MD 测量了大脑细胞外液中游离苯妥英浓度和血浆中的浓度来研究两者之间的关系。在微透析和血浆游离苯妥英浓度之间没有关系，这就意味着在脑损伤中，测量血浆游离苯妥英浓度可能无法准确地反映大脑细胞外液的药物浓度。依赖于血浆水平测量的剂量方案，在此即具有适应证。MD 也可以用来测量肌肉中药物的水平，如肌松剂用来帮助检查 NCCU 患者的药物使用和效果情况。最终，通过 MD 来设计通往大脑的物质运输是可能的，这在 NCCU 和诸如脑部肿瘤等疾病的治疗中有许多潜在的应用。

（三）蛋白质组学

一个潜在的令人兴奋的新领域就是蛋白质组学在 MD 中的应用。使用双向凝胶电泳和后续的质谱分析的蛋白质组学方法，十种蛋白质仅仅在微透析中发现，表明了监测疾病进展的可能性。在另一项研究中，微透析样本中蛋白的表达是在 SAH 的患者中测量的。相比没有血管痉挛的情况，蛋白表达的差异在这些血管痉挛处被发现，并且蛋白浓度在症状出现前的 3.8 d 即有变化。因此，使用 MD 蛋白组学技术来识别血管痉挛的早期标志物，使这个高风险组患者的选择性早期治疗干预成为可能。

九、结论

脑部 MD 是目前在床旁可获得的测量脑组织生化的唯一方法。商用分析仪的引用使得在 NCCU 的在线脑 MD 监控成为现实。它的使用提供了对急性脑损伤后的病理生理学的深入理解，而且 MD 异常与更糟糕的临床状况和预后有关。也有越来越多的证据表明 MD 可能有早期提供即将发生神经功能恶化警告的潜能，从而容许及时应用神经保护策略。然而，MD 只反映了局部组织生物化学，并且导管的精确放置是至关重要的。另外，由于在测量变量上存在很大的变异性，趋势数据比绝对值更重要。MD 常规应用在一些中心，但尚未引入广泛的临床应用。尽管临床经验迅速增加，但是仍然需要精心设计的前瞻性研究来确定其在脑损伤患者管理方面的价值。然而，由于其在二次脑损伤进程中提供重要信息的独特能力，MD 有潜力成为在神经重症护理期间多通道监测的一个关键组成部分。此外，MD 值在早期临床试验中可被用作替代性终极指标。

第四节　脑温监测

一、概述

哺乳动物已经进化出了复杂的体温调节系统，以此来维持自身体温在细胞生化反应的最适温度范围内。除冬眠外，正常情况下哺乳动物体温主要维持在 37 ℃左右。但是，体温也会随着活动量和时间波动，通常早上体温最低晚上最高。年长个体及雄性个体温度会更低，同时不同测量部位的温度也是不同的。直肠的平均温度在 36.7 ~ 37.5 ℃之间，而腋下的平均温度在 35.5 ~ 37 ℃之间。体温在 37.5 ℃附近小范围波动都能被机体正常调节，但超过范围的体温波动对机体是有害的。体温是通过机体产热机制和散热机制的平衡来进行调节的。这些机制是通过中枢神经系统来协调的，尤其是视前核和下丘脑前核。脑本身对于温度是极其敏感的。通常情况下，高热与脑损伤恶化相关联，反之，诱导低温或者是阻碍发烧对神经系统有保护作用。因此脑温（BT）是重要的治疗目标，但是在临床治疗过程中，通常以核心体温作为代替指标。

二、生理条件下的脑温

（一）脑作为加热器

所有的代谢过程均能产热。例如，葡萄糖和氧气通过三羧酸循环转化为三磷腺苷（ATP）、水和热能。脑组织消耗体内 25% 的葡萄糖和 20% 的氧气生产的 ATP。葡萄糖中 43% 的能量转化成了 ATP，其中 67% 通过热量散失掉。鉴于其高强度代谢活动，脑组织产热不容小觑。

维持脑部稳定温度依赖于产热机制和散热机制的严格平衡。脑主要将热量散入体循环内。进入脑的血液保持核心体温，此温度低于脑温。因此热量从脑被转移到循环流动的血液中。机体通过增加血流量来增加传热能力，从而使脑降温。因此，由颈内静脉回流的静脉血温度高于核心体温。通常情况下，脑和机体的核心温差是适度的，在 0.3 ~ 1.1 ℃范围内波动，通常脑温更高。因此脑温和常规测量温度有合理的相关性。但是，这种相关性在极端条件下也会发生变化。例如，当生理温度发生极端变化时，脑温度过高或过低会导致脑和体温的温差逆转。一些学者把这个温差的逆转作为颅脑损伤（TBI）的不良预后信号。

某些物种中脑血管系统组织变异能提高降温效率。狗、山羊、绵羊体内的颈动脉很小甚至缺失，血液通过颈外动脉循环至颅底。在进入 Willis 动脉环前，颈外动脉分成一系列小的动脉血管，称为"颈动脉网"，流经海绵窦。同时在呼吸过程中，通过口腔和鼻腔的蒸发散热能降低海绵窦中静脉血的温度。随后热量通过流经颈动脉网进入脑的动脉血直接传递到同样流经海绵窦的静脉血，因此加速了脑部散热。

热量也能通过头顶直接向外散发，但颅骨会作为一个绝缘体阻碍散热效率。但是当颅骨被打开，例如去骨瓣减压术后，暴露的脑组织（非绝缘的）和周围温度形成温差。这将导致脑温低于核心温度。

（二）脑温的多样性

脑温存在空间变化。代谢活跃区域或更深的区域温度更高。脑内部温差有助于热量从深的灰质传递到白质，这已经被人类志愿者的质子磁共振波谱所证实。而且，当温度探针从侧脑室移动至脑表面时能检测到轻微的温度变化（不具备统计学显著性的）。研究者们测定了脑积水患者软膜表面下不同深度的脑温，发现数值随深度的增加而逐渐增加，其中脑室温度最高。

（三）脑温的动态性

由于脑温的决定因素是动态的，因此脑温也是动态的。脑的产热由脑代谢速率决定，散热则决定于局部的 CBF 和动脉血的温度。上述所有变量均会波动。首例脑温的测定是在动物体内进行的，测定发现在各种环境挑战及不同行为下，脑温存在巨大波动（2~3 ℃）。

当全身温度突然升高，例如，热休克、高热、剧烈的体育活动，全身的动脉血温度可能升高，致使脑和血液的正常温度梯度消失甚至被逆转。反之，当脑代谢活动被抑制，例如深度全身麻醉，脑温可能下降以至低于核心温度。另外一个"特殊案例"是诱导性全身温度过低，例如心搏骤停。机体外部和内部的降温会降低核心温度和血液温度，导致温度较高的脑和温度较低的血液之间的温差急增。论证全身温度过低（如全身麻醉后）对脑温影响的研究局限在少数案例中。而个体患者代谢速率在 CBF 中存在大量变数，能直接改变甚至逆转脑和核心温度的温差。这个可以部分解释关于核心温度和脑温温差研究的文献中存在多变的研究结果的原因。

三、脑温的临床相关性

（一）脑温和颅内压

因为产能细胞器对温度敏感，所以脑温变化影响深远。脑代谢速率，氧气以及葡萄糖消耗速率均与脑温密切相关。据报道，脑温升高会加速炎症反应，提高神经元兴奋性，加速神经递质释放，加速自由基产生，提高神经元对兴奋性损伤的敏感度。上述情况将提高脑氧消耗率（$CIRO_2$），脑氧消耗率则通过调节血管扩张程度与 CBF 生理性偶联。因此脑氧消耗率的上升将导致血管扩张，提高 CBF，最终导致脑血容量增加。脑血容量的增加主要依靠脑脊液外流和低压的静脉血管回缩来代偿。一旦脑血容量增加超过了这些代偿机制的最大能力，颅内压（ICP）就会升高。临床上，颅内压升高可在急性脑损伤的患者中观察到，并伴有发热症状。这种颅内压升高可能是在脑代谢需求增加的情况下，为脑增加能量供给的代替手段。研究表明，发热过程中，脑乳酸和丙酮酸的比例（微渗透测定）正常表明底物供给充足。但是，一旦脑血管扩张到最大限度，脑氧消耗率会进一步升高，而 CBF 升高难以代偿，这就会导致脑细胞出现能量危机。另一方面，微渗透分析指出，诱导正常体温能减弱发热偶联的代谢危机。

当然脑温度和颅内压之间的关系远非如此简单。当脑温度和颅内压的相关数据不断积累并交互影响时，我们很难整理出二者之间清楚的关系。在人群中，颅内压由多因素决定，不能仅通过脑温度来预测。但是，相当一部分病例中，颅内压和脑温度存在可检测的关联关系。

（二）脑损伤的实验模型中高热有害

实验证明，外伤或缺血性脑损伤后，高热会加速神经损伤，即使轻微的高热也会导致恶化的结果。在局灶性脑缺血的动物实验模型中，脑梗死体积随温度变化而变化，其毒害作用与高热程度成正比。高热（和低温）对脑内出血（ICH）的影响尚不清楚。在脑内出血的老鼠研究模型中，轻度至中度的温度升高没有导致结果恶化，而诱导低温能改善结果。高热可能会伤害未受损的脑细胞，其中细胞膜和线粒体是易受损的。损伤不仅仅局限于神经元细胞，还包括神经胶质细胞和内皮细胞。高热将导致葡萄糖释放，血脑屏障破坏，上调炎性细胞因子，加重炎症级联反应，上调各种酶的表达，尤其是提高热休克蛋白的表达。

（三）严重脑损伤后发热与不良预后有关

发热通常出现在严重的脑损伤之后。但是神经损伤导致发热的精细机制还需要详细阐述。这可能涉及下丘脑体温调节中枢的直接损伤。另外，当存在颅内出血尤其是脑室出血的情况时，发热现象也很常见。其他危险因素还包括：严重损伤、意识障碍、抗癫痫药物的使用，尤其是苯妥英的使用。尽管相关的因果关系尚未整理清楚，高热和不良预后之间的关系已经被神经重症监护的病例所证明。例如，临床观察研究表明体温升高与重症监护时间及住院时间、死亡率以及不适当的医疗处理发生率之间存在剂量依赖型相关性。发热和不良预后的关系已经在蛛网膜下腔出血病例中得到验证，在急性缺血性脑卒中案例中。入院温度和死亡率有很强的关系。同时温度升高还会增加缺血性脑卒中出血性转化的风险。脑内出血的患者在入院后的 72 h 中，持续发热与较差的治疗结果相关联的。在这些病例中，发热似乎是一个独立的预后因子。在外伤性脑损伤后，发热也很常见，损伤越严重，发热越严重。

某些消遣性药物（毒品）会激活代谢神经，提高耗氧量，加速产热。代表药物有可卡因、海洛因、安非他命类似物以及氯胺酮等。研究表明在吸食可卡因的小鼠中，脑温与体温存在剂量依赖型相关性。热休克导致的高热不伴有下丘脑调控温度升高它的主要特点为因曝晒导致的核心体温超过40℃，同时有皮肤干热、神经系统损伤（包括神经紊乱、惊厥和昏迷）以及全身炎症反应等伴随症状。这将最终导致全身性多器官衰竭直至死亡。

（四）低温治疗

在缺血和创伤的模型研究中，低温对神经的保护作用已经得到了验证。在临床环境中，低温治疗有助于降低死亡率提高心脏骤停后的神经恢复效果。院前降温也对心脏骤停的紧急救治有益。因此，欧洲复苏委员会和美国心脏学会指南推荐对心脏骤停的患者使用低温治疗。低温治疗也被认为有助于提高新生儿出生窒息后神经预后效果。保护性低体温作为外伤性脑损伤后神经保护的手段也受到广泛关注。大量单中心研究表明保护性低体温是有效的，但两个大型多中心实验没能验证其有效性。一个荟萃分析表明低温治疗不能显著降低死亡率，但能明显改善功能预后。几乎所有单中心研究均表明低温治疗能帮助控制外伤性脑损伤后的颅内压升高。但是，医学界有一个一致共识：当颅内压升高能通过其余手段控制时，低温治疗是非必须的。两个跨中心随机试验检测外伤性脑损伤中的低温治疗效果正在欧洲以及澳洲和新西兰进行。另外，尚无研究表明常规药物或物理降温对中风患者有好处。诱导低温中一个有前途的新领域是用于治疗急性肝衰竭及肝性脑病。

（五）发热控制和诱导正常体温

发热在神经重症监护室（NCCU）是很常见的，其对脑损伤的不良反应也为大众所熟知。因此在神经重症监护室，发热控制是比诱导低温更可信的治疗手段。在这个前提下，相比于常温治疗，低温治疗似乎并不能为脑外科手术患者提供更好的脑保护。临床研究表明，通过血管内降温的手段控制体温在正常水平，能显著降低重度外伤性脑损伤患者的脑温度。近期取得的关于温度控制的研究进展表明在神经重症监护中，发热控制和维持正常体温在一致性的基础上是可行的。但是关于其应用，目前尚有一些问题无法解决，例如在什么患者中使用、使用指导以及何时开始发热控制。

四、脑温调节

（一）全身和核心温度

全身温度或者核心温度在神经重症监护中每个患者都经常被检测的指标。通过这个温度能推断出脑温度。但是，有证据表明脑温度与核心温度不同，而且脑温不能被放置在脑外的监视器准确监视到，包括鼓膜利用温度计测量温度也是十分罕见。通常是利用热电偶或热敏电阻设备、红外探测器或液晶装置检测。热电偶检测原理是基于传导材料遇到温差时会产生可检测的电压的现象来进行检测。热敏电阻是一个随温度改变电阻的半导体材料。红外探测器（例如鼓膜温度计）检测的是辐射释放的热能，因此不需要直接接触被检测物质。但是这也可能影响其精确性，因为检测装置是从耳朵外检测温度，而不是在鼓膜检测温度。新型的鼓膜温度计能达到更精确的效果。向温性液晶通常包裹在一次性塑料条中，可检测温度范围在34~40℃。它们通常不如其他检测装置精确。

测定体温通常有几个固定位置。一般说来，这些位点可被分为如下几类：①核心或者中心位点，它们代表了灌注器官的温度，例如食道管、肺动脉鼻咽或者鼓膜，鼓膜被列为灌注器官是因为它邻近颈内动脉；②中间位点［比如口腔（舌下腺）、直肠或者膀胱］；③周围位点（额头皮肤、腋窝）。核心或中心位点是首要选择位点，因为他们较少受到血管扩张或是体温调节机制的影响。中间位点是次要选择位点，因为其温度改变可能受尿流（膀胱）或是直肠中的细菌影响（直肠），而外周位点会受到更多环境因素的影响。

（二）直接脑温的检测方法

脑温可以通过插入脑组织或侧脑室的探针直接测定。脑室内的监测器提供了一个全面（均衡）测量大脑温度的方法，因此脑实质温度监测器（通常与脑组织氧传感器相结合）可测到局部温度。目前市面上有多种临床商业探针可供选择。早期的 Licox 系统版本包含脑氧传感器和温度传感器。新的 Licox

探针将两种探针合二为一。利用新型 Licox 探针可以同步获得脑氧含量和脑温度并进行体外分析，发现一直以来对脑温度存在低估，测定发现相对于文献实验结果，平均低估 0.67 ℃（±0.22 ℃）。对于脑温度探针的工作还在持续进行，以求利用一根探针测定多种参数。

目前也有使用非侵入方法如磁共振波谱成像（MRS）和扩散磁共振成像（MRI）研究脑温度。在小到 4 cm³ 的体积下，焦读数能达到有限的精确程度（近似 1 ℃）。另外，脑温度和颅外温度的温差随区域变化较大。相比而言，有人发现平均脑温度比在颅外位点利用 MRS 测定的温度低 0.5 ℃，包括口腔、鼓膜及颞动脉。在基于磁共振技术的研究中，脑和身体温差为 1.3℃（±0.4 ℃）。

（三）脑温监测并发症

由 Lcox 监测器包括脑温探针引起的并发症十分罕见，通常是由于插入螺栓固定探针引起的，而不是由监测器本身引起的。与颅内侵入性探测器一样，主要的风险是脑出血和感染。

（四）脑温和脑氧分压

温度对脑组织的氧含量有影响。在脑组织中的氧含量恒定条件下，根据盖斯定律，压力和温度成正比。根据此生物物理属性，高热时氧分压升高，低温时下降。供氧不足本身容易引发低温。由于这个原因，过去 Licox 探针监测脑氧含量的时候需要利用温度探针作为校正工具辅助监测，而新型探针将脑温监测功能整合起来了。氧分压随脑温变化有以下原因，如 CBF 改变，血氧分离曲线移动，尤其是代谢速率改变。因此解释高热或低温时的脑氧分压需要考虑上述因素。类似的含氧量和温度的协同变化在正常个体中也能观察到，例如，在个体进行运动时。

（五）脑温和脑内血流量检测

脑温可用于判断 CBF。CBF 监测器（Hemedex）就是基于脑皮质组织的导热性与血流量成正比的原理设计的。因此测定皮质表面的热扩散可以用于测定 CBF。上述监测系统由插入脑组织中的两个小金属板（热敏电阻）组成。一个用于加热，用以建立两个热敏电阻的温差；而后 CBF 就能通过两个金属板之间的温差来计算。但是上述检测系统在脑温度高于 39 ℃ 的情况下就不能使用了。

（六）选择性的脑降温

如何降温已经超出了本章内容范围，但在此仍然对有选择性的脑降温做一个简要的介绍，因为全身性低温治疗这一临床常用治疗手段受到治疗时间、治疗深度以及并发症的限制。选择性的脑降温可以解决上述问题。许多器械均可有选择的用于脑降温，例如脑室冷却管、护颈或是开颅手术时的冷敷的硬脑膜以及其他很多器械，它们基本被证明可以在保持相对正常体温的情况下用于脑局部降温。目前最被看好的是利用鼻旁窦降温。另外，神经调节领域里可植入的降温设备未来在临床上是可行的。

五、结论

脑温是急性脑损伤患者一个重要且动态的变量。但是脑温不能通过脑外测量技术进行可信的测量，而且它还随脑区域变化而变化。脑温的主要决定因素包括脑代谢速率和 CBF。发热对脑的毒害作用已经被很多疾病所证明。诱导低温能在心脏骤停后提供神经保护，但是它对于其他病情（如 TBI、SAH 或是中风）的作用尚不清楚。而发热控制和正常体温则是更可信的治疗选择。

脑温可以非入侵性检测，通常和其他颅内监测设备共用，如 ICP 及脑组织氧含量探针。脑温监测在需要治疗性温度调整的神经重症监护病例中有重要意义，例如控制正常体温，诱导低温，或是指导解释其他重要颅内参数（如脑组织氧含量）。

第三章

神经内科常见症状和体征

第一节 眩晕

关于眩晕尚无统一的定义，头昏、头晕与眩晕不是一种独立的疾病，而是一种十分常见的临床综合征，其发病率很高。头昏、头晕与眩晕是不同的概念。眩晕是空间定位觉障碍产生的一种运动幻觉或错觉，是人与周围环境的空间关系在大脑皮质反映的失真。眩晕具有周围环境或自身的运动幻觉，包括旋转感、滚翻感、倾倒感、摇摆感或上下浮沉感，同时伴有平衡障碍等感觉，与头昏和头晕不同，严格地说：头晕包括眩晕，而眩晕不能反过来说成头晕。

人体维持平衡主要依赖于前庭系统、视觉和本体感觉组成的平衡三联，眩晕的发生是由于前庭系统、视觉与本体感觉所传入的体位、空间、静态与动态的各种神经冲动的整合失谐所致。

当一侧迷路半规管系统受到病理或人为的刺激或两侧功能不平衡，且超越人们的自身耐受性时，常可引发下列临床症状：

1. 眩晕。患者常自觉自身和（或）外物按一定方向旋转、翻滚、左右移动或上下浮沉，其中以旋转性眩晕最为常见；重症者多伴有倾倒，以及恶心或呕吐等自主神经系统症状。

2. 眼球震颤。是一种不自主的节律性眼球颤动，双侧眼球先向一侧慢慢转动（称慢相运动），然后急速转回（称快相运动）。前者系迷路半规管系统受刺激时所引起的一种反射性眼球侧视运动，其方向指向受刺激（即功能增高）侧的对侧；后者是由眼球震颤慢相运动所引发的一种与眼球震颤慢相方向相反的大脑代偿性眼球运动，以保证眼球的快速复位。

3. 倾倒。因眩晕和眼球震颤导致患者对外物和自身体位往一侧（即向自感眩晕侧和眼球震颤快相侧）倾倒的幻觉，以及大脑受此幻觉影响所引起的错误纠正（自身不自觉地向自感眩晕侧的对侧和眼球震颤慢相侧倾倒）所致，即倾倒方向朝向半规管功能低下的一侧。

4. 自主神经症状。常见的有恶心、呕吐、心动过缓、血压降低、肠蠕动亢进以及便意感频繁等，甚至出现低血糖症和休克等。多见于重症患者和前庭神经系统外周病变，是因前庭-迷走神经功能亢进所致。

一、眩晕的分类

眩晕的分类比较复杂，尚无统一的分类标准，不同的文献分类标准不统一，有以下几种：

1. 真性与假性眩晕，由不同疾病所致。

（1）真性眩晕：由前庭系统、视觉及本体感觉的病变所致。

（2）假性眩晕：由全身性疾病所致。

2. 按解剖定位、定性（病因）进行分类，包括前庭性眩晕和非前庭性眩晕。

（1）前庭性眩晕：周围前庭性眩晕；中枢前庭性眩晕。

（2）非前庭性眩晕：眼源性眩晕；心血管性眩晕；代谢与中毒性眩晕；本体感觉系统病变；听神经瘤；其他躯体疾病。

3. 眩晕的病因。眩晕的病因诊断在临床工作中并不容易，因为引起眩晕症状的疾病并不是经常与特异性症状相关的，现将主要病因概括如下。

（1）前庭性眩晕：见表 3-1。

表 3-1 前庭性眩晕的病因

周围性	中枢性
1. 急性前庭病变	1. 多发性硬化
2. 内淋巴积水	2. 脑干病变（血管病，炎症，肿瘤）
（1）特发性（梅尼埃病）	3. 偏头痛
（2）继发性（风疹，流行性腮腺炎）	4. 癫痫
3. 淋巴周围瘘	5. 小脑病变（血管病，炎症，肿瘤）
4. 良性阵发性位置性眩晕	6. 头颅外伤
5. 听神经瘤	
6. 慢性化脓性中耳炎	
7. 畸形；外伤	

（2）非前庭性眩晕的病因：眼源性眩晕（如动眼神经麻痹、眼肌型重症肌无力、先天性眼球震颤、屈光不正、视力障碍、Cogan 综合征及青光眼等）；心血管性眩晕（直立性低血压、心律失常、颈动脉窦过度敏感、血管迷走性晕厥，以及高血压、贫血和心力衰竭等）；代谢和中毒性眩晕（糖尿病、甲状腺功能减退和一氧化碳中毒等）；本体感觉系统病变（慢性乙醇中毒、梅毒、遗传性脊髓共济失调和多发性周围神经炎等）；听神经瘤。

二、眩晕的诊断思维程序

（一）首先应确定是不是眩晕

有些患者常将头昏、头晕和眩晕相混淆。临床医生必须详细询问病史，应让患者自己描述眩晕的严重程度及其性质，持续时间，若为多次发作性眩晕，应明确每次发作的持续时间，是否自行缓解。若为用药治疗而缓解，应明确用药后多长时间可缓解（以判断确为药物作用，而非自行缓解）。尽量询问清楚诱发因素和伴随症状，是否存在可能引发眩晕的其他病史，有无神经内科、神经外科、耳鼻咽喉科及内科的疾病。在询问病史过程中注意鉴别。

头晕和头昏是一组无固定内容、杂乱无序的感觉和主诉，患者常将头昏和头晕描述为头昏脑涨、昏沉沉或头重脚轻等不适感觉，神经系统检查无明确的定位体征，常可伴有全身性疾病或表现有神经功能性障碍的症状和体征，且症状持续存在，不伴有运动幻觉或周围景物晃动。

眩晕多表现为周围物体或自身在旋转，左、右移动或上、下浮沉，还有平衡失调、站立不稳或行走偏斜，倾倒、恶心、呕吐、耳鸣、多汗、面色苍白、脉搏和血压改变，呈发作性。神经系统检查可见到眼球震颤、指物不准以及共济运动障碍等其他体征，多由前庭系统病变所致。

（1）周围前庭性眩晕与中枢前庭性眩晕的鉴别见表 3-2。

表 3-2 周围前庭性眩晕与中枢前庭性眩晕的鉴别

项目	周围前庭性眩晕	中枢前庭性眩晕
眩晕性质	多为旋转性呈上下左右摇晃感	旋转性、为固定物体向一侧运动感
起病特点	突然，呈阵发性	逐渐起病，呈持续性
持续时间	短，数小时，数日，最多数周	较长，可数月以上
眼震与眩晕程度	一致	可不一致
听觉障碍	常有	不明显
倾倒	常倒向眼震的慢相侧，与头位有一定的关系	倾倒方向不一定，与头位无一定关系

项目	周围前庭性眩晕	中枢前庭性眩晕
自主神经症状	有恶心呕吐，面色苍白，血压改变等	不明显
中枢神经系统体征	一般无	常有阳性体征
前庭功能	无反应或反应减弱	常呈正常反应

（2）眩晕症的诊断中不仅要明确是眩晕还是头昏、头晕，同时还必须明确有无平衡障碍。因为引起眩晕与不平衡症状的病因是不相同的。见表3－3。

表3－3　引起眩晕与不平衡症状的病因

旋转性症状	不平衡症状
内淋巴积水	急性前庭病变（晚期）
急性前庭病变（急性期）	听神经瘤
偏头痛	淋巴周围瘘
良性阵发性位置性眩晕（BPPV）	慢性化脓性中耳炎（CSOM）
多发性硬化	小脑病变（血管病、炎症、变性病、肿瘤）
脑干病变（血管病、炎症、肿瘤）	本体感觉病变（脊髓痨、变性病）

（二）要确定眩晕应根据病史做下一步检查

1. 体格检查。包括神经系统和除神经系统以外其他内科系统的检查。

（1）神经系统：除一般神经系统检查外，应特别注意眼底检查，注意有无自发性或诱发性眼球震颤，眼球震颤的检查主要根据眼球震颤的幅度、频率及类型大致确定病变的部位，如：①水平眼球震颤多见于周围或中枢前庭病变；②水平、旋转性眼球震颤多见于周围前庭病变；③垂直性眼球震颤多见于脑干病变；④不规则眼球震颤多见于中枢病变；⑤单眼分离性眼球震颤多见于内侧纵束病变。所以眼球震颤的检查有助于眩晕的定位诊断。

（2）内科系统：注意除外心血管系统病变，有无全身性感染；代谢障碍性疾病，特别是有无甲状腺功能减退、糖尿病和低血糖。

2. 辅助检查。包括耳科听力学测定、有关平衡功能的检查以及其他常用辅助检查。

（1）耳科听力学测定：①音叉试验以大致了解听觉障碍情况；②电测听进一步了解听力障碍的性质、分类及程度，以便了解眩晕与听觉障碍的关系。

（2）有关平衡功能的检查：①Romberg征；②Mann试验；③单腿独立试验；④冷热试验；⑤直流电试验；⑥内耳瘘管试验。

（3）其他检查：①眼震电图；②耳蜗电图；前庭自旋功能检测（VAT）；③头颅、内耳道、乳突及颈椎X线片；④头颅CT、MRI或MRA；⑤经颅多普勒超声；⑥局部脑血流图；⑦脑电图；⑧脑脊液检查。

三、眩晕的治疗原则

1. 一般处理。急性发作者需卧床休息，避免声光刺激。频繁呕吐者除对症用药外还应补液，防止脱水，注意营养补充，纠正电解质紊乱及酸碱平衡，加强护理及心理治疗，消除患者恐惧心理。

2. 病因治疗。明确病因，针对病因进行治疗。

3. 药物治疗原则。应根据病情轻重，药物作用强弱以及不良反应大小等合理选择，避免多种同类药物同时应用，如氟桂利嗪与尼莫地平均为钙离子拮抗剂，重叠应用易引起药物超量，导致不良反应增加。

恢复期或慢性期应尽量早停用前庭神经镇静剂如地芬尼多（眩晕停）等，以免影响中枢及前庭神经的代偿，不利于眩晕及平衡障碍的恢复。

对老年患者尤应注意全身性疾病和药物不良反应。

第二节 耳鸣

一、概述

耳鸣是神经科和耳科临床上常见的症状之一，是指外界并无任何音响刺激而患者却有持续音响感觉。造成耳鸣的病因很多，发病机制尚不清楚，耳鸣多属主观症状，客观检查较为困难。耳鸣与幻听不同，幻听虽在早期也有以耳鸣为首发症状的，但经历一定时间后就可以有具体的声响出现，如谈话声、流水声、钟表声等。在听觉传导通路上任何部位的刺激性病变均可出现耳鸣。耳鸣可分为低音性和高音性两类。低音性耳鸣表现为嗡嗡之声，与神经系统疾患关系不大，多为外耳道、中耳部病变所致；而高音性耳鸣表现为吹口哨音或蝉鸣，多见于神经系统疾病的早期。神经系统疾病中以小脑脑桥角病变最为常见，如肿瘤（特别是听神经瘤）、蛛网膜炎等。当颅内压增高时，尤其是颅后窝病变，常有耳鸣，多为双侧性，严重程度与颅内压增高的症状平行，当颅内压缓解时，耳鸣也可消失。在面神经麻痹的恢复期，由于镫骨肌发生异常收缩，也可出现耳鸣，为低音调。此外，神经症和精神病也常有耳鸣症状。耳部疾患，特别是内耳眩晕症，耵聍栓塞、中耳炎、鼓膜凹陷等常可伴耳鸣症状，同时常伴耳聋。奎宁、水杨酸和链霉素等药物中毒时所致的耳鸣多为双侧性，高音调，常伴耳聋，且进行性加重。颈部疾病，如颈动脉瘤、颈动脉受压或狭窄、颈静脉球体瘤、颈椎病等所致的耳鸣称为颈性耳鸣，常位于同侧，多为低音调，可与心脏搏动一致，又称搏动性耳鸣，有时在颈部可听到血管性杂音，这种杂音可由于压迫颈动脉而暂时消失。椎基底动脉供血不足，特别是影响到内听动脉时常可引起耳鸣，常伴有眩晕、耳聋等。此外，噪声也是耳鸣的常见诱因。

二、治疗

（一）手术治疗

对颅后窝占位性病变，特别是小脑脑桥角肿瘤所致的耳鸣，进行手术治疗，切除肿瘤。对颈部的动脉瘤或静脉瘤所致的搏动性耳鸣，也应手术治疗，对用药物治疗无效的严重的内耳眩晕症所致的顽固性耳鸣、眩晕也可采用内淋巴囊减压术或前庭神经切断术等予以治疗。

（二）药物治疗

1. 双氯麦角碱。又称海特琴。日本报道用双氯麦角碱治疗各种原因所致的内耳性耳鸣获得良好效果。双氯麦角碱能改善或增加内耳血流而使症状改善，每次给予双氯麦角碱 2 mg，每日 3 次，饭后服用，连用 2~8 周，无明显不良反应。

2. 利多卡因。能改善内耳的微循环而使症状缓解或消失。1~3 mg/kg 稀释于 25% 葡萄糖 20~40 mL，以每分钟 ≤20 mg 的速度静脉注射。注完后卧床，每日 1 次，5 d 为一个疗程，2 个疗程之间隔 2 d。Schmidt 报道用利多卡因 4 mg/kg 静脉点滴，每日 1 次，连用 5 d，共治疗 108 例耳鸣患者，其中超过 3 个月的慢性持续耳鸣 78 例，急性耳鸣 30 例，结果 84 例耳鸣减轻，痛苦感严重的耳鸣患者从 60 例减少到 32 例。

3. 乙酰胆碱。除具有扩张末梢血管作用外，尚有抑制内耳毛细胞的作用。从橄榄核发出的橄榄耳蜗束的大部分末梢终止于毛细胞，毛细胞能分辨最微细的声波频率差异，因此它对耳鸣很敏感。乙酰胆碱能抑制由橄榄核传出的异常冲动，故用于治疗耳鸣。剂量为 1~2 mL，皮下注射，每日 1 次。

4. 卡马西平。该药对中枢神经和周围神经均有阻滞作用，可用来降低中枢神经系统兴奋性因而能治疗耳鸣。余增福报道用卡马西平治疗耳鸣 50 例（其中链霉素中毒 4 例、庆大霉素中毒 6 例）。剂量为每次 100 mg，每日 2 次。用于 60 岁以下的患者；或者每次 100 mg，每日 1 次，用于 60 岁以上的患者。若耳鸣较重，可于当晚睡前加服 50 mg，1 个月为一个疗程。总有效率为 80%。在治疗过程中可出现轻微的头晕、恶心、呕吐、上腹部不适、手麻、白细胞减少、嗜睡等不良反应。1~2 d可消失，若5 d后仍不消失，即应减量或停药。

5. 弥可保。该药为维生素 B_{12} 的一种新制剂，含有甲基 B_{12}，日本左藤报道用弥可保治疗25例耳鸣患者，发现与精神安定剂并用疗效较好。

6. 胞磷胆碱（CDP-胆碱）。所谓神经性耳聋包括老年性耳聋、暴发性耳聋、听神经损伤、头部外伤后耳聋、药物中毒以及内耳眩晕症等所致的耳聋。神经性耳聋常伴有耳鸣、眩晕等症状。Makishima等报道用CDP-胆碱治疗41例神经性耳聋患者，剂量为CDP-胆碱300 mg加入25%葡萄糖20 mL，静脉注射，每日1次，连用12 d为一疗程。总有效率达67.6%，好转率耳聋占27%，耳鸣占71.7%，眩晕占100%。可见CDP-胆碱对耳鸣和眩晕的效果更好些。

7. 其他药物。据文献报道用来治疗耳鸣的药物还有血管扩张剂，如尼莫地平每次30 mg，每日3次；盐酸倍他啶每次4~8 mg，每日3次；桂利嗪每次25 mg，每日3次；镇静剂，如丙氯拉嗪每次5~10 mg，每日3次；地西泮每次2.5~5 mg，每日3次；止吐剂可用甲氧氯普胺每次10 mg，每日3次；也可用三环抗抑郁剂，如阿米替林每次25 mg，每日3次或盐酸丙米嗪每次25 mg，每日3次。

第三节　意识障碍

一、概述

意识是中枢神经系统对内外环境中的刺激所做出的有意义的应答能力。它通过人的语言、躯体运动和行为表达出来。使人体能正确而清晰地认识自我和周围环境。对各种刺激能做出迅速、正确的反应。当这种应答能力减退或消失时就导致不同程度的意识障碍。

完整的意识由两个方面组成，即意识的内容和觉醒系统。意识的内容是大脑对来自自身和周围环境的多重感觉输入的高水平的整合，是高级的皮质活动，包括定向力、感知觉、注意、记忆、思维、情感、行为等，使人体和外界环境保持完整的联系。意识的觉醒系统是各种传入神经冲动激活大脑皮质，使其维持一定水平的兴奋性，使机体处于觉醒状态，临床上常说的昏迷、昏睡、嗜睡、警觉即视为不同的觉醒状态。

意识的改变从概念上分为两类，一类累及觉醒，即意识的"开关"，出现一系列从觉醒到昏迷的连续行为状态。临床上区别为清醒、嗜睡、昏睡及昏迷，这些状态是动态的，可随时间改变而改变，前后两者之间无截然的界限，其中昏睡和昏迷是严重的意识障碍；另一类累及意识的内容，即大脑的高级功能，涉及认知与情感，此类意识改变涉及谵妄、精神错乱、酩酊状态、痴呆和癔症等。

二、意识障碍的诊断

对意识障碍患者的评价首先要明确意识障碍的特点（如急性意识错乱状态、昏迷、痴呆、遗忘综合征等），其次就是明确病因。现将诊断步骤概括如下。

（一）病史采集

对昏迷患者的病因判断极为重要，应尽可能地向患者的朋友、家属、目击者、救护人员询问患者发病当时的情况，既往病史以及患者的社会背景、生活环境。

1. 现病史。注意了解患者昏迷起病的缓急。急性起病，昏迷为首发症状，历时持久常为脑卒中、脑创伤、急性药物中毒、急性脑缺氧等。急性昏迷、历时短暂，提示痫性发作、脑震荡、高血压脑病、阿-斯综合征等。慢性昏迷或在某些疾病基础上逐渐发展变化而来，提示脑膜脑炎、脑肿瘤、慢性硬膜下血肿、感染中毒性脑病、慢性代谢性脑病（如尿毒症、肝性脑病、肺性脑病）等。

注意了解昏迷前出现的症状：昏迷前有突然剧烈头痛的，可能为蛛网膜下腔出血。昏迷前有突然眩晕、恶心、呕吐的，可能为脑干或小脑卒中。昏迷前伴有偏瘫的，可能为脑卒中、脑脓肿、脑肿瘤或某些病毒性脑炎、脱髓鞘脑病等。昏迷前伴有发热的,可能为脑膜脑炎、某些感染中毒性脑病、中暑、甲状腺危象、癌肿恶病质等。昏迷前伴有抽搐,可能为脑卒中、脑动静脉畸形、脑肿瘤、中枢神经系统感染、高血压性脑病、癫痫、妊娠子痫、脑缺氧、尿毒症、药物或乙醇戒断。昏迷前伴有精神症状,可能为肝性脑病、尿毒症、肺性脑病、血电解质紊乱、某些内分泌性脑病(肾上腺危象和甲状腺功能减退)或 Wernicke 脑病、脑炎、药物戒断。昏迷前伴有黑便的常见于上消化道出血,肝硬化患者常可诱发肝性脑病。昏迷前有恶心呕吐的,应考虑有无中毒的可能。

2. 既往史。更能提供意识障碍的病因线索。应尽可能地向家属,有时是通过既往的经治医生来询问。

(1)心血管系统:卒中、高血压、血管炎或心脏病或许能提示意识错乱状态和多发梗死性痴呆的血管性原因。

(2)糖尿病史:糖尿病患者认知紊乱常由高渗性酮症状态或胰岛素诱发低血糖所致。

(3)癫痫发作:癫痫病史对持续痫性发作、发作后意识模糊状态或意识障碍伴有脑外伤患者可能提供病因诊断。

(4)脑外伤史:近期脑外伤常致颅内出血,时间久些的脑外伤可产生遗忘综合征或慢性硬膜下血肿伴痴呆。

(5)乙醇史:对乙醇依赖的患者更易出现急性意识错乱状态,原因有乙醇中毒、戒断、醉酒后、醉酒后脑外伤、肝性脑病及 Wernicke 脑病。酗酒患者慢性记忆障碍可能为 Korsakoff 综合征。

(6)药物史:急性意识错乱状态也常由药物所致。如胰岛素、镇静催眠剂、鸦片、抗抑郁药、抗精神病药、致幻觉剂或镇静药物的戒断。老年人对某些药物认知损害的不良反应更为敏感。而年轻人往往有很好的耐受性。

(7)精神疾病史:有精神障碍病史的患者出现的意识障碍常是由于治疗精神病药物过量。如苯二氮䓬类药、抗抑郁药、抗精神病药。

(8)其他:对于性乱者、静脉注射药物者、输入被感染的血液及凝血因子血制品者及上述这些人的性伴侣、感染母亲的婴儿都有感染艾滋病(AIDS)的危险。

发病时的周围环境和现场特点也应在病史中问及:①冬季,如北方冬天屋内生活取暖易导致 CO 中毒;②晨起发现昏迷的患者,应想到心脑血管病、CO 中毒、服毒、低血糖昏迷;③注意可能发生头部外伤的病史和现场;④注意患者周围的药瓶、未服完的药片、应收集呕吐物并准备化验;⑤周围温度环境,如高温作业、中暑等。

(二)一般体格检查

目的在于寻找昏迷的可能病因。

(1)生命体征:注意血压、脉搏、体温和呼吸变化。

(2)皮肤及黏膜。

(3)头部及颈部。

(4)口部及口味异常。

(5)胸、腹、心脏及肢体。

(三)神经系统检查

仔细查体,搜寻定位体征,以确定病变的部位。

(四)观察患者

观察患者是否处于一种自然、合适的体位,如果和自然的睡眠一样,意识障碍的程度可能不深。哈欠、喷嚏也有助于判断意识障碍的深浅。张口及下颌脱落常提示患者的意识障碍可能较重。

意识状态有以下几种情况。

(1)意识模糊:是一种常见的轻度意识障碍。有觉醒和意识内容两方面的变化,表现为淡漠、嗜睡、注意力不集中,思维欠清晰,伴有定向障碍。常见的病因为中毒、代谢紊乱,也有部分患者可以表现大脑皮质局灶损害的特征，尤其当右侧额叶损害较重时。

（2）谵妄：是一种最常见的精神错乱状态，表现为意识内容清晰度降低。特点为急性起病，病程波动的注意力异常，睡眠觉醒周期紊乱，语无伦次、情绪不稳，常有错觉和幻觉。临床上，谵妄必须与痴呆、感觉性失语及精神病相鉴别。

（3）嗜睡：觉醒的减退，是意识障碍的早期表现。对言语刺激有反应，能被唤醒，醒后能勉强配合检查，简单地回答问题，刺激停止后又入睡。

（4）昏睡：较重的痛觉或大声地语言刺激方可唤醒，并能做简短、含糊而不完全的答话，当刺激停止时，患者立即又进入昏睡。

（5）浅昏迷：仍有较少的无意识自发动作，对疼痛刺激有躲避反应及痛苦表情，但不能回答问题或执行简单的命令。各种反射存在，生命体征无明显改变。

（6）深昏迷：自发性动作完全消失，肌肉松弛，对外界刺激均无任何反应，各种反射均消失，病理征继续存在或消失，生命体征常有改变。

三、昏迷的鉴别诊断

（一）判断是否为昏迷

通过病史询问和体格检查，判断患者是否有昏迷。一般不会很困难，但一些精神病理状态和闭锁综合征，也可对刺激无反应，貌似昏迷，需加以鉴别。

（1）醒状昏迷：患者表现为双目睁开，眼睑开闭自如，眼球可以无目的的活动，似乎意识清醒，但其知觉、思维、语言、记忆、情感、意识等活动均完全丧失。呼之不应，而觉醒-睡眠周期保存。临床上包括：①去皮质综合征。多见于缺氧性脑病和脑外伤等，在疾病的恢复过程中皮质下中枢及脑干因受损较轻而先恢复，皮质广泛损害重仍处于抑制状态。②无动性缄默症。病变位于脑干上部和丘脑的网状激活系统，大脑半球及其传出通路则无病变。

（2）持久植物状态：是指大脑损害后仅保存间脑和脑干功能的意识障碍，多见于脑外伤患者，经去大脑皮质状态而得以长期生存。

（3）假性昏迷：意识并非真正消失，但不能表达和反应的一种精神状态，维持正常意识的神经结构并无受损，心理活动和觉醒状态保存。临床上貌似昏迷。

（4）心因性不反应状态：见于癔症和强烈的精神创伤之后，患者看似无反应，生理上觉醒状态保存，神经系统和其他检查正常。在检查者试图令患者睁开双眼时，会有主动的抵抗，脑电图检查正常。

（5）木僵状态：常见于精神分裂症，患者不言、不动、不食，甚至对强烈的刺激亦无反应。常伴有蜡样弯曲、违拗症等，并伴有发绀、流涎、体温过低、尿潴留等自主神经功能紊乱，缓解后患者可清晰回忆起发病时的情况。

（6）意志缺乏症：是一种严重的淡漠，行为上表现不讲话，无自主运动，严重的病例类似无动性缄默症，但患者能保持警觉并意识到自己的环境。

（7）癫痫伴发的精神障碍：可出现在癫痫发作前、发作时和发作后，也可以单独发生，表现有精神错乱、意识模糊、定向障碍、反应迟钝、幻觉等。

（8）闭锁综合征：见于脑桥基底部病变，患者四肢及脑桥以下脑神经均瘫痪，仅能以眼球运动示意。因大脑半球及脑干背盖部网状激活系统无损，故意识保持清醒，因患者不动不语而易被误诊为昏迷。

（二）判断病变部位

根据昏迷患者有无神经系统损害表现、颅内压增高和其他系统的表现，可推测导致昏迷的病因是在颅内还是颅外，颅内病变又可根据其范围和性质分为幕上、幕下，局灶性病变还是弥漫性病变。

四、昏迷的病因

昏迷是最严重的意识障碍，并不都是原发于中枢神经系统的损害，也多见于其他各科疾病中。了解昏迷可能的病因对于临床医生工作中配合抢救、处理昏迷患者具有指导意义。

五、昏迷的实验室检查

（一）常规检查

有助于昏迷病因的定性和鉴别诊断。包括血、尿、便分析，尿素氮和肌酐的测定，快速血糖、血钙、血钠检测及血气分析、肝功能、酶学、渗透压、心电图和胸片等。

（二）毒物的筛查

可对患者的尿、胃肠内容物进行毒物的检测。包括鸦片、巴比妥盐、镇静剂、抗抑郁药、可卡因和乙醇等。

（三）特殊检查

1. 头颅 X 线片。因价廉、操作简便、快速而不失为基层医院常用的检查手段，对脑外伤具有重要的诊断价值。能发现颅骨骨折，有无颅内异物和颅内积气。如果见到脑回压迹、颅缝分离、蝶鞍吸收和扩大、颅骨普遍性吸收萎缩、蛛网膜粒压迹增大等常提示有颅内压增高。

2. 脑电图。疑似脑炎、癫痫发作后昏迷状态的患者，可行脑电图检查。此外还有助于昏迷与闭锁综合征、癔症、紧张症的鉴别及脑死亡的判定。

3. 腰椎穿刺。高热伴脑膜刺激征者或暂时原因不明的昏迷患者应做腰椎穿刺以明确诊断。颅内压增高行腰椎穿刺后脑疝的发生率为 1% ～ 12%，如怀疑患者脑疝形成，应先行头颅 CT 检查，做好静脉注射甘露醇及抢救措施，以防发生脑疝。颅内压显著增高者，留取 2 ～ 3 mL 脑脊液供生化、常规、涂片、培养用。对有出血倾向患者，穿刺可诱发脊髓硬膜外血肿。

4. 头颅 CT 检查。能迅速显示颅内结构，特别适用于颅脑外伤的急诊检查。在脑卒中的鉴别诊断中更有意义，虽然在脑梗死早期（24 h 以内）可能难以完全显示梗死的部位，但对有无出血、出血的范围、中线结构有无移位、是否破入脑室等信息的提供有高度的准确性。不足之处对幕下结构显示不佳，对早期脑梗死、脑炎及等密度硬膜下出血等易漏诊。

5. 磁共振成像（MRI）。对后颅凹病变、脑肿瘤及脱髓鞘病灶比 CT 具有更高的灵敏度和准确度，尤其对脑肿瘤的诊断要优于 CT。对急性脑出血不如 CT，检查时间较长，因躁动或呼吸困难常使头位改变而影响图像质量。

6. 数字减影脑血管造影（DSA）。适用于疑似蛛网膜下隙出血的患者，可发现有无颅内动脉瘤或动静脉畸形。DSA 为有创性检查，并有一定的风险。

第四节　智能障碍

智能是人认识客观事物、积累经验、运用以往经验解决当前问题、适应新环境的能力。它是学习能力、概括能力、抽象思维和适应新环境能力的综合，往往通过观察、记忆、想象、思考、判断和概括等表现出来。测智能最常用的项目是智商（IQ），正常人群的智商呈常态曲线分布，多数人的智商值为 100 ± 15。智商高于 130 者为超常智能，而低于 70 者为低智能，即智能障碍，包括精神发育迟滞和痴呆。

智能障碍可由多种原因引起。在大脑发育完善以前引起的称为精神发育迟滞，可因遗传性疾病、胎儿期疾病、围产期疾病、婴幼儿疾病及儿童期疾病所引起。大脑发育完善以后，如果罹患严重脑部疾病，智能可以退化，这种情况称为痴呆。无论何种智能障碍，其主要表现是智能低下，记忆力、思维能力、注意力、理解力、反应能力等降低。预后因病因和疾病严重程度而异，轻、中度精神发育迟滞随年龄的增长，智力可逐渐有所改善，但仍低于同龄正常人。

精神发育迟滞患者人数众多，国内调查其平均患病率为 4.3‰，有些学者甚至认为，任何时候人群中都有近乎 1% 的人符合精神发育迟滞，故此病被认为是导致人类伤残的最大一类疾病，本病患者男性比女性约多二倍。痴呆主要发生在老年期，年龄越大患病率越高，65 岁以上老人中，中重度痴呆的患病率为 3% ~ 5%，80 岁以上的老人中，患病率可达 20% 或更高。

一、诊断

诊断智能障碍首先要确定是否存在智能低下，其次要确定病因。为此应做到以下几方面。

1. 智力测验。如智商低于 70，可以认为智力低下。目前国际上通用的智力测验工具有盖塞尔、丹佛发育筛选法、画人测验、Peabody 图像词汇测验（PPVV）、韦克斯勒智力测验、斯坦福-比奈智力测验等。根据测得智商判断患者的智力水平。

2. 全面了解病史。双亲家族中是否有遗传病，代谢缺陷患者，近亲婚配，多胎生育史，母孕期情况，患者出生时情况，生长发育过程中是否有落后的迹象。

3. 躯体检查。有无畸形和神经系统症状。

4. 实验室检查。测定某些代谢酶和内分泌水平，24 h 尿氨基酸层析，颅骨拍片，超声波检查，脑电图和 CT 检查，染色体核型分析，必要时借助于基因分析。

5. 评定患者的社会适应能力。包括自我料理生活能力、学习能力、处理人际关系和事物的能力。可用美国智力低下协会适应行为量表或用湖南医科大学附二院心理室姚树桥编制的儿童适应行为量表来评定。

二、鉴别诊断

（一）内分泌功能障碍

（1）地方性呆小症（Endemic Cretinism）：发生于甲状腺肿流行地区。全世界除冰岛外，各国几乎都有轻重不等的流行区。中度和重度智力低下者占 60% 以上。患者的表情淡漠或呈傻笑痴呆面容。大多安静，活动少，反应迟钝，精神萎靡。部分患者性情暴躁，哭闹无常，显露原始情绪反应。几乎都有不同程度的言语障碍，而听力障碍也十分常见。身体发育迟缓及发育不良是本病的另一特征，患者身体多矮小且不匀称，身体上部量长于下部量。体重低于同龄正常人。骨骼发育延迟，表现为骨核出现迟，发育小，掌指骨细小，骨骼愈合迟。不少患者合并瘫痪及运动功能不良，性发育迟缓，只有轻度患者性发育完全并有生殖能力。脑电图检查显示基本频率偏低，节律不整，大多有阵发性双侧 θ 波，可无 α 波。甲状腺吸 [131] 碘率增高，呈碘饥饿曲线。

（2）垂体性侏儒症（Pituitary Dwarfism）：是由于垂体前叶功能不足引起的一种疾病。患者出生时及婴儿期生长发育尚正常，自幼儿期开始，与同龄儿童相比，显示发育落后，但其躯体各部的发育则对称均衡，精神发育大多正常，部分智力低下，情绪欣快，性腺发育缓慢或不全。

（二）颅脑畸形

（1）先天性脑积水（Congenital Hydrocephalus）：脑积水主要是脑脊液在脑室内大量增加。临床表现主要是头颅迅速增大，颅缝分开，囟门扩大，头部透光试验阳性，根据病程长短有不同程度的智力障碍及神经系统其他体征。

（2）颅狭窄症（Craniosynostosis）：由于颅骨骨缝过早闭合所致，可为遗传性疾病，亦可散发发病。临床表现颅围小，形成尖颅畸形，常有颅内压增高症及智力障碍。

（3）脑穿通畸形（Brain Perforating Deformation）：病变为大脑半球有一处或多处漏斗样空腔，可与脑室或蛛网膜下隙相通。症状为明显智能障碍及神经系统其他症状。

（4）大头畸形（Macrocephaly）：为罕见情况，头大，脑大（部分由胶质细胞增生所致）。智力可低下、正常或超常。

（5）小头畸形（Microcephaly）：原发性者为常染色体隐性遗传所致，继发性者因孕妇病毒感染或其他原因所致。前者多伴有中、重度智力低下，后者的智力水平视病因及头小的程度而定。

（6）脑回畸形（Gyrus Deformation）：包括无脑回，脑回大或小等畸形，均有明显的智能及情绪障碍。

（三）营养性疾病

（1）糙皮病：该病是由于烟酸缺乏引起，通常与慢性酒精中毒、甲亢、怀孕、应激等有关。有典型的"3D"症状：皮炎（Dermatitis）、腹泻（Diarrhea）、痴呆（Dementia）。早期症状主要为：易激惹、失眠、乏力、记忆力减退、感觉异常等，一些患者表现为痴呆，而大多数则表现为精神错乱，如果不治疗则会发生不可逆转的智能减退。

（2）韦-科综合征：由于维生素 B_1 缺乏引起，通常是慢性酒精中毒所致，有时饥饿状态也可引起，分为两类综合征。

1）Wernick 脑病：又称高位出血性脑灰质炎，一次过量饮酒后突然发生震颤性谵妄、嗜睡、眼肌麻痹及共济失调。有时可出现瞳孔反射障碍，即缩瞳、瞳孔大小不等、绝对迟钝或凝滞，也可出现痉挛发作，急性起病，有生命危险。

2）科萨科夫综合征：缓慢起病，常在一次或多次震颤性谵妄发作后发生，其特点是识记能力障碍，时间定向力障碍，虚构症，顺行性或逆行性遗忘。常见病因是脑炎、脑中风后、颅脑外伤，也可因为慢性或者反复维生素 B_1 缺乏引起。

（3）维生素 B_{12} 缺乏：有时在血液或脊髓出现异常之前就引起了皮质下痴呆，因此所有痴呆患者均应检测血清维生素 B_{12} 水平，如果结果正常而高度怀疑该病时应测血清甲基丙二酸、高半胱氨酸，如果升高反映了细胞内维生素 B_{12} 异常。

（四）慢性代谢性损害

低血糖、低氧血症、尿毒症、肝功能衰竭等慢性代谢性损害均可导致智能障碍，其程度与代谢所致的大脑损害程度有关，代谢紊乱纠正后患者可能还会留下永久的智力缺陷。

第五节　睡眠障碍

睡眠不仅是一种生理性的抑制，也是一种复杂的节律性的生理现象。睡眠是由于抑制过程广泛扩散至整个大脑皮质和皮层下中枢的结果。睡眠和觉醒是两种截然不同的生理节律，各自受机体神经生物体系的支配和调节。

一、睡眠不足

（一）睡眠不足的原因

失眠是常见临床表现。失眠症一般分为入睡困难、间断觉醒和早醒三种形式。除增龄引起的失眠外，引起失眠的原因也是多方面的。

1. 心理生理性失眠。心理生理性失眠是一种与行为有关的睡眠障碍，多发生在情感上的紧张，心理不适应和躯体的各种疾病等情况下。多功能睡眠图常显示客观睡眠紊乱、睡眠潜伏期延长和频发的夜间觉醒。

2. 外源性失眠。该失眠是由许多影响睡眠的外界因素所致，多发生在不适宜的睡眠环境和条件下，如嘈杂的环境和外界各种不良的刺激。

3. 药物或酒精性失眠。某些药物可直接影响睡眠，如某些兴奋性药物如苯丙胺、哌甲酯等。

4. 高原性失眠。失眠是高原地区常出现的睡眠障碍。由于高原的缺氧和过度通气导致低碳酸血症，以及周期性呼吸节律的改变导致失眠。

（二）睡眠不足的治疗

治疗失眠最主要的应是消除导致失眠的各种因素，较理想的是综合治疗，涉及教育、行为疗法和药物手段。

1. 非药物性治疗。

（1）睡眠卫生教育：指导失眠者养成良好的睡眠习惯，睡眠量适度，睡和醒要有规律，卧室温度和光线适宜，避免睡前兴奋性活动及饮用干扰夜眠的饮料如咖啡、茶等及食用干扰夜眠的药物等。

（2）刺激控制训练：包括只在有睡意时才上床；若上床 15～20 min 不能入睡，则应起床；无论夜间睡多久，清晨应准时起床。研究发现，此法明显缩短睡眠潜伏期，并可减少药物治疗的用量。

（3）睡眠约束：即限制睡眠，是指导失眠者减少花在床上的非睡眠的时间。当睡眠效率超过 90% 时，允许增加 15～20 min 卧床时间，睡眠效率低于 80%，应减少 15～20 min 卧床时间，睡眠效率在 80%～90% 则保持卧床时间不变。

（4）放松训练：放松方法有肌肉放松训练，生物反馈，沉思，瑜伽，气功和太极拳等。

（5）光疗：定时暴露于强光下 2～3 d，可以改善睡眠-觉醒节律。对治疗睡眠-觉醒节律障碍如睡眠时相延迟或提前综合征特别有效。

（6）时相疗法：适用于睡眠时相延迟综合征的患者。嘱患者每日将睡眠时间提前数小时，直到睡眠-觉醒周期符合一般社会习惯，需要一周左右的时间。

2. 药物治疗。药物治疗失眠，尤其是慢性成人和老年患者的失眠，应遵循以下基本原则：①应用最小有效剂量；②间断用药（每周 2～4 次）；③短期用药（常规不要超过 3～4 周）；④逐渐停药；⑤防止停药后复发。

目前用于治疗失眠的药物种类繁多，可分为五类：①苯二氮䓬类（BZD）；②抗抑郁药，如阿米替林、多塞平；③抗组胺类，如羟嗪；④巴比妥及非巴比妥类，如巴比妥、苯巴比妥；⑤精神病药物及其他镇静药，如氯丙嗪。应用最广泛的是 BZD，一般说来，半衰期短的安眠药比半衰期长的显效快，抑制呼吸弱，没有或只有轻微的白日残留作用，但是短效 BZD 容易成瘾，撤药时容易发生反跳性失眠。这种反跳与用药剂量无关，有的人在服药几日，甚至一到两日后就会产生。虽然半衰期长的安眠药比半衰期短的成瘾性和反跳要小，但显效慢，抑制呼吸，白日残留作用是它的不足之处。其他抗失眠药物如褪黑素是松果体分泌的主要激素，其独特作用是转换光周期调节睡眠节律信号，可以用来治疗由于生理节律紊乱（诸如跨时区飞行旅游，轮班工作）引起的周期性失眠。Zolpidem 是属咪唑吡啶类药物，近来发现具有和 BZD 相似的作用，被用来治疗暂时性和慢性失眠。尽管它与 BZD 都是通过调节 GABA 受体复合体的途径发挥作用，但它没有像 BZD 类那样会影响睡眠结构，不会引起认知和精神运动障碍的不良反应，并且停药后不会出现反跳现象。尽管如此，专家仍建议服用此药不要超过 4 周以上。

二、睡眠过多

（一）发作性睡病

是一种原因不明的白昼困倦和难以控制的睡眠发作，同时伴有夜间睡眠障碍和猝倒发作。多数患者病因不明。部分患者是由于丘脑下部或中脑灰质被盖网状结构的损害所致。也有文献强调发作性睡病是由于网状激活系统病变或神经体液缺陷所致。

本病好发年龄在 10～20 岁，由若干症状所组成，主要症状为嗜睡和猝倒。睡眠发作多在白天正常人不易入睡的场合。睡眠发作时有一种难以控制的睡意迫使患者立刻入睡。睡眠的深度和持续时间以及发作的次数因人而异，一般能够唤醒。猝倒多发生在情绪激动时，突然出现全身肌肉软弱无力，肌张力和腱反射低下或消失，软瘫倒地不能活动。除此之外还有患者出现睡眠瘫痪症，多发生在入睡或觉醒时，持续数秒或数分钟后消失。部分患者还存在入睡幻觉。

发作性睡病的诊断应具备以下内容：①白昼过分嗜睡；②发作性猝倒；③入睡幻觉；④睡眠麻痹。在鉴别诊断中应与 Kleine - Levin 和 Pickwichian 综合征相鉴别。

治疗：①苯丙胺：可以抑制快动眼睡眠（REM）。10～20 mg，每日 2～3 次。为了避免难以入睡的不良反应，睡前不宜服用，此前尚有紧张、焦虑、心悸等不良反应。成瘾是值得重视的问题；②哌甲酯（Ritalin，利他林）：可抑制 REM。5～10 mg，每日 2～3 次。不良反应偶有眩晕、失眠、心悸、厌食及头痛；③盐酸丙咪嗪：对猝倒效果明显。与哌甲酯合用，可控制猝倒与发作性入睡。25 mg，每日 3 次；④单胺氧化酶抑制剂：可以减少发作性入睡。对猝倒、睡眠幻觉及睡眠瘫痪也有效。不良反应：低血压、阳痿、水肿、体重增加等。停药后出现失眠、抑郁、焦虑；⑤其他：L-精氨酸每日 9 g，可减少睡眠发作；麻黄碱、氯化钾、氟哌啶醇等对猝倒有效。

（二）Kleine-Levin 综合征

又称周期期性嗜睡-贪食综合征或周期性嗜睡-病态综合征。本症是以周期性发作性嗜睡合并贪食，同时伴有运动不安、精神兴奋和轻度意识障碍的一组病症。

临床多见于 10~20 岁的男性青少年，典型的临床表现分为 4 期。①前驱期，多有心身方面的疲劳和疾病，发作前 2~3 d 常有头痛乏力、情绪不稳、思维紊乱或轻度嗜睡；②嗜睡期，嗜睡可在昼间或傍晚急速起病，极度困倦迅速入睡，呼之不应，持续时间长短不一。表现食欲亢进，烦渴多饮，性行为释放，表情抑郁或意识蒙眬，清醒后能回忆；③反跳期或恢复期，发作症状消失后 7 d 内可出现过度觉醒或躁狂样状态，夜间不眠仍保持精神爽快；④间歇期，一般无症状如同健康人。

治疗：发作期可用哌甲酯或苯丙胺治疗，也可用三环类抗抑郁剂。文献报道可用碳酸锂治疗本病可预防复发，也有不治自愈倾向。

三、睡眠相关障碍

（一）Pickwickian 综合征

又称肥胖-肺换气综合征，多见于体形过度肥胖而又无心肺疾病的健康者，表现嗜睡、入睡后呼吸暂停、发绀，严重者来不及抢救可导致死亡。

治疗：应设法降低体重，包括饮食控制，加强体育锻炼或科学减肥法降低体重。注意解除呼吸道梗阻，必要时可行气管切开，对个别严重的病例应行人工辅助呼吸。

（二）睡眠呼吸暂停综合征

该综合征是指在睡眠状态下，气流在口鼻腔至少持续 10 s，并在睡眠中反复发生呼吸暂停、憋醒，形成周期性呼吸节律伴发绀、换气功能低下，称为睡眠呼吸暂停综合征。临床主要表现为无节制的响亮鼾声，这种咽喉鼾鸣常被 20 s 或更长时间的无呼吸期所打断。睡眠中的行为异常出现在呼吸恢复之前，如拍击样震颤，突然起坐或下床，甚至跌倒中断睡眠。睡眠较深，唤醒困难，疼痛刺激无反应，迷惘，不能回忆伴夜间遗尿，晨起头痛。

治疗：因气道阻塞或呼吸暂停应给氧，但效果较差。对阻塞型呼吸暂停患者可行气管造口术有一定疗效，但关闭造口易复发；也可采用气管内插入活瓣装置。鼻腔持续正压气道通气可减少呼吸暂停次数，改善睡眠和缺氧。药物方面的治疗可选用丙咪嗪或盐酸可乐定。

（三）梦游

梦游是指患者在睡眠状态下，可以完成简单甚至是复杂的自主运动，也可重复生活中的某些习惯动作，如开抽屉、解纽扣，不但难以唤醒甚至可发生意外。梦游全过程 3~5 min，以学龄期儿童最为常见，少数患儿可反复发作并伴有遗尿症。

治疗：首要措施在于保证安全，免出意外，如夜间锁好门窗等。此病往往随年龄增长而趋于好转。必要时睡前口服丙咪嗪 25~50 mg，疗效显著。

（四）夜惊

也称梦惊，是觉醒异常的一种表现。主要见于幼小儿童，多发生在入睡后数小时，主要表现患儿在夜间睡眠中突然起坐尖叫，神情惊恐不安，双目直视，意识蒙眬，定向障碍和幻觉，还可出现其他复杂的无目的的动作，可自动清醒。因此在治疗中应首先消除家长的疑虑和担心，随增龄而发作的次数也自然会减少。治疗与梦游症相同。

（五）夜尿症

俗称尿床，好发于儿童。主要因睡眠中大脑对膀胱的控制能力减弱而发生遗尿。5~6 岁前的遗尿被认为是儿童发育过程中的正常现象，随年龄的增长遗尿随之消失，仅有少数可发生在青少年。继发性夜尿主要由精神因素、泌尿和神经系统器质性病变所致。

治疗：首先要安排好患者的作息制度。白天不要过度劳累、睡前少喝水并排空小便。习惯性遗尿者应设法在前半夜唤醒后排尿。有器质性病变者先治疗原发病。药物可用丙咪嗪 25 ~ 50 mg，睡前 2 h 口服，可使 69% 的患者遗尿次数减少，但其作用不能持久，需辅以心理治疗。三环类药物阿米替林、去甲替林也可选用。

（六）睡眠磨牙症

睡眠磨牙症是一种在睡眠中发生的不自主用力磨牙。患者不知道存在本病。常在夜间大声磨牙被同屋或同床者发现，发病年龄多在 17 ~ 20 岁。其病因可能与牙本质异常有关，如咬殆不正常、心理因素或精神紧张也起一定作用。轻者不需治疗，重者可用橡皮牙托治疗，防止牙齿损害。

第六节　躯体感觉障碍

躯体感觉指作用于躯体感受器的各种刺激在人脑中的反映。一般躯体感觉包括浅感觉，深感觉和复合感觉。感觉障碍可以分为抑制性症状和刺激性症状两大类。

一、抑制性症状

感觉传导路径破坏时功能受到抑制，出现感觉（痛觉、温度觉、触觉和深感觉）减退或缺失。一个部位各种感觉缺失，称完全性感觉缺失。在意识清醒的情况下，某部位出现某种感觉障碍而该部位其他感觉保存者称分离性感觉障碍。患者深浅感觉正常，但无视觉参加的情况下，对刺激部位、物体形状、重量等不能辨别者，称皮质感觉缺失。当一神经分布区有自发痛，同时又存在痛觉减退者，称痛性痛觉减退或痛性麻痹。

二、刺激性或激惹性症状

感觉传导路径受到刺激或兴奋性增高时出现刺激性症状，可分为以下几种。

（一）感觉过敏

感觉过敏指一般情况下对正常人不会引起不适感觉或只能引起轻微感觉的刺激，患者却感觉非常强烈，甚至难以忍受。常见于浅感觉障碍。

（二）感觉过度

感觉过度一般发生在感觉障碍的基础上，具有以下特点。

（1）潜伏期长：刺激开始后不能立即感知，必须经历一段时间才出现。

（2）感受性降低，兴奋阈增高：刺激必须达到一定的强度才能感觉到。

（3）不愉快的感觉：患者所感到的刺激具有暴发性，呈现一种剧烈的、定位不明确的、难以形容的不愉快感。

（4）扩散性：刺激有扩散的趋势，单点的刺激患者可感到是多点刺激并向四周扩散。

（5）延时性：当刺激停止后在一定时间内患者仍有刺激存在的感觉，即出现"后作用"，一般为强烈难受的感觉，常见于烧灼性神经痛、带状疱疹疼痛、丘脑的血管性病变。

（三）感觉倒错

感觉倒错指对刺激产生的错误感觉，如冷的刺激产生热的感觉，触觉刺激或其他刺激误认为痛觉等。常见于顶叶病变或癔症。

（四）感觉异常

感觉异常指在没有任何外界刺激的情况下，患者感到某些部位有蚁行感、麻木、瘙痒、重压、针刺、冷热、肿胀，而客观检查无感觉障碍。常见于周围神经或自主神经病变。

（五）疼痛

是感觉纤维受刺激时的躯体感受，是机体的防御机制。临床上常见的疼痛可有以下几种。

1. 局部疼痛。是局部病变的局限性疼痛，如受到三叉神经痛引起的局部疼痛。

2. 放射性疼痛。中枢神经、神经根或神经干受到病变刺激时，疼痛不仅发生在局部，而且扩散到受累神经的支配区。如神经根受到肿瘤或椎间盘的压迫，脊髓空洞症的痛性麻痹。

3. 扩散性疼痛。是刺激由一个神经分支扩散到另一个神经分支而产生的疼痛，如牙疼时，疼痛扩散到其他三叉神经的分支区域。

4. 牵涉性疼痛。内脏病变时出现在相应体表区的疼痛，如心绞痛可引起左胸及左上肢内侧痛，胆囊病变可引起右肩痛。

5. 幻肢痛。是截肢后，感到被切断的肢体仍然存在，且出现疼痛，这种现象称幻肢痛，与下行抑制系统的脱失有关。

6. 灼烧性神经痛。剧烈的烧灼样疼痛，多见于正中神经或坐骨神经损伤后，可能是由于沿损伤轴突表面产生的异位性冲动，或损伤部位的无髓鞘轴突之间发生了神经纤维间接触。

第七节　语言和言语障碍

语言和言语功能是社交生活和个人智能生活中基本的人类功能。语言是指个体应用语言符号进行交往、获得和处理信息的功能。对语言功能的研究是目前神经科学研究的一个重要领域，对其认识仍在不断完善中。

一、失语

失语症是因脑部损害所致的获得性语言障碍，患者理解、形成和表达语言的能力受损，但并不包括下列疾病：语言发育性疾病；单纯运动性言语障碍，如口吃、构音障碍、言语失用；因精神分裂症等原发性精神障碍所致的语言障碍。

失语可分为：①运动性失语，亦称 Broca′s 失语，"表达性"、"前部的"或"非流畅性"失语；②感觉性失语，亦称 Wernicke′s 失语，"接受性"、"后部的"或"流畅性"失语；③完全性失语；④失联络语言综合征，如传导性失语、词聋、词盲等。

（一）失语的解剖学基础

对于失语患者脑的解剖研究，构成了目前几乎所有的有关语言的解剖知识。几乎所有的右利手和60%～70%的左利手人群的语言中枢在左侧大脑半球，其余15%～20%的左利手者，语言中枢在右侧半球，另一半是双侧半球同时参与。传统理论认为，脑部有四个主要语言区域，有两个区域与语言理解有关，与口语理解相关的区域是包括颞叶的后部-后上部（22 区的后部，亦称 Wernicke 区）和 Heschl 回（41 和 42 区）。第二语言理解区是角回（39 区），位于顶叶下部，视觉接受区的前部，管理书面语言理解。缘上回可能也是语言理解区域的组成部分。与语言表达相关的区域是 44 和 45 区，位于额下回后部，称为 Broca 区，与口语表达相关。另外还有与书面语言表达相关的区域，是位于第二额回后部的第四语言区（也称 Exner 书写中枢），不过这一概念尚有争议。这些结论多数是根据脑卒中等有局限性脑损害的病理结果和结合其失语表现来推断的，但各种失语症与脑定位损害并不存在严格的一一对应关系。目前认为，涉及语言理解和产生的神经解剖结构非常复杂，颞叶上部负责听觉的输入和言语解码，顶叶负责语言的分析，额叶负责语言的表达，这些脑叶的相关区域联合形成语言区，主要在外侧裂周边。近年来，在癫痫患者的皮层刺激研究，以及在健康和患者群中所做的功能影像研究（如功能磁共振和 PET）中发现，特定的言语功能（如命名图片）可激活双侧大脑半球的许多区域，言语的产生、接受和阐释需要特定的认知过程，如语音的解码和编码，字母拼写的解码和编码，词汇存取、单词的语音和语义表达，言语的语义阐释等。区分不同失语症患者中这些认知过程，有助于发现这些过程的神经解剖基础。

（二）失语的检查

详细的语言检查非常重要，结合其他神经系统体征能帮助诊断引起失语的病灶和病因。神经心理学家常应用成套的神经心理测定量表来检测语言功能，常用量表包括波士顿诊断性失语检查、西部失语系列、波士顿命名测试、汉语失语成套测验等。床旁的失语检查应尽量检测语言障碍的微细变化，语言功能的每一部分应单独和全面检测，通常包括以下几方面：自发性言语、命名、听力理解、复述、阅读和书写。

1. 自发性言语。可通过病史询问或量表检查了解患者的自发性言语。应检测言语的流利程度（发音的容易和快速）、速度（字词的数量）、言语的启动、语义性错语和音素性错语的存在，找词停顿、犹豫和赘词，言语的韵律。语义性错语是将一个词说错为另一个词，如将"刀"说成"锯"。音素性错语是以相似的音素代替正确的音素，如将刀（dao）说成掏（tao）。言语中根本没有的词，称为新语或错乱失语（乱语）。

2. 命名。命名为重要的语言功能，在各种失语症中都会受损。命名包括物品和物品组成部分、身体部位、颜色、动词的命名。有时也要求受试者分别按所见和触摸来命名同一物品。要求受试者 1 min 内说出更多水果、动物名称等也是命名测试的一种。

3. 听力理解。要求患者执行检查者的口头命令和回答问题以测试其听力理解。命令和问题应有难易程度的不同。

4. 复述。从简单的字词开始，到复述较长的句子。将其复述能力与自发性言语比较。外侧裂失语包括 Broca 失语、Wernicke 失语、传导性失语和完全性失语，复述能力差。而非外侧裂失语包括命名性失语、经皮层性失语，复述能力保留。

5. 阅读。先要求患者朗读简单的句子和一段文字。而后测试患者能否对书面命令做出正确反应和讲述所读文字材料的意义。有时默读比朗读更能测知理解的有效性。

6. 书写。测试书写较之言语能察觉轻度的语言缺损。需分别测试患者自发书写、抄写和听写的能力。注意书写的整齐性及拼写、语法、数量的正确性。

（三）失语症的分类和临床特征

1. 外侧裂失语。失语症主要基于对语言的理解、重复和表达障碍来进行分类。实际上，多数失语患者的语言功能各方面均受到不同程度的损害，且随病程变化可有不同的演化。经典的分类简述如下。

（1）Broca 失语：又称为运动性失语、表达性失语或非流畅性失语等，是指患者的语言输出或言语产生的原发性障碍，而理解能力相对保留。其主要特点是口语表达障碍，具有非流利型口语的四个特点——说话费力、语调障碍、语短、语法词少。对于严重的运动性失语，患者可表现为完全无自发言语，但患者能咀嚼、吞咽、咳嗽和叫喊，偶尔可说出"是"或"不是"，但多数情况下不知所云。也有重复说几个刻板的词，也称为单语症。情况好一些，患者能说出短句，或唱出熟悉的歌词。在较轻的Broca 失语或严重失语的恢复期，患者讲话犹豫，单词音节过渡困难，有结结巴巴的感觉，尤其是说多音节单词时。讲话缺乏抑扬顿挫的语调，声音低缓。语句简短，呈"电报式语言"，严重者不合语法，可以有名词和动词，明显缺乏语法词（如冠词、形容词、副词或连词）。口语理解好于表达，但有比较、次序和语法词的句子理解困难。命名困难、找词困难均存在。对行为的命名明显差于对物体的命名。复述同样存在问题，常省略语法词。在阅读理解方面也有障碍，尤其是对被动语态或复杂的句法结构，或主谓关系基于代词（如他看见她）而不是简单名词（如小强看见小丽），这也被称为深诵读困难，这说明严重 Broca 失语存在全面的语言功能障碍。多伴书写障碍，若右手瘫痪，左手写字比非失语症患者差；右手不瘫痪，患者多无法写出完整句子。写字笨拙，构字障碍，听写和抄写均困难。常伴右侧偏瘫，面和上肢重于下肢。面颊失用也常见，可嘱患者打飞吻和吹气来检查。如伴肢体失用时，则病灶较大且累及顶叶和额叶。抑郁也很常见，因患者能认知自己的缺陷，严重时可出现类似灾难性反应。近年来，基于脑卒中的临床病理研究发现，经典持续的 Broca 失语是由左侧大脑中动脉上支供血区的大面积梗死引起，包括额下回（包括 Broca 区）、中央前回和中央后回、尾状核和壳核、脑岛前部、额顶盖。有研究认为前三者构成语言输出的网状联络，任何部位的损害引起轻微和短暂的运动性失语，三者均损害，产生严重和持续的运动性失语，理解保持完好（Andrew Kertesz）。

（2）Wernicke 失语：又称感觉性失语、感受性失语、流利性失语等。患者有流利的语言，但言语空洞，无实际意义，不知所云。患者可以滔滔不绝地讲话而不自知（赘语），但因对语言的理解差，严重者可完全丧失对言语的听力理解（词聋），常答非所问。谈话姿势自然，构音正常，词组长短和语调正常，但能被发现许多音素错误、语义错误和自创新词。亦有讲话少者，但讲话表现出上述流利性失语的特点。语法保留程度比 Broca 失语好，但对实质词和语法理解均困难。命名多找词困难，或多错语和赘语。复述差，常无法进行，且有大量错语，不解其意。不能大声朗读和理解性默读，对口语和文字的理解障碍可一致，也可有不一致。书写障碍以听写障碍为主，能写熟悉的字词、数字，字迹清晰，自发书写如口语，多错词、新词、词不成句，抄写慢且费力，仅能完成大体轮廓。患者起病时可有疾病失认，后期因能部分认知疾病而非常沮丧，也有因交流障碍而变得非常多疑、妄想。可伴右上象限偏盲，通常无偏瘫和偏身感觉障碍。在脑卒中的临床病理研究中，与 Broca 失语相似，引起严重的 Wernicke 失语的病灶多较大，累及大脑中动脉下支所供应的区域，包括颞上回后部、顶叶缘上回、角回和岛叶后部，即外侧裂周边区域后部。这一区域病变大小和位置变化引起 Wernicke 失语的不同临床表现，有时甚至出现单纯性词聋、传导性失语或失读伴失写。这说明对于大脑内的语言如何组织管理目前仍知之不多。

（3）完全性失语：语言的所有基本功能均严重受损或基本丧失，包括自发性言语、命名、复述、听觉理解、阅读和书写，但损害并非一定要完全的（有时称为混合性失语）。常伴有程度不同的偏瘫、偏盲和偏身感觉障碍，最常见于颈内动脉或大脑中动脉闭塞引起的额、顶、颞和深部白质梗死，亦有累及外侧裂周边语言区的前部和后部，而不累及运动区，多见于脑肿瘤。

（4）传导性失语：主要特点是复述能力特别差，尤其是在重复不熟悉的事物时，且多为音位性错语。自发言语相对流利，但有些患者常有音位性错语，且停顿纠错，使得言语迟钝、口吃。听力理解相对保持良好。阅读理解、命名和书写受损程度不一。可伴上象限盲，伴顶叶损害则有肢体失用。根据 Wernicke 等人的理论，弓状纤维因连接听觉理解中枢和言语表达中枢，其受损引起这种表现，但临床解剖研究发现缘上回、Wernicke 区的不完全损害也可引起传导性失语，但无弓状纤维受损。以上四种失语症也被称为外侧裂失语，而非外侧裂失语包括命名性失语、经皮层运动性失语、经皮层感觉性失语和经皮层混合性失语，也称为言语区分离综合征。

2. 非外侧裂失语。

（1）命名性失语：各类失语症均可有命名障碍，命名性失语是以命名不能为唯一或主要症状的失语综合征。主要特点是无法命名物体，自发言语流利，复述基本正常，听、写、阅读均正常。命名性失语多为其他失语症的恢复阶段，亦可作为首发失语表现，在 Alzheimer 病和 Pick 病早期也可出现命名性失语，是其典型的语言损害形式。损害部位缺乏特异性，可累及优势半球颞叶、颞枕叶皮层等。

（2）经皮质性失语：主要特点是复述相对保留，其他语言功能受损严重。可分为经皮质运动性失语、经皮质感觉性失语和经皮质混合性失语。以前认为这组失语的产生是原发疾病损害了语言的联络皮层而非语言皮层本身。经皮质运动性失语是自发言语少、简短，口语不流利，语法错误多，像 Broca 失语，不同之处在于复述保留好。命名、书写、朗读差，听力理解保留。病灶多在大脑前动脉供应区及额叶中央旁区的运动辅助区。经皮质感觉性失语与 Wernicke 失语相似，言语流利，多空话、错语，理解显著下降，但复述能力保留，命名不能，多见于 Alzheimer 病进展期。在脑卒中时病灶较大，多顶颞枕交界处。经皮质混合性失语，也被称为言语区域分离综合征，复述保留，其他与完全性失语相似。患者无法自主言语，理解困难，但能复述，序列语良好。病灶多在脑内主要动脉间的分水岭区。

（3）皮质下失语综合征：对这一失语症的研究仍有较多争议，目前的资料，多数来源于脑卒中的临床和影像研究。左侧丘脑病变引起的失语类似 Wernicke 失语和经皮质感觉性失语。内囊纹状体病变引起的失语与 Broca 失语类似。亦有报道在皮质下失语患者中，CT 检查正常，而 MRI 发现皮层病灶或皮层区域血流降低。

（4）单纯性词聋：无法理解和复述所听到的言语，听写能力受损。自发言语多正常，可有错语，书写正常。电测听和听觉诱发电位正常，能听懂其他声音，如铃声。病变双侧颞上回中 1/3 处，这干扰颞上回的原始听觉皮质和颞叶后上部皮质的联系，少见仅主侧颞叶病变。须与皮质聋相鉴别，后者对所有声音失去辨别，为双侧颞叶病变所致。

（5）单纯性词盲：又称不伴失写的失读症、枕叶失读症。患者丧失朗读、理解文字的能力，能抄写、自发书写或听写，却读不出所写的文字。自发言语、听力理解、复述尚可。对色彩辨认，无法将所见颜色与其名字相配，但能抽象命名颜色（例如能说出青菜的颜色）。病变通常涉及左侧枕叶距状皮质、胼胝体压部，患者右侧视野缺损，只有右侧枕叶能接受视觉信息，但这些信息无法通过胼胝体传回左侧角回。

（6）伴失写的失读症：又称顶叶失读症、角回综合征。患者丧失原已掌握的阅读和书写能力，类似获得性文盲。丧失拼写能力和理解拼写的字词，数字和音符同样不识。自发书写和听写障碍。多伴有不同程度的失语，与阅读和书写障碍不成比例。有作者认为是 Wernicke 失语症的变异类型。多左侧角回累及，且与 Gestermann 综合征相关（见后）。

（7）失写症：失语性失写症常有拼写和语法错误，如伴 Broca 失语的失写。视空间性失写表现为书写部位的定向障碍，字母和单词拼写正确，但在页面错误排列。对汉字则笔画移位，偏旁分离。右侧顶叶病变者只写纸张的右半侧。失用性失写书写字形无法辨认、潦草，语言处理能力正常，知道字怎么写，拼音和打字能力保留，可伴有意念运动性失用和观念性失用。以上损害累及额叶、顶叶和外侧裂周围。单纯性失写，极少见，虽然对第二额回后部的书写中枢（Exner 书写中枢）有争议，但有病例证实额叶运动区下的半卵圆区病变可引起单纯性失写。

二、失用症和失认症

（一）失用症

失用，即获得性运用不能，患者不能执行原先掌握的一些动作，其运用障碍并非由于无力、感觉丧失、共济失调、视力丧失、不随意运动或理解障碍。现多认为失用症是由于指导有目的动作的中枢运用程序的丢失或无法获得。常伴失语等，临床上可分为如下几类。

1. 肢体失用。

（1）意念运动性失用：患者能理解检查者的要求，却无法按嘱做出欢迎、伸舌、招手等简单动作，但有时能自动或反射性地完成这些动作。轻症患者动作笨拙不精确。模仿能改善动作但仍是不正常的，而使用物品时可能正常。常伴失语。现认为编码熟练动作的运动程序储存在左顶上叶，执行这些动作需要将程序传输至左侧额叶的运动前区。这样，意念运动性失用可见于两种情形：直接损伤左侧顶上叶的运动程序；或损伤从左顶上叶到左额叶运动前区的传导通路。病灶多为皮层病变，或深部较大的病灶。

（2）意念性失用：是复杂动作的顺序和计划受到破坏，能完成一套动作中的分解动作，但无法将其统合在一起，越是复杂的动作越容易发现错误。与意念运动性失用的关系不明确，有认为其为后者的严重类型，也有认为各自是独立的。多见于主侧顶叶病变，或双侧顶叶病变。常伴感觉性失语、命名性失语、传导性失语或 Gerstmann 综合征。

（3）肢体运动性失用：是对习得的运动功能丧失了动作的速度、技巧和准确性。做刷牙、玩牌等常见动作笨拙，不能用肢体轻度无力、共济失调等来解释；使用物品时动作稍改善，但患者表现为不熟悉物品的用途。常见运动前皮层和临近白质病变。较为少见，因有时无法与意念运动性失用和意念性失用区分。

2. 口-颊-舌失用。口-颊-舌失用亦称口面失用，无法按嘱进行口部和面部肌肉的技巧性活动，如嘬唇、鼓腮、舔嘴唇，也不能模仿，但能自发完成，肢体活动正常。常伴 Broca 失语和完全性失语（后者难以测试)，病灶多在皮层或深部较大的病变。

3. 结构性失用。患者无法按要求画出或构建出二维平面图形或三维立体结构，表明空间分析障碍，可通过绘图、搭积木等检查而显示。多见于顶叶或额叶病变，右侧顶叶病变所致的结构性失用多表现为视觉性空间定向障碍，常伴左侧空间忽略。左侧顶叶病变所致的结构性失用多表现为控制运动执行障碍。

4. 穿衣失用。患者不能理解衣服各部分与身体各部位的对应关系，不能正确穿脱衣服。多见于顶叶病变，常伴结构性失用。结构失用和穿衣失用并不是严格意义上的失用，而可能是空间失认，或偏侧忽略。

(二) 失认症

失认症是指患者丧失认识经由某一感觉形式辨察的熟悉物体，如形状、声音或气味等，但特殊的感觉并未受损，记忆、智能和意识等无障碍。

1. 视觉失认。视觉失认为各类失认症中最常见的一种。患者不能认识、描述或命名所见的物体。可分为视物失认、颜面失认、颜色失认等。视物失认症者视敏度正常、意识清楚、无失语。患者无法认出在视野范围内的物体，但通过触摸、嗅觉或听觉能辨别。特殊情况是患者无法辨认某一类物品（如动物或蔬菜），常伴象限盲和视觉性词语失认（失读）。病灶多为双侧，也有局限于左侧颞枕叶。颜面失认者，对熟悉的人脸或照片，能认出是人脸，但认不出是谁的脸；同时尚有无法学习认识新的人脸，无法解释面部表情、面部体现的年龄、性别等，病变多见为双侧颞枕叶。环境失认是与颜面失认很相似的综合征，患者能在记忆或地图上描绘出熟悉的环境，置身当地时却无感觉或迷失了，病变部位在颞枕叶；与地形觉失认的区别是后者无法在抽象环境中定位自己，病变在顶叶。颜色失认指无法区分各种颜色，物品都像灰色似的，常与双侧视野缺损、面部失认有关，病灶累及枕叶或颞叶。另一种情形是能分辨颜色，但无法命名颜色的名称或指出与颜色名称相对应的颜色，多为失语或失读的表现。

2. 听觉失认。听觉失认患者听觉存在，不能辨别各种原先熟悉的声音。非言语声听觉失认的患者不能辨认钟声、动物叫声，通常伴随对言语声的辨认缺失，多为右侧颞叶损害。音乐失认更为复杂，因对音乐的辨认包括：识别和命名熟悉的旋律；感知音调、音色和节奏；能创作、阅读和书写音乐。目前认为无单词的和声和旋律主要依靠右侧颞叶，而乐谱的命名和音乐的写和读需要左侧颞叶的整合，可能还包括额叶的整合。而言语性听觉失认，亦称单纯性词聋，见前述。

3. 身体失认。身体失认是指不能辨认身体的各个部分。一侧身体失认，患者对患病侧的肢体不关心，否认是自己的肢体，或否认瘫痪，也称疾病失认，常见右侧顶上叶损害，也可累及中央后回、额叶、颞叶或枕叶。Gerstmann综合征被认为是双侧身体失认的典型表现，不能辨认自己或他人手指（手指失认），不能分辨左右方向，失算和失写，可能与手指、身体两侧和数字的空间定位缺失有关。见于左侧顶叶角回病变。

三、言语障碍

言语是指语言符号经由发声器官的表达。言语障碍仅影响声音的输出，而不影响语义和语法，出现构音障碍。同时言语的流利性障碍，如口吃也在此讨论。

(一) 构音障碍

构音障碍是指神经-肌肉系统器质性损害所致言语动作控制失常而产生的表达障碍。临床上表现为发音不准、咬字不清，声响、音调、速度和节奏的异常和鼻音过重等言语听觉特性的改变，就是说话不流利。严重时，他人无法听懂其意，或完全不能说话。可分为以下两型：迟缓性构音障碍又称周围性构音障碍，下运动神经元性构音障碍。因参与口语动作的肌肉、呼吸肌或支配这些肌肉的下运动神经元病损致受累肌肉张力过低（迟缓）、肌力减弱而不能正常言语。主要表现为说话时鼻音特别重，易漏气而语句短促，声母、韵母发不准，可伴吞咽困难，进食呛咳，食物易从鼻孔中流出。可有舌肌萎缩、呼吸困难。常见病因是进行性延髓麻痹、急性脊髓炎、急性感染性多发性神经元脑干肿瘤、延髓空洞症、脑膜炎和外伤，极罕见如白喉性神经炎。面神经瘫痪影响唇音和唇齿音的发音。重症肌无力的构音障碍呈波动性。

1. 痉挛性构音障碍。常见于双侧皮质脑干束受损的患者，如脑血管病、多发性硬化和运动神经元病等。患者可于累及一侧皮质脑干束的卒中后突发（之前有无症状的对侧损害）。患者有发音困难、讲话缓慢费力、声母不清、音调低沉单一、鼻音重、声音嘶哑等。常伴吞咽障碍、强哭强笑、下颌反射亢进、瘫痪肌肉无萎缩和肌束震颤，临床上称为"假性延髓麻痹"。常伴肢体感觉-运动障碍。

2. 锥体外系性构音障碍。为帕金森病、进行性核上性麻痹等强直性锥体外系疾病所致的构音障碍，语速快，发音低而含糊，音调单一，亦称运动过少性构音障碍。而运动过多性构音障碍，见于舞蹈症、抽动秽语综合征等，以说话声音大、说话急促、语言韵律改变、与呼吸节律不协调等为特征，抽动秽语综合征尚有鸣叫、鼻吸声、鼾声等不自主发声。

3. 共济失调性构音障碍。见于遗传性共济失调、多发性硬化、脑血管病等累及小脑系统的各种疾病。表现为构音不准，语速慢而不清，暴发性言语和吟诗样言语，音调和声响缺乏变化，声音粗糙等。急性发病，症状出现早，缓慢发病者构音障碍晚期才出现。多伴肢体共济失调和眼震等小脑体征。

4. 混合性构音障碍。累及与言语动作有关的多个神经-肌肉机制，构音障碍更为复杂。如肌萎缩侧索硬化可同时表现为痉挛性和迟缓性构音障碍，以痉挛性成分更为突出，对言语的影响也较单纯影响者更重。多发性硬化患者常呈共济失调-运动过少-痉挛性构音障碍，表现为韵律不全（音调和响度单一，重音减少）、韵律过度（速度慢、音素拖延、间隔延长等）、发音狭窄（低音调、发音费力、声音粗糙）和构音-共鸣不足（鼻重音、声母不准）等。

5. 其他言语障碍。成年人中口吃的发生率达1%，男性多于女性。表现为重复言语时正常节律中断和延长，或发声中断。言语缺陷发生在从一个语音转换至下一个语音的过程，在发出语音前不恰当地停顿。口吃患者在歌唱、随节拍器讲话等状态下，原有口吃可消失。口吃发生的原因较多，有研究发现在听觉皮质的联系受损后，患者口吃消失；正常人在自己的讲话声经过延迟听觉反馈处理后变得口吃，因此认为口吃原因是讲话时的听觉反馈功能的失调。另有报道认为口吃是言语运动控制异常引起的。患者不能按正常讲话所要求的速度适当调节有关肌肉的收缩，肌电图发现喉内肌和外展肌收缩的相互关系失常。

儿童在学习说话过程中可有口吃现象，多数是暂时性的。少数永久性口吃患者，症状持续发展至无法说出一些字词，而回避与人交流。

（二）失声症和发声困难

1. 失声症。双侧声带麻痹引起完全性失声症，只能耳语而无语音，在吸气时声带不能分开而可能发生吸气性喘鸣。可见于延髓麻痹、迷走神经或喉返神经麻痹、喉部严重炎症等。也可因呼吸肌麻痹或协调障碍而致气流不足以发声和言语，仅能做耳语，见于重症肌无力、急性感染性多发性神经炎、帕金森病、脊髓炎等。

2. 痉挛性发声困难。痉挛性发声困难是了解较少的神经疾病，发生于中、老年人，患者逐渐丧失正常言语的能力，只要开始讲话即引起言语肌肉痉挛而发音困难，像被勒住喉咙而拼命讲话，非常吃力。可伴眼睑痉挛或痉挛性斜颈。现多认为是局限性肌张力障碍。在喉镜引导下在甲杓肌和环甲肌注射肉毒素是目前最有效的治疗，可维持缓解数个月。一侧喉返神经切断可能有效。心理治疗无效。

（三）发育性言语障碍

发育性言语障碍，又名先天性失语，多为感受性失语，有发育性失读症和先天性听觉感知不能或混合型，常被误认为精神发育不全。

1. 发育性失读症。发育性失读症又名先天性词盲。基本缺陷为先天性的不能理解视觉符号（文字）的意义而视觉正常，较先天性听觉感知不能多见。有家族性病例。病理检查曾发现皮质结构功能异常。从小起就不能掌握正常的阅读和书写能力，但口语和听力理解正常。儿童入学后，常因学业成绩落后，屡教不懂而被误认为智力不足或不用功学习，实际上其他精神能力无缺损。诵读文字有发音错误，笔录口语写错文字。常有反写现象。儿童不认识自己有缺陷，常发生神经症。治疗以教育为主，采用教授拼音的语音学习方法，同时教以用右手做书写该词的笔画动作；在学习时，不应单纯笔录口语，允许他观看旁坐同学的书写。教师应予照顾，不勉强学习文字的读写，而应鼓励他学习新的知识和技能。个别患者在数学等领域可取得优于常人的成绩。

2. 先天性听觉感知不能。先天性听觉感知不能又名先天性词聋，其基本缺陷为不理解声音的意义，但听觉正常。较少见，常有家族史，男性多见。当患儿达到能理解语声和学习言语的年龄时，家人发现其对他人的言语全不理会，也不会学习重复他人的言语。但患儿听觉正常，对声音刺激有反应，并不丧失其他精神能力。由于听觉感知不能，言语功能未能正常发育，可多年不开口说话，但多数患儿可逐渐获得他们自己的词汇，仅有亲密的人才理解，称为"婴儿样语"。治疗可按聋哑症原则进行，训练其他途径来弥补其听觉缺陷，如采用视觉教以唇读或用触觉教以发音。

四、失语、失用和失认的诊断和处理

失语、失用和失认检查见前述。详细的检查和量表的应用能发现更多、更细微的异常。磁共振（包括功能磁共振）和正电子发射断层扫描能发现更多脑的结构和功能异常。对于病因的诊断，应结合病史、影像学发现、辅助检查（如脑脊液检查）来明确病因。常见的病因包括脑血管病、肿瘤、外伤、神经变性疾病等。

言语障碍的治疗均应首先明确病因，其处理包括治疗原发疾病和言语训练。语言训练最好以专业的言语治疗师进行训练，并高度注意患者情绪和心理的巨大变化，给相应的药物和心理干预。训练应有步骤、有计划进行，在疾病稳定后尽早进行。首先是发音练习，接着是日常用品的名称和发音，然后是将名称与图片和文字联系起来训练。坚持口语训练，家庭和社会的积极参与是取得进步的重要条件，即使在病后2~3年，仍有好转的可能。

口吃的治疗，注意言语训练，放松情绪，练习放松肌肉，再依次进行呼吸、发音、词句的训练。对患儿不应有歧视态度，或特别注意其讲话困难，应鼓励患儿多与他人交谈。

第四章

脑血管病

第一节　概述

脑血管病（Cerebrovascular Disease，CVD）是指各种原因导致脑血管损害从而引起的脑组织病变。急性发病并迅速出现脑功能障碍的脑血管疾病称为急性脑血管病，也称脑卒中或脑血管意外，多表现为突然发生的脑部受损征象，如意识障碍、局灶症状和体征。

一、脑部血液供应及其特征

脑的血管系统大体可分为动脉系统和静脉系统。动脉系统又可分为颈动脉系统和椎-基底动脉系统，颅脑的血液供应主要来自颈前的两根颈总动脉和颈后的两根椎动脉（图4-1）。脑血管的最大特点是颅内动脉与静脉不伴行。

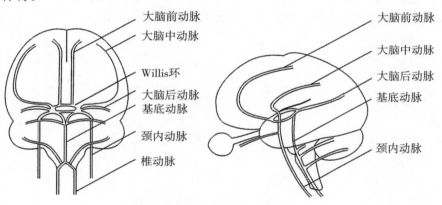

图4-1　脑的主要供血动脉

（一）颈动脉系统（前循环）

颈动脉系统包括颈总动脉、颈外动脉和颈内动脉及其分支（图4-2）。

颈总动脉，左右各一根，分别提供一侧颅脑的供血。右侧的颈总动脉起自头臂干动脉，左侧的颈总动脉直接起自主动脉弓。双侧颈总动脉在气管两侧向上走行，在甲状软骨略上水平分为颈内动脉和颈外动脉，在颈部可以触摸到颈总动脉及其分叉部。

颈外动脉在其经过途中发出9个分支。向前3支：甲状腺上动脉、舌动脉和面动脉。向后3支：胸锁乳突肌动脉、枕动脉和耳后动脉。向内1支：咽升动脉。向上2支：上颌动脉与颞浅动脉。颈外动脉分支供应头皮、颅骨、硬膜及颌面器官，颈内动脉则向上走行穿颅骨进入颅内，分支供应垂体、眼球及大脑等。

颈内动脉的主要延续性分支为大脑前动脉和大脑中动脉，此外还有眼动脉、脉络膜前动脉等。颈动脉系统主要供应大脑半球前 3/5 的血液，故又称为前循环。颈内动脉包括颈内动脉颅外段和颈内动脉颅内段，颈内动脉颅外段没有分支，但通常不是笔直的，而是有一定的弧度。在颅外段的起始处有梭形膨大，为颈动脉窦，是压力感受器，可调节血压。在颈总动脉分叉处后壁上，有一扁椭圆形小体借结缔组织附于壁上，是颈动脉体，可感受血液中的 O_2 和 CO_2，调节呼吸。

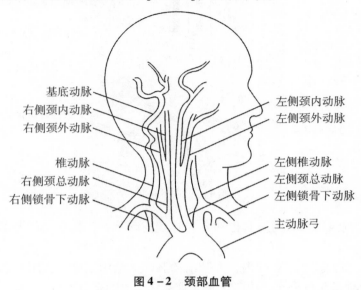

基底动脉
右侧颈内动脉
右侧颈外动脉

椎动脉
右侧颈总动脉
右侧锁骨下动脉

左侧颈内动脉
左侧颈外动脉

左侧椎动脉
左侧颈总动脉
左侧锁骨下动脉

主动脉弓

图 4-2　颈部血管

大脑前动脉于视交叉外侧、嗅三角后方，以近乎直角的方向自颈内动脉发出，向中线走行，直至大脑纵裂，后在胼胝体上方折向后走行。左右大脑前动脉由前交通动脉相连。大脑前动脉皮质支供应大脑半球内侧面、额叶底面的一部分和额、顶叶上外侧面的上部，中央支供应内囊前肢、部分膝部、尾状核、豆状核前部等。

大脑中动脉是颈内动脉的直接延续，在颈内动脉的分支中最为粗大。大脑中动脉在视交叉外下方向横过前穿质进入大脑外侧沟，再向后外，在岛阈附近分支。大脑中动脉皮质支供应大脑半球上外侧面的大部分和岛叶，中央支供应尾状核、豆状核、内囊膝和后肢的前部。

脉络膜前动脉从颈内动脉或大脑中动脉主干向下发出，沿视束下面向后行，经大脑脚与海马旁回沟之间进入侧脑室下角，终止于脉络丛。供应外侧膝状体、内囊后肢的后下部、大脑脚底的中 1/4 及苍白球等。

（二）椎-基底动脉系统（后循环）

椎-基底动脉系统的主要来源血管为椎动脉，左右各一。

右侧椎动脉发自头臂干动脉，左侧椎动脉发自左锁骨下动脉。椎动脉逐节穿过颈椎横突孔向上走行，至颅骨和第一颈椎之间进入颅内。两侧的椎动脉入颅后汇合形成基底动脉。椎动脉主要分支有脊髓前、后动脉和小脑后下动脉。小脑后下动脉供应小脑下面后部。

基底动脉在脑干的前方向上走行，至大脑半球的底部分叉为双侧的大脑后动脉。主要分支有：①小脑下前动脉，供应小脑下部的前部；②内听动脉，供应内耳迷路；③脑桥动脉，供应脑桥基底部；④小脑上动脉，供应小脑上部。

大脑后动脉在脑桥上缘，由基底动脉发出，绕大脑脚向后，沿海马旁回的沟转至颞叶和枕叶内侧面。皮质支供应颞叶的内侧面、底面和枕叶。中央支供应背侧丘脑、内侧膝状体、下丘脑和底丘脑等。

（三）脑动脉的侧支循环

1. 脑底动脉环。包括 Wills 环和延髓动脉环。

（1）Wills 环（大脑动脉环）：位于脑底面下方、蝶鞍上方，下视丘及第三脑室下方，灰结节、垂体柄和乳头体周围，由前交通动脉、两侧大脑前动脉始段、两侧颈内动脉末段、两侧后交通动脉和两侧大脑后动脉始段吻合而成（图 4-3）。将颈内动脉和椎-基底动脉相互联系，继而将前后循环以及左右两侧大脑半球的血液供应相互联系，对调节、平衡这两大系统和大脑两半球的血液供应起着重要作用。当某一动脉血流减少或被阻断时，血液借此得以重新分配和平衡。

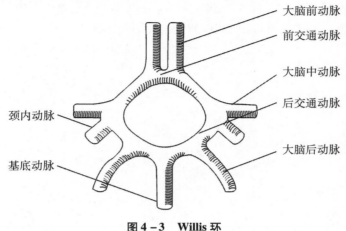

图 4 - 3　Willis 环

（2）延髓动脉环：延髓动脉环为左右椎动脉与脊髓前动脉共同构成。因脊髓前动脉细小，代偿潜能不大。

2. 软脑膜内吻合。在大脑半球软膜内，大脑前动脉、大脑中动脉、大脑后动脉皮质支末梢存在着丰富的侧支吻合。吻合网呈带状分布，位于 3 条大脑动脉供血的交错区。

在小脑表现，一侧小脑上动脉、小脑下前动脉和小脑下后动脉分支之间存在着广泛吻合。两侧对应的小脑动脉之间也存在着丰富的吻合。

此外，大脑前动脉胼胝体动脉和大脑后动脉的胼胝体背侧动脉于胼胝体背侧也有侧支血管吻合，称胼周吻合。

3. 脑内动脉吻合。大脑各动脉的中央支从脑底进入脑的深部，供应基底节、后脑、内囊等部位，各中央支之间存在侧支血管吻合，但这些吻合血管属于微动脉吻合和前毛细血管吻合，不足以建立有效的侧支循环，临床上某中央支突然闭塞常表现出相应的功能障碍。若闭塞形成缓慢，可发展侧支循环起到一定的代偿功能。

4. 颈内动脉和颈外动脉分支间的吻合。头皮、颅骨、硬膜和脑的动脉系统既相对分隔，又存在着广泛的吻合。在正常情况下，这些吻合血管的血流量很小。当某些血管狭窄或闭塞时，这些吻合血管则起到一定的代偿作用，是调节脑部血液分配的另一重要途径。如颈内动脉分出的眼动脉与颈外动脉分出的颞浅动脉相吻合，大脑前、中、后动脉的皮质支与脑膜中动脉相吻合（图 4 - 4）。

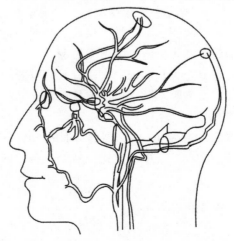

图 4 - 4　颈内动脉和颈外动脉分支间的吻合

5. 颈内动脉与基底动脉间的胚胎遗留血管。在人类胚胎早期，颈内动脉系和椎-基底动脉系之间有原始三叉动脉、原始耳动脉和原始舌下动脉等，这些动脉有的可保留到生后。

（四）静脉系统

脑静脉多不与动脉伴行，其管壁较薄，且无瓣膜。大脑的静脉分为浅深两组，浅组收集脑浅层的血液；深组收集脑深部实质内的血液。两组静脉经硬脑膜静脉窦最终回流至颈内静脉。

浅组分为3组：大脑上静脉有6～12条，引流大脑半球上外侧面和上内侧面的血液，入上矢状窦，其中以中央沟静脉（Golando静脉）和上吻合静脉（Trolard静脉）较为粗大；大脑中静脉有浅、深之分，大脑中浅静脉引流外侧裂附近的静脉血注入海绵窦，大脑中深静脉引流脑岛的血液注入基底静脉，大脑中浅静脉还借上吻合静脉（Trolard静脉）注入上矢状窦，借一些吻合支与大脑下静脉相连；大脑下静脉有1～7条，引流半球上外侧面、内侧面和下面的血液，注入海绵窦、横窦、岩上窦和基底静脉。

深组主要有3个大干：大脑大静脉（Galen静脉）由两侧大脑内静脉合成一条粗短的深静脉干，最后注入直窦；大脑内静脉由透明隔静脉和丘脑纹状体静脉汇合而成，位于第三脑室顶部两侧的脉络丛内，左右各一，收集胼胝体、透明隔、尾状核、豆状核、丘脑、侧脑室和第三脑室脉络丛的血液；基底静脉又称Rosenthal静脉，由大脑前静脉和大脑中深静脉汇合而成，最后注入大脑大静脉。

人的硬脑膜静脉窦可分为后上群与前下群。后上群包括上矢状窦、下矢状窦、左右横窦、左右乙状窦、直窦、窦汇及枕窦等；前下群包括海绵窦、海绵间窦、左右岩上、岩下窦、左右蝶顶窦及基底窦等（图4-5）。硬脑膜窦的血液流向方向，见图4-6。

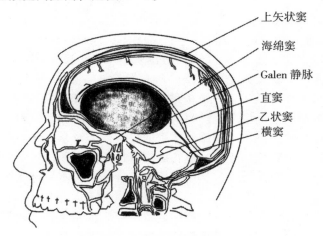

图4-5 颅脑的静脉系统

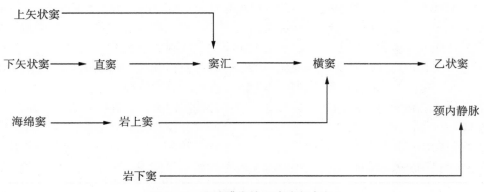

图4-6 硬脑膜窦的血液流向方向

二、脑血管病的分类

临床常见的急性脑血管病，主要是动脉血管的病变，分为两大类：缺血性脑血管病和出血性脑血管病。前者依据发作形式和病变程度分为脑梗死和短暂性脑缺血发作；后者根据出血部位不同，主要分为脑出血和蛛网膜下腔出血。静脉血管的病变以静脉窦血栓形成较常见。

三、脑血管病的危险因素

与脑血管病发生有密切因果关系的因素称为危险因素，其可以是一种疾病或生理状态。脑血管病的危险因素又可分为可干预与不可干预两种，其中可干预的危险因素根据证据强度的不同，又分为证据充分的可干预危险因素、证据不充分或潜在的可干预危险因素。

不可干预的危险因素系指不能控制和治疗的危险因素，包括：①年龄：是最重要的独立危险因素。如55岁以后，每增加10岁，脑血管疾病发病率增加1倍以上；②性别：男性脑血管疾病的危险度较女性高；③低出生体重；④人种/种族：如黑种人脑血管疾病的发生率明显高于白种人。亚洲人群脑血管病发病率也相对较高；⑤遗传：家族中有脑血管疾病的子女发生脑血管疾病的可能性明显升高。

证据充分的可干预的危险因素包括：①高血压：血压和脑血管病的风险呈线性相关，且独立于其他危险因素；②吸烟：吸烟导致脑血管疾病的危险性与吸烟的量成正比，最高可达不吸烟人群的6倍。戒烟可以降低脑血管病的危险性；③糖尿病：系脑血管病常见的独立危险因素。糖尿病患者发生缺血性脑血管病的危险性是普通人群的2~3倍；④心房颤动：心房颤动可以单独增加卒中的风险3~4倍；⑤其他心脏事件：其他类型心脏病也可能增加血栓性卒中的危险，包括扩张型心肌病、瓣膜性心脏病（例如二尖瓣脱垂、心内膜炎、瓣膜修复），以及先天性心脏缺陷（如卵圆孔未闭、房间隔缺损、房间隔动脉瘤）；⑥血脂异常：系脑血管病的重要危险因素；⑦无症状颈动脉狭窄：当狭窄程度加重或发生血流动力学改变时，则可发生缺血性脑血管病；⑧镰状细胞病：20岁镰状细胞病患者卒中的发生率至少为11%，其中相当一部分是通过大脑磁共振发现的"静息"卒中。幼童时期卒中的发生率最高；⑨绝经后激素疗法：绝经后如大量使用激素治疗，卒中危险性升高约40%；⑩饮食和营养：钠的摄入量多伴随卒中危险性增高。同时钾摄入量的增多伴随卒中危险性降低。增加水果和蔬菜的摄入量与降低卒中的危险性之间存在着剂量效应方式；⑪缺乏锻炼：体育锻炼被证实对卒中能够起到有益的作用，体育活动的部分保护效应可能是通过降低血压，控制心血管疾病其他危险因素，控制糖尿病等机制发挥作用。

证据不充分或潜在可干预的危险因素包括：①代谢综合征：代谢综合征能够预测冠心病，心血管疾病（包括冠心病和卒中）以及因此产生的死亡率。然而，并没有关于卒中特异性危险方面的充分证据；②酗酒：长期、轻中度地饮用葡萄酒可以降低卒中的危险度，而重度饮酒增加其危险度；③药物滥用：包括可卡因、苯丙胺、二醋吗啡，与卒中的危险性增加有关；④口服避孕药：与卒中危险性的相关性不高，一些女性特别是既往有血栓病史，可能表现出高危险性；⑤睡眠呼吸紊乱：和一系列其他卒中危险因素相关，对心血管事件不利并且独立作用于卒中危险性。有效地治疗呼吸睡眠暂停综合征可以降低血压，有可能预防卒中；⑥偏头痛：在年轻女性中偏头痛和卒中之间存在关联；⑦高同型半胱氨酸血症：流行病学和前瞻性研究表明血浆同型半胱氨酸水平和卒中之间存在正相关；⑧高脂蛋白a：脂蛋白a类似低密度脂蛋白微粒，可以促进动脉粥样硬化的形成；⑨脂蛋白相关性磷脂酶A2升高：脂蛋白相关性磷脂酶A2是一种与人血浆中的低密度蛋白相关的钙依赖性血清脂肪酶。脂蛋白相关性磷脂酶A2在血浆中水平升高会导致心血管意外的增加，也可能是卒中的危险因素；⑩高凝状态：缺血性卒中的年轻女性患者血中抗磷脂抗体浓度容易较高。大量的病例对照研究并没有发现其他遗传性血液高凝状态和卒中的关系；⑪炎症：在动脉粥样硬化性心血管疾病病理生理学机制中，炎症反应所起的作用正在研究中；⑫感染：尽管在冠状动脉及颈动脉的斑块中发现了多种细菌，但使用抗生素治疗并未被证实可以降低卒中的风险。

四、脑血管病的诊断

脑血管病的诊断依赖于准确的病史采集、临床及辅助检查。但脑血管病的诊断与其他疾病存在一些差异。

（一）病史采集

根据临床是否需要对脑血管病患者紧急处理，可以采取有针对性的病史采集策略。

1. 系统化的病史采集。系统的病史采集对于判断脑血管病的病因、发病机制以及采取个体化的诊断和治疗是必不可少的。在脑血管病的病史采集中，应着重下列几点。

（1）要问清首次发作的起病情况：确切的起病时间；起病时患者是在安静的状态还是在活动或紧张状态；是急性起病，还是逐渐起病；有无脑血管病的先兆发作——短暂脑缺血发作；患者有多少次发作，如为多次发作，应问清首次发作的详细情况，以及最近和最严重的发作情况，每次发作后有无意识障碍、智力和记忆力改变、说话及阅读或书写困难、运动及感觉障碍、视觉症状、听力障碍、平衡障碍以及头痛、恶心、呕吐等症状。

（2）询问前驱症状及近期事件：在脑血管病的形成过程中，常有脑血液循环从代偿阶段到失代偿阶段的变化过程，代偿阶段的改变表现在临床上就是本病的前驱症状。如能仔细询问这些前驱症状，找到症状的诱发因素以及病因线索，给予合理治疗，有时可避免或延缓完全性卒中的发生，或可减少病情进展。

（3）伴随疾病：患者有无高血压病、糖尿病、心脏病、高脂血症、吸烟和饮酒情况、贫血等。

（4）用药情况：对有脑血管病病史的患者询问服用药物情况，有些药物可诱发低血压和短暂脑缺血发作，如降压药物、吩噻嗪类衍生物；有的药物可并发脑内出血，如抗凝剂；有时可并发高血压危象和脑血管病。还有一些药物如酒精、降血糖药物、黄体酮类避孕药等也可引起脑血管病，故在询问脑血管病患者时，要仔细询问服用药物情况。

2. 快速判断卒中方法。急诊处理时，由于时间紧迫，难以进行详细的病史采集，当患者或家属主诉以下情况时，常提示卒中的可能，应及时采取有效的处理措施，待病情平稳后，再进行详细的病史采集。

提示患者卒中发作的病史：

（1）症状突然发生。

（2）一侧肢体（伴或不伴面部）无力、笨拙、沉重或麻木。

（3）一侧面部麻木或口角歪斜，说话不清或理解语言困难，双眼向一侧凝视。

（4）一侧或双眼视力丧失或视物模糊。

（5）视物旋转或平衡障碍。

（6）既往少见的严重头痛、呕吐。

（7）上述症状伴意识障碍或抽搐。

（二）脑血管病的特殊检查

脑血管病除了进行内科系统及神经科查体外，还有特殊的检查。

1. 神经血管检查。神经血管学检查是临床脑血管病检查的最基本内容，是血管检查的开始。标准的临床神经血管检查包括：①供血动脉相关的触诊，主要是颈动脉和桡动脉的触诊，获得动脉搏动强度和对称性的信息；②双上肢血压的同时测量，了解双上肢血压的一致性；③脑血管的听诊，选择钟形听诊器对脑动脉主要体表标志进行听诊，主要听诊区包括颈动脉听诊区、椎动脉听诊区、锁骨下动脉听诊区和眼动脉听诊区，了解血管搏动的声音对称性以及有无杂音。听诊时要注意找到准确的体表标志，杂音的最强部位，通过适当加压可以判断。

2. 临床严重程度的评估。准确记录患者的病情严重程度，是有效观察患者病情变化的前提。临床上，常采取一些量表来记录患者的病情。如 NIHSS（美国国立卫生研究院卒中量表）是一个省时方便、可信有效且内容较全面的综合性脑卒中量表（表 4 - 1），它所评定的神经功能缺损范围大，在脑血管病的病情判断中被广泛采用。

表 4 - 1 美国国立卫生研究院卒中量表（简表）

检查项目	名称	反应和评分
1A	意识水平	0 - 清醒
		1 - 嗜睡
		2 - 昏睡
		3 - 昏迷/无反应
1B	定向力提问（2 个问题）	0 - 回答都正确
		1 - 1 个问题回答正确
		2 - 2 个问题回答都不正确
1C	指令反应（2 个指令）	0 - 2 个任务执行正确
		1 - 1 个任务执行正确
		2 - 2 个任务都不执行
	2 凝视	0 - 水平运动正常
		1 - 部分凝视麻痹
		2 - 完全凝视麻痹
	3 视野	0 - 无视野缺损
		1 - 部分偏盲
		2 - 完全偏盲
		3 - 双侧偏盲
	4 面部运动	0 - 正常
		1 - 轻微面肌无力
		2 - 部分面肌无力
		3 - 完全单侧面瘫
	5 运动功能（臂）	0 - 无漂移
	a. 左	1 - 不到 5 s 即漂移
	b. 右	2 - 不到 10 s 即落下
		3 - 不能对抗重力
		4 - 不能活动
	6 运动功能（腿）	0 - 无漂移
	a. 左	1 - 不到 5 s 即漂移
	b. 右	2 - 不到 5 s 即落下
		3 - 不能对抗重力
		4 - 不能活动
	7 肢体共济失调	0 - 无共济失调
		1 - 1 个肢体共济失调
		2 - 2 个肢体共济失调
	8 感觉	0 - 无感觉缺失
		1 - 轻度感觉缺失
		2 - 重度感觉缺失
	9 语言	0 - 正常
		1 - 轻度失语
		2 - 重度失语
		3 - 缄默或完全失语

检查项目		名称	反应和评分
	10	发声	0-正常
			1-轻度构音障碍
			2-重度构音障碍
	11	感觉消退或忽视	0-无
			1-轻度（丧失1种感觉模态）
			2-重度（丧失2种感觉模态）

3. 影像学检查。脑血管病的影像学检查最近几年来，得到了长足的进步。尤其在急性期，早期、快速的影像学检查对急性脑血管病患者的诊治至关重要。脑血管病的影像学检查需要注意，不仅需要进行结构影像学的评估，还应进行血管影像学与灌注影像学的评估，主要的检查方法有以下4种。

（1）头颅CT：平扫CT由于应用广泛、检查时间短、检查费用较低，以及可准确检出蛛网膜下腔出血和脑实质出血等优点，仍是评估急性脑血管病最常用的影像学方法。平扫CT还有助于提示由于动脉再灌注损伤而出现的出血转化。在大多数情况下，CT能为急诊治疗的决策提供重要信息。

多模式CT可以提供更多信息，细化脑血管病的诊断。多模式CT通常包括CT平扫（Noncontrast CT，NCCT）、CT灌注成像（CT Perfusion，CTP）和CT血管成像（CT Angiography，CTA）。CTP有助于显示梗死区和缺血半暗带。CTA有助于显示颈内动脉、大脑中动脉、大脑前动脉、基底动脉和大脑后动脉的血管狭窄或闭塞状况，显示颅内动脉瘤和其他血管畸形。

（2）磁共振：在急性脑血管病中，MR平扫用于排除脑内出血以及其他病变，明确有无新梗死灶。磁共振因为限制因素较多，一般不作为检查脑内出血的首选检查。

在急性脑血管病，尤其是缺血性脑血管病中，多模式MRI可以提供更多信息，改善脑血管病的诊断。多模式MRI通常包括T_1加权成像（T_1WI）、T_2加权成像（T_2WI）、T_2^*WI、液体衰减反转恢复（FLAIR）、MR血管成像（MR Angiography，MRA）、弥散加权成像（DWI）和灌注加权成像（PWI）。MRA能显示潜在的脑动脉形态异常。PWI有助于显示梗死区和缺血半暗带。

CEMRA用以显示主动脉弓至颅内动脉的形态异常。

MRV用于显示上矢状窦、直窦、横窦、乙状窦及大脑大静脉的狭窄或闭塞的部位和程度。

（3）超声检查：颈动脉彩色超声检查和经颅多普勒超声检查用于筛查动脉血管内病变。

（4）数字减影血管造影（DSA）：DSA能动态全面地观察主动脉弓至颅内的血管形态，包括动脉和静脉，是脑血管检查的金标准。

目前，随着影像学技术的快速发展，影像学资料可以为急性脑血管病，尤其是缺血性脑卒中患者的个体化治疗方案提供越来越多的依据。

五、治疗原则

急性脑血管病起病急、变化快、异质性强，其预后与医疗服务是否得当有关，在急性脑血管病的处理时，应注意：①遵循"循证医学（Evidence-Based Medicine，EBM）与个体化分层相结合"的原则；②按照"正确的时间顺序"提供及时的评价与救治措施；③系统性，即应整合多学科的资源，如建立组织化的卒中中心或卒中单元系统模式。

（一）临床指南

循证医学是通过正确识别、评价和使用最多的相关信息进行临床决策的科学。循证医学与传统医学相比，最大特点是以科学研究所获得的最新和最有力的证据为基础，开展临床医学实践活动。以循证医学为指导，能够保证临床决策的规范化。但再好的证据也不一定适合所有患者。临床决策的最高原则仍然是个体化。循证医学时代衡量临床医生专业技能的标准是能否将个人的经验与所获取的最新证据有机地结合起来，为患者的诊治做出最佳决策。合格的临床医生应该对研究对象、研究方案、研究结果进行辨证的分析和评价，结合具体病例采用有效、合理、实用和经济可承受的证据。必须真心诚意地服务于患者，临床决策时理应充分考虑患者的要求和价值取向。

（二）急诊通道

急性脑血管病是急症，及时的治疗对于病情的发展变化影响明显。

缺血性卒中溶栓治疗的时间窗非常短暂。脑卒中发病后能否及时送到医院进行救治，是能否达到最好救治效果的关键。发现可疑患者应尽快直接平稳送往急诊室或拨打急救电话由救护车运送至有急救条件的医院。在急诊，应尽快采集病史、完成必要的检查、做出正确判断，及时进行抢救或收住院治疗。通过急诊绿色通道可以减少院内延误。

因为紧急医疗服务能提供最及时的治疗，所有发生急性卒中的患者应启用这一服务，如拨打120或999电话。患者应被快速转运到能提供急诊卒中治疗的最近的机构以便评估和治疗。对于疑似卒中的患者，紧急医疗服务（EMS）应当绕过没有治疗卒中资源的医院，赶往最近的能治疗急性卒中的机构。但据调查，急性卒中患者接受EMS的比例较低仅约29%。

初步评价中最重要的一点，是患者的症状出现时间。

不能为了完成多模式影像检查而延误卒中的急诊治疗。

（三）卒中单元

卒中单元是一种多学科合作的组织化病房管理系统，旨在改善住院卒中患者管理，提高疗效和满意度。卒中单元的核心工作人员包括临床医生、专业护士、物理治疗师、职业治疗师、语言训练师和社会工作者。它为卒中患者提供药物治疗、肢体康复、语言训练、心理康复和健康教育。

卒中单元被认为是治疗脑卒中最有效的办法。哥本哈根一项权威性的临床对照研究试验证实：卒中单元和普通病房比较，住院期死亡的危险性降低了40%，尤其严重卒中患者可降低86%，丧失生活能力的危险性降低50%，严重患者达83%，并且缩短了患者的平均住院时间2周。卒中单元对任何卒中患者都有好处，治疗和康复的有效性明显，这与溶栓、抗凝及神经保护剂等受治疗时间窗限制明显不同。Meta分析发现在目前所有缺血性脑卒中的治疗中，最为有效的方法是卒中单元（OR值为0.71），其次是溶栓（OR值为0.83）、抗血小板（OR值为0.95）和抗凝（OR值为0.99）。另外，卒中单元有利于二期预防的宣教。

按照收治的患者对象和工作方式，卒中单元可分为以下4种基本类型。

（1）急性卒中单元：收治急性期的患者，通常是发病1周内的患者。强调监护和急救，患者住院天数一般不超过1周。

（2）康复卒中单元：收治发病1周后的患者。由于病情稳定，康复卒中单元更强调康复，患者可在此住院数周，甚至数月。

（3）联合卒中单元：也称综合卒中单元，联合急性和康复的共同功能。收治急性期患者，但住院数周，如果需要，可延长至数月。

（4）移动卒中单元：也称移动卒中小组，此种模式没有固定的病房。患者收到不同病房，由一个多学科医疗小组去查房和制订医疗方案，因此没有固定的护理队伍。也有学者认为，此种形式不属于卒中单元，只是卒中小组。

六、预防

与卒中的治疗相比，脑血管病的预防对人类健康的影响更大。Sacco在2006年的Feoberg论坛上，提出了新的脑血管病的预防策略，应进行全面的血管危险评估。完善如下几个方面的评价：

（1）心脑血管疾病传统的危险因素（例如吸烟、缺乏锻炼、高血压病和糖尿病等）。

（2）亚临床事件的评估，包括亚临床脑损害（例如无症状梗死、白质高信号和微出血等）和亚临床血管疾病（例如颈动脉斑块、动脉内-中膜增厚等），这些亚临床的表现可能是从无症状性血管事件至症状性血管事件的中间环节，有利于准确评估疾病的进展情况。

（3）与血管疾病相关的生物标记物和基因指标（例如纤维蛋白原、C-反应蛋白、同型半胱氨酸等），也有利于对血管危险因素的全面评估。

根据全面的血管评估结果，建议一个准确预测卒中发生的测量方法，有益于识别哪些人群是卒中的高危人群，并对所有可干预的危险因素进行适当的干预。

脑血管病的预防包括一级预防和二级预防。

脑血管病的一级预防系指发病前的预防，即通过早期改变不健康的生活方式，积极主动地控制各种危险因素，从而达到使脑血管病不发生或推迟发病年龄的目的。我国是一个人口大国，脑血管病的发病率高。为了降低发病率，必须加强一级预防。

脑卒中的复发相当普遍，卒中复发导致患者已有的神经功能障碍加重，并使死亡率明显增加。首次卒中后6个月内是卒中复发危险性最高的阶段，所以在卒中首次发病后有必要尽早开展二级预防工作。

二级预防的主要目的是为了预防或降低再次发生卒中的危险，减轻残疾程度，提高生活质量。针对发生过一次或多次脑血管意外的患者，通过寻找脑卒中发生的原因，治疗可逆性病因，纠正所有可预防的危险因素，这在相对年轻的患者中显得尤为重要。

此外，要通过健康教育和随访，提高患者对二级预防措施的依从性。

第二节　短暂性脑缺血发作

随着影像学的进展，对短暂性脑缺血发作（Transient Ischemia Attack，TIA）的认识已由关注其临床症状持续时间转变到关注其引起组织学损害过程。2009年的定义为：脑、脊髓或视网膜局灶性缺血所致的、未伴发急性梗死的短暂性神经功能障碍。TIA的诊断均是回忆性诊断。支持TIA诊断的临床特点有：症状突然出现、发病时即出现最大神经功能缺损、符合血管分布的局灶性症状、发作时表现为神经功能缺损、可快速缓解。神经影像学检查有助于排除其他发作性疾病，而且神经影像学的发展，特别是弥散、灌注加权的MRI，已经从基本上改变了对于TIA病理生理学的理解。治疗上，目前常依据ABCD^{2}评分，来对TIA患者进行分层治疗。

传统"基于时间"的TIA概念起源于20世纪50年代，1956年Fisher在第二次普林斯顿脑血管病会议上，认为TIA可以持续几小时，一般为5~10 min；1964年，Acheson和Hutchinson支持使用1 h的时间界限；Marshel建议使用24 h概念；1965年，美国第四届脑血管病普林斯顿会议将TIA定义为"突然出现的局灶性或全脑神经功能障碍，持续时间不超过24 h，且排除非血管源性原因"。美国国立卫生研究院（National Institute of Health，NIH）脑血管病分类于1975年采用了此定义。然而，随着现代影像学的进展，基于"时间和临床"的传统定义受到了诸多质疑。研究表明，大部分TIA患者的症状持续时间不超过1 h。超过1 h的患者在24 h内可以恢复的概率很小，而且一些临床症状完全恢复的患者的影像学检查提示已经存在梗死。美国TIA工作组在2002年提出了新的TIA概念："由于局部脑或视网膜缺血引起的短暂性神经功能缺损发作，典型临床症状持续不超过1 h，且在影像学上无急性脑梗死的证据。"2009年6月美国心脏病协会（American Heart Association，AHA）／美国卒中协会（American Heart Association，ASA）在 Stroke 杂志上发表指南，提出新的TIA定义：脑、脊髓或视网膜局灶性缺血所致的、未伴发急性梗死的短暂性神经功能障碍。在此定义下，症状持续的时间不再是关键，是否存在梗死才是TIA与脑卒中的区别所在。

纵观前后三次概念的修改，对TIA的认识已由关注其临床症状持续时间转变到关注其引起组织学损害过程。与1965年TIA的定义比较，2002年的定义强调了症状持续时间多数在1 h内，并且增加了影像学是否有脑梗死的证据。2009年最新的TIA定义则完全取消对症状持续时间的限制，是否存在脑组织的梗死是TIA和脑卒中的唯一区别，同时提示不论TIA的临床缺血过程持续多久，都有可能存在生物学终点。从3次定义的变化中不难看出，症状持续时间在诊断中的比重不断下降，从24 h到1 h，直到现在笼统地描述为"短暂性神经功能缺损"；另一方面，积极提倡对TIA患者进行影像学检查以确认有无脑梗死并探讨其病因的重要性不断得到强化。

一、病因与发病机制

目前短暂性脑缺血的病因与发病机制尚未完全明确。一般认为，TIA 病因与发病机制常分为 3 种类型：血流动力学型、微栓塞型和梗死型。

血流动力学型 TIA 是在动脉严重狭窄基础上血压波动导致的远端一过性脑供血不足引起的，血压低的时候发生 TIA，血压高的时候症状缓解，这种类型的 TIA 占很大一部分。

微栓塞型又分为心源性栓塞和动脉-动脉源性栓塞。动脉-动脉源性栓塞是由大动脉源性粥样硬化斑块破裂所致，斑块破裂后脱落的栓子会随血流移动，栓塞远端小动脉，如果栓塞后栓子很快发生自溶，即会出现一过性缺血发作。心源性栓塞型 TIA 的发病机制与心源性脑梗死相同，其发病基础主要是心脏来源的栓子进入脑动脉系统引起血管阻塞，如栓子自溶则形成心源性 TIA。

此外随着神经影像技术的进展，国外有学者提出了梗死型 TIA 的概念，即临床表现为 TIA，但影像学上有脑梗死的证据。据此，将 TIA 分为 MRI 阳性 TIA 和 MRI 阴性 TIA，早期的磁共振弥散加权成像（DWI）检查发现，20%～40%临床上表现为 TIA 的患者存在梗死灶。对于这种情况到底应该怎样临床诊断，是脑梗死还是 TIA，目前概念还不是十分清楚，多数人接受了梗死型 TIA 这一概念。但根据 TIA 的新概念，只要出现梗死灶就不能诊断 TIA。

血管痉挛学说认为，在传统的观念中，血管痉挛学说是 TIA 的病因之一。但是目前没有资料支持血管痉挛学说。

二、病理

有关 TIA 病理的研究较少，通常认为 TIA 不引起明显的病理损害。

三、临床表现

因为 TIA 是血管事件，因此其临床表现也符合血管分布区。前循环包括颈内动脉、大脑中动脉，大脑前动脉，以及血管分支，前循环 TIA 临床表现，见表 4－2。黑朦提示颈内动脉的分支眼动脉功能异常。感觉或运动功能障碍，伴有失语或失认，提示皮质受累。计算困难、左右混乱、书写困难，也提示皮质受累。相反，只有感觉或运动障碍，没有失语和失认时，提示皮质下小血管病。肢体抖动 TIA 是前循环 TIA 不常见的一种形式，是颈动脉闭塞性疾病和腔隙性梗死的先兆，被认为是前循环缺血的表现，表现为简单、不自主、粗大不规则的肢体摇摆动作或颤抖，可以只累及手臂，也可以累及手臂及腿，有时被误认为是抽搐。

表 4－2 前循环 TIA 的临床表现

动脉	穿支	症状
ICA		严重狭窄可以导致"肢体抖动型 TIA"和分水岭梗死（临床表现可有变异）±MCA 症状
	眼动脉	黑朦
MCA	M_1：近端 MCA	左 M_1：完全性失语，右侧面部及上肢瘫痪重于下肢，右侧偏身感觉缺失，右侧同向性偏盲 右 M_1：左侧忽略，左侧面部及上肢瘫痪重于下肢，左侧偏身感觉缺失，左侧同向性偏盲
	M_2 上干分支	左 M_2 上干：运动性失语，左侧面部及上肢瘫痪重于下肢 右 M_2 上干：左侧忽略，左侧面部及上肢瘫痪重于下肢
	M_2 下干分支	左侧 M_2 下干：感觉性失语，右侧偏身感觉缺失，轻微无力 右侧 M_2 下干：左侧偏身感觉缺失，轻微无力
ACA		对侧偏瘫，下肢重于上肢和面部

续 表

动脉	穿支	症状
小血管病（腔隙性）	感觉运动综合征（丘脑内囊区域）	对侧运动和感觉缺失
	纯运动综合征（位置变异）	对侧偏瘫
	纯感觉综合征（位置变异）	对侧感觉缺失
	震颤性轻偏瘫综合征（位置变异）	对侧偏瘫，辨距困难（与无力不成比例）

注：ICA：颈内动脉；MCA：大脑中动脉；ACA：大脑前动脉。

后循环包括椎动脉，基底动脉，大脑后动脉，以及上述血管的分支。大约20%患者的大脑后动脉血流来自于前循环。后循环 TIA 的临床表现，见表4-3。脑神经症状、共济失调、头晕，以及交叉性症状（如一侧面部受累，对侧上肢和下肢受累）提示椎-基底动脉疾病。

表4-3 后循环 TIA 的临床表现

动脉	穿支	症状
椎动脉	延髓背外侧综合征（Wallenberg 综合征）	眩晕，恶心，呕吐，声音嘶哑，呃逆，同侧 Horner 征，同侧辨距障碍，同侧面部痛觉和温度觉缺失，对侧上肢/下肢痛觉和温度觉缺失
大脑后动脉	皮质盲	对侧偏盲（伴有右侧同向性偏盲、失读，不伴有失写）
基底动脉	闭锁综合征（当基底动脉完全闭塞时）	症状多变，可包括最小意识状态、视幻觉、辐辏运动障碍、交叉瘫、昏迷
小血管病（腔隙性）	Weber 综合征（中脑）	同侧动眼神经麻痹，对侧肢瘫
	Benedikt 综合征（中脑）	同侧动眼神经麻痹，对侧肢体震颤或辨距不良
	Claude 综合征（中脑）	同侧动眼神经麻痹，对侧无力，震颤和失认
	Millard - Gubler 综合征（脑桥）	同侧眼外展麻痹（展神经），同侧面肌瘫痪（面神经），对侧上肢和下肢瘫痪

既往所称的椎-基底动脉供血不足（Verte - Brobasilar Insufficiency，VBI）指后循环血流减少引起椎-基底系统缺血或 TIA 引起的症状。通常，晕厥或眩晕症状不能归于 VBI。椎-基底动脉供血不足很少仅出现1个症状或体征。VBI 也用于描述锁骨下盗血综合征，由于在发出椎动脉前锁骨下动脉狭窄，导致椎动脉血流反流，引起缺血。椎-基底动脉缺血和梗死最常见的原因是栓塞、动脉粥样硬化（尤其是起始部位）、小血管病（由于高血压）、椎动脉夹层，尤其是颅外段。椎动脉在解剖上变异较大，可以只有1个，或者以1个为主。头部旋转引起的1个椎动脉闭塞的缺血症状，称为弓猎人综合征（Bow Hunter Syndrome）。

临床上，易被误认为是 TIA 的症状如下。

（1）晕厥在美国急诊医师医师协会的临床策略中，被定义为一种临床综合征，表现为短暂的意识丧失和无法保持姿势紧张，无需通过药物治疗即可自发完全恢复。此定义与欧洲心脏病协会的定义类似，后者的定义为：一个短暂的自限性的意识丧失，通常导致跌倒。发病相对快速，随后的复苏是自发、完整和相对快速的。其基本机制是一个全脑的短暂性缺血。TIA 与之不同，其表现为脑或视网膜的缺血症状。一般来说，晕厥是短暂意识丧失，而无局灶性神经体征或症状，而 TIA 有短暂局灶性神经系统体征和症状，但通常没有意识丧失。需要指出的是，短暂脑缺血发作与晕厥不是100%互相排斥，在一项242例晕厥患者的研究中，有5例（2%）最后被诊断为 TIA。准确病史询问是必要的，缺少前驱症状（如轻度头昏、全身无力、意识丧失前有预判）以及出现脑干功能障碍，有助于 TIA 的诊断。

（2）头昏眼花、眩晕、平衡功能障碍（称为"头晕综合征"），在急诊中是常见的表现。头昏可以是脑干功能障碍的表现，但是不常见。有研究发现，头晕是唯一症状的患者中，只有0.7%的患者最终诊断为卒中或 TIA。因此对于头晕患者，全面的神经科评估是必要的，包括步态的观察，确定有无共济失调。

（3）"跌倒发作"是旧名词，是一个突发事件，无预警的跌倒，可以伴有短暂的意识丧失。多数患者年龄较大，向前跌倒，膝盖和鼻子跌伤。"跌倒发作"原因不详，约1/4的患者是脑血管病或心脏的原因。

（4）短暂性全面遗忘症（Transient Global Amnesia，TGA）偶尔会与TIA或卒中混淆。患者通常表现为在一段时间内的。顺行性失忆，没有意识障碍或个性的改变。患者除了一再盘问周边的环境，在发作期间的其他行为是正常的。通常持续不到24 h，但即使在发作后，对发作期间的记忆无法恢复。发病机制包括颞叶癫痫、偏头痛、下丘脑缺血。最有力的证据似乎是为单侧或双侧海马回的低灌注。

四、诊断

TIA的诊断多是回忆性诊断。症状持续时间越长，最后诊断是TIA的可能性越小。如症状持续几分钟，在24 h内完全恢复从而诊断为TIA的可能性近50%，但是当症状持续2 h后，可能性只有10%。

（一）支持TIA诊断的临床特点

（1）症状突然出现。通常患者或旁观者可以描述症状出现时他们在做什么，因为TIA发生时很少有患者会不确定症状何时开始。

（2）发病时即出现最大神经功能缺损。若患者症状为进展性或由身体的一部分扩散至其他部分，则更支持癫痫（若症状出现急骤，从几秒钟到1~2 min）或偏头痛（若症状出现较缓慢，数分钟以上）的诊断。

（3）符合血管分布的局灶性症状。脑循环的部分血供异常可以导致局灶性症状，而全面性神经功能障碍，例如意识模糊（排除失语所致表达错误）、晕厥、全身麻木、双眼视物模糊及单纯的眩晕等症状很少见于TIA患者，除非伴有其他局灶性症状（表4-2，表4-3）。

（4）发作时为神经功能缺损症状。典型的TIA常为"缺损"症状，即局灶性神经功能缺损，例如单侧运动功能或感觉障碍，语言障碍或视野缺损。TIA很少引起"阳性"症状，例如刺痛感、肢体抽搐或视野中闪光感等。

（5）可快速缓解。大多数TIA症状在60 min内缓解，若症状超过1 h仍不缓解则更可能为卒中。

TIA是一个临床诊断，而脑影像学检查主要是用于排除卒中类似疾病。多种脑部疾病可以引起一过性神经系统症状，而这些疾病很难与TIA相区别。头CT可以有效地排除其中一些疾病，如硬膜下血肿和某些肿瘤等，而另外一些疾病（如多发性硬化、脑炎、缺氧性脑损伤等）应用MRI可以更好地诊断。也有一些卒中类似疾病（如癫痫、代谢性脑病等）无法通过脑影像学检查发现，需要通过病史与其他检查鉴别。

影像学技术的快速发展还对于理解TIA的病理生理过程贡献很大。现代TIA的神经影像评估的目的是：①得到症状的血管起源的直接（灌注不足或急性梗死）或间接（大血管狭窄）证据；②排除其他非血管起源；③确定基本血管机制（大血管粥样硬化、心源性栓塞、小血管腔隙），然后选择最佳治疗；④预后结果分类。

神经影像学的研究，特别是弥散灌注加权的MRI，已经从基本上改变了对于TIA病理生理学的理解。在常规的临床实践中，MRI可以明确病灶缺血而非其他导致患者缺陷的疾病过程，提高血管狭窄和TIA的诊断准确率，并且评估先前存在脑血管损伤的程度。因此，MRI包括弥散序列，应该被考虑作为一种排查潜在TIA患者的优先诊断性检查。包括血管成像、心脏评估和实验室检查在内的其他检查方法应该参照急性卒中。

（二）鉴别诊断

TIA主要与一些发作性的疾病相鉴别。

（1）部分性癫痫：特别是单纯部分发作，常表现为持续数秒至数分钟的肢体抽搐，从躯体的一处开始，并向周围扩展，多有脑电图异常，CT/MRI检查可发现脑内局灶性病变。

（2）梅尼埃病：发作性眩晕、恶心、呕吐与椎-基底动脉TIA相似，但每次发作持续时间往往超过

24 h，伴有耳鸣、耳阻塞感、听力减退等症状，除眼球震颤外，无其他神经系统定位体征。发病年龄多在50岁以下。

（3）心脏疾病：阿-斯综合征，严重心律失常如室上性心动过速、室性心动过速、心房扑动、多源性室性早搏、病态窦房结综合征等，可因阵发性全脑供血不足，出现头晕、晕倒和意识丧失，但常无神经系统局灶性症状和体征，心电图、超声心动图和X线检查常有异常发现。

（4）其他：颅内肿瘤、脓肿、慢性硬膜下血肿、脑内寄生虫等亦可出现类TIA发作症状，原发或继发性自主神经功能不全亦可因血压或心律的急剧变化出现短暂性全脑供血不足，出现发作性意识障碍，应注意排除。

五、治疗

（一）TIA的早期治疗

在TIA发作后，应当从最基本的治疗开始，恢复脑的供血不足，包括患者平卧位，不降压治疗，静脉补液等。在一项69例患者的试验中，利用MRI灌注影像学发现，1/3存在灌注异常。改变头位的方法简单，但临床上常被忽视，利用TCD发现，头位从30°降到0°时，大脑中动脉血流速度可以增加20%。在TIA急性期，应慎重降压，因为此时脑的自动调节功能受损，脑的灌注，尤其是靠侧支循环代偿供血区域，直接依赖于全身血压。等渗液体的输入保持足够的血容量。静脉补液时，需要注意患者的心脏功能，在没有已知的或可疑的心力衰竭时，可以先给予500 mL的生理盐水，之后再以100～150 mL/L静脉滴注。

一旦确诊TIA后，应及时给予抗栓治疗。到目前为止，虽然缺乏随机对照试验，证明在TIA的24～48 h给予抗栓治疗能够改善患者的预后；但是由于缺血性卒中的研究较多，而二者的发病机制类似，因此把这些治疗方法外推至TIA是合理的。但是二者存在着两个大的区别。首先，由于大的梗死发生脑出血的概率高，因此推测TIA患者的出血风险较少。其次，在早期，TIA发生缺血性卒中的风险，较完全性卒中复发的风险要高，因此行介入治疗的效果可能更好。

不同的TIA患者，发生卒中的风险不同，虽然缺乏足够的证据，但是考虑到资料有限，目前常依据不同评分系统，来对TIA患者进行分层治疗。

"中国短暂性脑缺血发作专家共识"建议：

（1）积极评价危险分层、高危患者尽早收入院：有关预后的研究结果提示，TIA患者的处理应越早越好。对于初发或频发的患者，症状持续时间>1 h，症状性颈内动脉狭窄>50%，明确有心脏来源的栓子（如心房颤动），已知的高凝状态，加利福尼亚评分或ABCD评分的高危患者，应尽早（48 h内）收入院进一步评价、治疗。

（2）新发TIA应按"急症"处理：新近发生（48 h内）的TIA预示短期内具有发生卒中的高度危险，应作为重要的急症处理。

（3）尽早完善各项相关检查：对于怀疑TIA患者首先应尽可能行磁共振弥散成像检查，明确是否为TIA。TIA患者应该通过快速急救通道（12 h内）进行紧急评估和检查。如果头颅CT、心电图或颈动脉多普勒超声未在急诊完成，那么初始的评估应在48 h内完成。如果在急诊完成，且结果阴性，可将全面评估的时间适当延长，以明确缺血发生的机制及随后的预防治疗。

"英国急性卒中和短暂性脑缺血发作的诊断与初始治疗指南"建议：

（1）对疑似TIA的患者（如24 h内就诊时无神经系统症状），应尽快采用已证实的评分系统，如ABCD^{2}评分系统，确定再发卒中的风险。

（2）具有卒中高危风险的疑似TIA（ABCD^{2}评分为4分或更高）患者应：立即每天服用阿司匹林300 mg；症状出现后24 h内行专科诊断和检查；一旦诊断明确，即行二级预防，包括寻找个体危险因素。

（3）尽管ABCD^{2}评分为3分或更低，频发TIA（1周内发作2次或更多）患者应按卒中高危险处理。

（4）具有卒中低危风险的疑似 TIA（ABCD^2 为 3 分或更低）患者应：立即每天服用阿司匹林 300 mg；尽快行专科诊断和检查，但应在症状发生后 1 周内；一旦诊断明确，即行二级预防，包括探讨个体风险因素。

（5）TIA 患者就诊来迟仍应该治疗（症状消失后 1 周以上），即使卒中风险很低。

AHA/ASA 指南建议，如果患者在卒中发作 72 h 内并且有任何如下症状的患者下列情况建议入院：

1）ABCD^2 得分≥3；

2）ABCD^2 得分 0～2，但不能确定诊断检查工作是否能在 2 d 之内完成的门诊患者；

3）ABCD^2 得分 0～2 并且有其他证据提示患者卒中发作是由于局部病灶缺血造成的。

（二）二级预防

有关 TIA 后的治疗，见图 4-7。

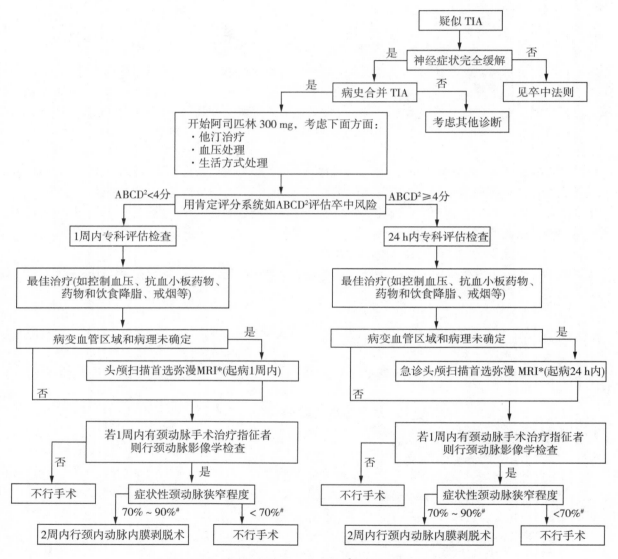

*：除非是禁忌证，则选 CT 检查；#：根据欧洲颈动脉手术标准（ECST）

图 4-7 TIA 的治疗流程图

六、预后

TIA 是缺血性脑卒中的重要危险因素。如何预测 TIA 后发生脑卒中的危险一直以来是学界关注的焦点。风险评估预测模型对于临床工作至关重要，常用的有下列几种。

1. 加利福尼亚评分。加利福尼亚评分（California Scores）（表 4 - 4）观察了性别、种族、高血压、心脏病、卒中病史、用药史等 7 大项共 40 小项。追踪随访 TIA 后 90 d 内再发脑卒中的风险。最终提出 5 个因素：年龄 >60 岁、糖尿病、症状持续 10 min 以上、虚弱和言语功能障碍。

表 4 - 4　加利福尼亚评分

项目	95% CI	P 值
年龄 >60 岁	1.1 ~ 2.7	0.010
糖尿病	1.4 ~ 2.9	0.001
持续时间 >10 min	1.3 ~ 4.2	0.050
虚弱	1.4 ~ 2.6	0.001
言语困难	1.1 ~ 2.1	0.010

2. ABCD 评分（ABCD Scores）。Georgios Tsivgoulis 等提出的一项评估系统，包括年龄、血压、临床体征和发作持续时间（表 4 - 5）。用来检验该评分系统能否作为临床判断 TIA 后早期高危发生卒中的实用工具。

表 4 - 5　常用的 TIA 风险评分系统

危险困难		ABCD 得分	$ABCD^2$ 得分	$ABCD^3$ 得分	$ABCD^3 - I$ 得分
A 年龄	≥60 岁	1	1	1	1
B 血压	收缩压 ≥ 140 mmHg 和（或）舒张压 ≥90 mmHg	1	1	1	1
C 临床特征	一侧肢体无力	2	2	2	2
	言语不清但不伴四肢无力	1	1	1	1
D 症状持续时间	10 ~ 59 min	1	1	1	1
	≥60 min	2	2	2	2
D 糖尿病	有	-	1	1	1
D 双重 TIA 发作	本次 TIA 发作 7 d 内有另外至少一次 TIA 发作	-	-	2	2
I 影像学发现	同侧颈动脉狭窄 ≥50%	-	-	-	2
	DWI 检查发现高信号	-	-	-	2
总分		0 ~ 6	0 ~ 7	0 ~ 9	0 ~ 13

在调整了 TIA 既往史、患 TIA 前用药史和二级预防等卒中危险因素后，ABCD 评分在 5 ~ 6 时，30 d 内发生卒中的危险比为 8.01（95% CI 为 3.21 ~ 19.98），是独立的危险因素（P < 0.001）。

3. $ABCD^2$ 评分（$ABCD^2$ Scores）。2007 年 Johnston 等结合加利福尼亚评分及 ABCD 评分提出了 $ABCD^2$ 评分（表 4 - 5），目前 $ABCD^2$ 评分得到了临床广泛应用。

$ABCD^2$ 评分可显著提高对卒中危险的预测价值。依照这种模型，高危、中危和低危的患者在 TIA 后 2 d 内发生卒中的比率分别为 8.1%（95% CI 为 6 ~ 7），4.1%（95% CI 为 4 ~ 5）和 1.0%（95% CI 为 0 ~ 3）。

4. $ABCD^3$ 评分（$ABCD^3$ Scores）和 $ABCD^3 - I$ 评分（$ABCD^{3-}I$ Scores）。2010 年 Aine Merwick 等在 $ABCD^2$ 评分基础上增加发作频率（$ABCD^3$）或影像学检查（$ABCD^3 - I$）（表 4 - 5），TIA 发作频率是指在 7 d 之内，在本次 TIA 之外还有至少一次 TIA 发作，增加 2 分。而影像学检查是指，如果同侧颈动脉狭窄 ≥50%，增加 2 分；如果 DWI 检查发现高信号，再增加 2 分。与 $ABCD^2$ 评分相比，$ABCD^3$ 和 AB-$CD^3 - I$ 评分可更准确预测 TIA 患者 7 d、28 d 及 90 d 时早期卒中风险。

第三节　脑梗死

因脑动脉急性闭塞所致的脑组织坏死称为脑梗死。脑梗死不是一类同质性的疾病，因为导致脑梗死的疾病可以完全不相同，譬如心脏疾病、脑动脉自身疾病以及血液系统疾病都可以导致脑梗死。因此，在脑梗死发生之前心脏、脑动脉或血液系统已经有异常改变，尽早发现这些异常改变可更有效地采取预防卒中的措施。在急性脑梗死发生后，也要尽快采取相应检查进行病因学诊断，才能更好地进行急性期治疗和采取更适宜的二级预防措施。

一、病理生理机制

（一）造成脑组织缺血损伤的血管壁及血管内病理

造成脑组织缺血损伤的血管壁及血管内病理改变包括动脉粥样硬化、小动脉玻璃样变（也称小动脉硬化）、其他原因的血管壁改变以及血栓形成。颅外颈部动脉的粥样硬化好发于主动脉弓、颈内动脉起始处、椎动脉起始和锁骨下动脉起始处。颅内动脉粥样硬化好发生于大脑中动脉、颈内动脉虹吸、椎动脉颅内段、基底动脉和大脑后动脉起始处。发出穿支的载体动脉的粥样斑块可堵塞穿支动脉。穿支动脉口也可发生微小粥样斑块并会堵塞穿支动脉。高血压引起的脂质玻璃样变或纤维玻璃样变主要累及穿支动脉，造成中膜增生和纤维样物质沉积，致使原本很小的管腔更加狭窄。还可以有其他原因导致的血管壁改变，如外伤性或自发性血管壁撕裂引起的动脉夹层、动脉炎、肌纤维营养不良（内膜与中膜过度增生）、烟雾病（内膜层状增厚中层变薄）、感染等。

血栓形成发生在血管壁和血管内，损伤血管的表面可继发血栓形成，如上述提到的动脉粥样硬化性、动脉夹层、动脉炎、肌纤维营养不良、烟雾病、感染等所致的动脉病变处都可继发血栓形成；血管明显狭窄或收缩会继发血栓形成（极度狭窄处血流紊乱，可引起血流缓慢，尤其在系统性低灌注时，局部血流更加缓慢，更易导致血栓形成）；血管局部扩张也会导致血栓形成（局部扩张处血流缓慢）；凝血系统改变可继发血管内血栓形成（红细胞增多症、血小板增多症或全身高凝状态）。

动脉粥样硬化性血管损害是最常见的血管壁损害类型，其基本损害是大中型动脉内膜局部呈斑块状增厚，由于动脉内膜积聚的脂质外观呈黄色粥样，因此称为动脉粥样硬化。脑动脉粥样硬化的进展是一个动态的病理过程，从内中膜增厚、粥样斑块形成、血管重塑、斑块破裂、斑块表面或腔内血栓形成、斑块体积间断增加至最终形成重度狭窄。动脉粥样硬化斑块有稳定和易损斑块两种类型，易损斑块指的是将会变成"罪犯斑块"的斑块。颈动脉易损斑块的病理特点主要包括薄纤维冒大脂核、斑块表面溃疡、破裂、血栓形成、斑块内出血、炎症浸润等。管腔狭窄、大脂核以及斑块内新生血管床形成可能是颅内动脉粥样易损斑块的病理特点。

（二）导致脑组织损伤的心脏病理

心脏的很多疾病都有导致脑栓塞的风险，临床上称作心源性栓塞或心源性卒中。心源性栓塞是来源于心脏的栓子或经过心脏异常分流的栓子随血流进入脑循环阻塞脑动脉而导致梗死。这些可能已经存在的心脏疾病包括：①心律失常，特别是心房颤动和病态窦房结综合征；②心脏瓣膜疾病，特别是二尖瓣狭窄、人工心脏瓣膜、感染性心内膜炎和非细菌性心内膜炎；③心肌疾病或心内膜病，特别是心肌梗死、心内膜炎和扩张性心肌病；④心内病变如黏液瘤、左心室室壁瘤、左心室附壁血栓；⑤右向左分流，特别是房间隔缺损和卵圆孔未闭，来源于深静脉的栓子可经此通道进入体循环引起反常栓塞。

（三）导致脑组织缺血损伤的机制

导致脑组织缺血损伤的机制有栓塞及低灌注。栓塞可来源于心脏（心源性）和动脉（动脉源性）。心脏的栓子脱落后随血循环进入到脑动脉，栓塞了脑部的某一条或多条动脉导致脑组织损伤。起源于大动脉的栓子，譬如主动脉弓、颅外颈部动脉、颅内大动脉的栓子，顺血流脱落到远端堵塞脑部的一条或多条动脉导致脑组织损伤。栓塞还可来源于静脉系统，但静脉系统的血凝块常在心脏有右向左分流，譬如房间隔缺损或卵圆孔未闭时才有可能入脑。由于栓塞而堵塞的脑动脉本身可以没有病变，如心源性栓塞堵塞了右侧大脑中动脉导致大面积梗死，被栓塞的大脑中动脉本身没有病变。如由于颈内动脉或大脑中动脉粥样硬化斑块表面形成的血栓、斑块碎片、胆固醇结晶等脱落堵塞了同侧大脑中动脉分支导致该分支供血区梗死，被堵塞的这条大脑中动脉分支本身没有病变。还有一些比较少见的栓子，譬如空气、脂肪、肿瘤细胞等进入心脏然后栓塞到脑动脉。不同大小、性质和来源的栓子可堵塞不同动脉。来源于心脏的大栓子可栓塞颅外大动脉，来源于心脏或外周血管中形成的较小栓子，以及来自于主动脉弓和颈动脉的较小栓子常栓塞颅内主干动脉和（或）其分支，如大脑中动脉、大脑前动脉、大脑后动脉、椎动脉和基底动脉。最常栓塞的动脉是大脑中动脉及其分支。来源于颅内主干动脉如大脑中动脉、椎动脉和基底动脉的较小栓子可栓塞其远端的分支动脉。更微小的栓子可栓塞小穿支动脉、眼动脉及视网膜动脉。

低灌注性脑缺血包括两种，一种是系统性低灌注，即全身灌注压下降导致脑组织的血流减少，常见的原因为心脏泵衰竭（心肌梗死或严重心律失常）和低血压。另一种是颈部或颅内大动脉严重狭窄或闭塞后低灌注导致的脑缺血。动脉支配的交界区低灌注更明显，因此，低灌注梗死常发生在上述区域，称为分水岭梗死。

在动脉粥样硬化性狭窄导致脑梗死的发病机制中，斑块不稳定导致的动脉到动脉栓塞较单纯低灌注导致的梗死更常见。在一些发生在分水岭区的梗死灶还有可能是微小栓子栓塞与低灌注协同作用所致。

对于颈内动脉起始和椎动脉颅外段病变而言，斑块表面的血栓形成会加重狭窄程度，继而可能导致完全闭塞。颈动脉粥样硬化血栓形成性狭窄或闭塞有以下几个特点：①如果斑块碎片或血栓形成不脱落，而且 Willis 环侧支代偿良好的话，则不出现梗死灶；②如果斑块碎片或血栓形成不脱落，但 Willis 环侧支代偿不好，在血压下降等诱发血流灌注不足因素存在的情况下，可能会导致分水岭梗死；③如果斑块碎片或血栓形成脱落至远端，则可能导致该动脉供血区域内各种梗死类型的发生，包括皮质、区域性梗死、分水岭区梗死或多发梗死。椎动脉病变梗死的发病机制类似颈内动脉颅外段。

对于颅内大动脉而言，譬如大脑中动脉，斑块表面形成的血栓会加重狭窄程度，继而可能导致完全闭塞。大脑中动脉粥样硬化血栓形成性狭窄或闭塞有以下几个特点：①如果斑块碎片或血栓不脱落，也没有堵塞穿支动脉，而且皮质软脑膜侧支代偿良好，供应穿支动脉区的新生侧支血管丰富，整个大脑中动脉供血区经历了长时间缺血耐受，因此，即使完全闭塞，在其供血区可以不出现梗死灶；②如果斑块碎片或血栓不脱落，也没有堵塞穿支动脉，但侧支代偿不够丰富，在血压下降等诱发血流灌注降低因素存在的情况下，可能会导致分水岭区梗死；③如果血栓形成堵塞穿支动脉口，则造成穿支动脉区梗死灶；④如果斑块碎片或血栓脱落到远端，则可能导致该动脉供血区域内各种梗死类型的发生，包括皮质、区域性梗死、分水岭区梗死或多发梗死。基底动脉病变梗死的发病机制类似大脑中动脉。

（四）脑组织缺血损伤的组织病理

（1）梗死灶病理改变：当局部脑组织血流下降时，受累脑组织能否存活取决于缺血的程度、持续时间和侧支循环的代偿能力。动物实验提供了以下脑缺血阈值：CBF 降至 20 mL/（100g·min）脑组织时脑电活动开始受到影响，降至 10 mL/（100g·min）脑组织以下时，细胞膜与细胞正常功能受到严重影响，降至 5 mL/（100g·min）脑组织以下时，神经元会在短时间内死亡。脑组织缺血后会发生一系列代谢改变，钾离子到细胞外，钙离子进入细胞内并导致线粒体功能衰竭，缺氧导致的氧自由基生成可使细胞内或细胞膜中的脂肪酸发生过氧化。缺氧还会使葡萄糖发生无氧代谢，从而导致乳酸堆积而引起酸中毒，进一步损伤细胞的代谢功能。此外，缺血脑组织中兴奋性神经递质活性增高加大细胞死亡风险。上述代谢改变引发恶性循环，最终使神经元损伤程度不断加重甚至死亡。当达到某一个阈值时，即使缺血脑组织得到富含氧气和葡萄糖的血液再灌注，缺血脑组织损伤也是不可逆的了。在某些情况下，缺血程度不足以引起神经元坏死，但有可能引起细胞凋亡。

某一动脉供血区血流量下降发生脑缺血后，在供血区域内的不同部位缺血程度不同。血流量最低部位缺血损伤最严重，成为梗死核心。而在梗死核心的周围，由于侧支循环的存在和建立，血流量尽管已经降低到可能导致脑细胞膜电衰竭，但未达到神经元死亡的阈值，此区域称为"缺血半暗带"。

（2）影响缺血事件严重程度有以下因素：血管堵塞的速度、侧支代偿能力、责任动脉或被栓塞动脉内局部变化、血糖、血氧含量、全身灌注情况等。①如果血管闭塞（无论颅外还是颅内动脉）是逐渐缓慢形成的，则往往已建立丰富的侧支循环，接受其供血的脑组织可能不发生严重缺血。如果血管堵塞是突然的，尤其是颅内动脉突然堵塞，往往导致其供血区严重缺血；②Willis 环侧支代偿不足（先天发育不良或参与代偿的动脉有病变）、皮质软脑膜侧支建立不好以及穿支小动脉代偿不足（侧支不足或小动脉玻璃样变）会影响缺血程度；③无论责任动脉壁（如动脉粥样硬化或动脉夹层）的血栓形成还是来自于近心端（心源性或动脉源性）的血栓栓塞都可能沿管腔向近端或远端进一步生长，尤其是血栓栓塞不会一直粘附于血管壁，血栓会溶解，如果顺血流继续脱落到远端则造成更多血管床的缺血，进一步生长的血栓还有可能堵塞了潜在的侧支加重缺血程度。管腔突然被堵塞还可能引起反应性血管痉挛进一步加重狭窄程度；④高血糖会对缺血脑组织造成损伤，但低血糖也会增加脑细胞死亡的风险；⑤低氧血症可使脑损害加重；⑥全身灌注不足，如心力衰竭、低血容量以及血黏度增高均可能降低脑血流量。

二、临床表现

从症候学角度出发，急性脑梗死可以导致运动障碍（如偏瘫）、语言功能障碍（包括各种类型的失语以及构音障碍）、感觉异常、共济失调、头痛、眼动障碍、视物异常、眩晕、不自主运动、癫痫和意识障碍等。急性起病的上述症状需要警惕脑梗死的可能性。反复脑梗死或者慢性期患者可以出现痴呆，精神行为异常及步态异常等症状。

与其他非血管性疾病不同的是，脑梗死的临床表现多数符合血管分布区特点。以下分别从不同供血动脉梗死角度出发，以血管解剖综合征形式描述脑梗死的症状。

（一）大脑中动脉供血区梗死

包括皮质支梗死和豆纹动脉梗死。

（1）皮质支梗死。完全的皮质支闭塞典型表现为突发起病的偏侧面瘫及肢体瘫痪（上肢重、远端重）、偏身感觉障碍，优势半球可出现失语（混合型失语或者运动型失语）、左右失认、手指失认、失算和书写困难，非优势半球可出现视空间障碍。此外可以出现对侧偏盲、象限盲或者凝视障碍等。根据受累分支不同，上述症状可以单独或者合并出现。

（2）豆纹动脉梗死：也称深穿支动脉梗死，豆纹动脉主要的供血区域包括内囊前肢的上半部、整个内囊和放射冠的上半部、外囊、豆状核以及尾状核头和体的上半部分。因此相应的穿支闭塞可以导致以下腔隙综合征的表现，如纯运动偏瘫、偏身感觉运动障碍、构音障碍-手笨拙综合征、构音障碍-面瘫综合征，少见的还有失语、偏侧忽视以及结构性失用等，后者有时与皮质支梗死不好鉴别，一般来说出现这些症状往往提示病灶范围较大。如果病变位于尾状核，还可以出现舞蹈症等不自主运动。

（二）大脑前动脉供血区梗死

肢体瘫痪是 ACA 梗死最常见的症状，下肢突出，上肢症状相对轻，一般不出现面瘫。如果 ACA 的分支 Heubner 动脉梗死累及尾状核头，壳核以及内囊前部时，临床症状也可以面瘫和上肢瘫痪突出，不同于常见的 ACA 梗死。亦可出现偏身感觉异常，此外皮质分支受累尚可以表现额叶的部分症状，如无动性缄默症、精神行为异常、遗忘、病理性抓握现象以及言语障碍等，后者临床上因为无肢体瘫痪等症状，急性起病时常需要与脑炎等其他疾病鉴别。此外 ACA 梗死可以累及旁中央小叶从而导致尿失禁或尿潴留。

（三）脉络膜前动脉梗死

起源及解剖走行和供血区域变异较大，常见供血区域包括视束、视放射、外侧膝状体、内囊后肢的后2/3、苍白球以及大脑脚的中1/3部分。另外也供应侧脑室后角旁的放射冠区域。经典的临床症状三联征包括偏瘫、偏身感觉障碍和同向偏盲，但是多数患者仅表现为上述症状的一部分，临床并无特异性，以不伴失语、意识改变等与MCA梗死鉴别。尽管不多见，有时还可以表现皮质受累的症状。多数脉络膜前动脉梗死临床仅表现单一的腔隙综合征。少见的症状包括偏瘫对侧的上睑下垂，眼球上下视障碍等（累及中脑）。

（四）大脑后动脉及分支梗死

临床症状依赖于PCA闭塞部位。PCA起始部闭塞可以累及中脑、颞顶枕叶及丘脑，临床表现为不同程度的意识改变、不自主运动、动眼神经麻痹，对侧偏瘫、偏身感觉障碍和偏盲，后者如果单独出现似MCA梗死，临床需要鉴别。PCA后交通动脉发出以远闭塞时，临床常无偏瘫出现（因中脑未受累），以此与近端病变鉴别。大脑后动脉远端闭塞累及皮质时最常见的症状是对侧视野缺损，多为同向偏盲，亦可为象限盲，症状轻重取决于梗死范围，黄斑区保留，因此视力常不受累。双侧PCA梗死临床少见，表现为双侧颞枕叶症状如皮质盲，言语障碍或者认知行为异常等。

丘脑梗死临床常见，血供主要来源于PCA。外侧丘脑梗死最常见（丘脑膝状体动脉梗死），临床常表现3组征：单纯对侧偏身感觉障碍，症状较轻；偏身感觉（包括深感觉）及运动障碍；症状广泛时可以同时出现异常运动如舞蹈-手足徐动症及共济失调（累及锥体外系及小脑束），但是认知和行为能力相对保留。丘脑旁中央梗死（丘脑穿动脉供血）临床表现急性起病的意识障碍、精神异常及眼球垂直凝视障碍。脉络膜后动脉梗死常见的症状是累及外侧膝状体所致的视野缺损。

（五）椎-基底动脉及其分支梗死

后循环梗死特征性的临床症状包括眼球垂直运动障碍、复视、脑神经症状及交叉瘫等。急性椎-基底动脉闭塞可表现意识障碍、四肢瘫痪、共济失调、高热及眩晕呕吐等，临床出现上述症状时要高度警惕危及生命的后循环梗死可能。

（1）基底动脉穿支闭塞：可以出现中脑或脑桥梗死，中脑旁中央动脉梗死临床常出现动眼神经麻痹或者眼球垂直运动障碍，可表现以下综合征：①Weber综合征表现为同侧动眼神经麻痹和对侧肢体的偏瘫；②Claude综合征表现为同侧动眼神经麻痹和对侧小脑症状；③Benedikt综合征表现为同侧动眼神经麻痹和对侧不自主运动（震颤或者舞蹈症）。脑桥旁中央梗死，常累及皮质脊髓束，皮质-桥-小脑束以及皮质-核束，临床表现包括：构音障碍-手笨拙综合征、纯运动偏瘫、共济失调性偏瘫、凝视障碍（双眼凝视向偏瘫侧）等。脑桥梗死可出现以下综合征：①Millard-Gubler综合征表现为同侧外展和面神经瘫痪，对侧偏瘫；②Foville综合征表现为同侧凝视麻痹、周围性面瘫和对侧偏瘫。针尖样瞳孔是脑桥病变特征性的体征。

（2）基底动脉尖端综合征：1980年Caplan首次报道，基底动脉末端分出双侧小脑上动脉和大脑后动脉。基底动脉尖端综合征临床症状与累及部位（包括中脑、小脑上部、丘脑、颞叶内侧及枕叶）有关，可表现为眼球垂直运动障碍及瞳孔异常，动眼神经麻痹，核间性眼肌麻痹，意识水平下降，病变对侧偏盲或者皮质盲以及严重的记忆障碍。临床上急性出现上述部分症状时需要高度警惕基底动脉尖端综合征的可能性，及时的诊断有利于及时的治疗。

（3）小脑及其供血动脉梗死：小脑上动脉梗死，常同时合并脑干受累，常见症状包括同侧辨距不良、同侧Horner征、对侧偏身痛温觉减退及对侧滑车神经麻痹；小脑前下动脉供应脑桥背侧、小脑和小脑中脚等，可表现眩晕、呕吐、耳鸣和构音障碍，查体可发现同侧面瘫、听力减退、三叉神经感觉障碍、Horner征、辨距不良和对侧躯干肢体痛温觉减退。小脑后下动脉闭塞综合征，也称延髓背外侧综合征（Wallenberg Syndrome），临床最常见表现眩晕、呕吐和眼球震颤（前庭神经核）、交叉性感觉障碍（三叉神经脊束核及交叉过来的脊髓丘脑束）、同侧Horner征（下行的交感神经纤维受累）、饮水呛咳、吞咽困难和声音嘶哑（疑核）、同侧小脑性共济失调。但是临床常见的多为不全延髓背外侧综合征，因为小脑后下动脉解剖变异很多。

三、卒中的评估

卒中患者的评估是个体化治疗干预的基础，应该在卒中患者来就诊后立即进行。

（一）临床评估

详细的病史询问和神经病学查体是建立卒中诊断的基础。对于已经疑诊卒中的患者要注意心血管系统的查体，包括双侧血压测量、颈部血管听诊和心脏听诊。此外，要进行神经功能缺损评分，常用的为NIHSS评分。由于后循环的临床评估在现有评分系统中欠敏感，对疑诊后循环的卒中要进行包括脑干和小脑的体征的尽可能详尽的检查。

（二）卒中专科评估

包括以下几个方面。

（1）危险因素：在人群范围内，常见的卒中高危因素包括年龄、高血压、糖尿病、高脂血症、心脏疾病（如心房颤动）、不良的生活方式（如吸烟）等。除了年龄以外，这些高危因素均可以进行有效干预。因此，仔细的逐项排查这些卒中高危因素非常重要。在常规检查的同时，部分基础疾病只有通过一定的监测才能诊断，如阵发性心房颤动。在中国人群，夜间孤立性高血压并不少见（10%），通过24 h血压监测可以明确诊断。

（2）血液化验：卒中患者常规的血液化验包括血常规、肝肾功能、电解质、血糖、血脂和凝血检查。对于有心源性卒中可能、冠心病病史的患者可考虑补充心肌酶谱的检查。作为少见卒中原因的筛查，可以进行血沉、同型半胱氨酸、免疫、感染等相关指标的检测。

（3）脑结构影像：所有疑诊TIA或卒中患者应尽快完成诊断性脑结构影像学检查。头颅CT是国内最普及的影像学手段，可以迅速排除脑出血，但是它对于后循环的脑梗死缺乏敏感度。有条件的医院可以做头部MRI（T_1、T_2、FLAIR、DWI和SWI/T_2），其中弥散成像（Diffusion-Weighted Imaging，DWI）最重要。与CT和常规MRI相比，DWI的主要优点是：①最快可以在梗死后数分钟内显示超急性期缺血病灶；②能发现T_2加权像无法识别的小的皮质梗死或脑干梗死，结合常规MRI区别新旧梗死灶。SWI或T_2能够敏感探测微量出血的存在，它与高龄、高血压、脑小血管病等因素相关。

脑梗死病灶图案的分类有助于分析判断导致脑梗死的源头从而有助于最终的病因诊断。譬如，若梗死灶同时累及双侧颈内动脉系统或者前后循环系统，通常考虑来源于心脏或主动脉弓的栓塞；若仅限于一侧颈内动脉系统，表现为多发梗死，则来源于大脑中动脉、颈内动脉可能性大，但是主动脉弓以及心脏也有可能；若为单发基底节病灶，则穿支动脉病变或其载体动脉病变堵塞穿支的可能性最大。

（4）血管评估：卒中患者的直接血管评估包括颈部和颅内动脉，少数患者需要评估主动脉弓；作为患者全身粥样硬化评估的一部分，在必要时，下肢血管和冠状动脉也可以进行评估。常见评估方法有数字减影血管造影（DSA）、常规MRA、CTA、增强MRA（CEMRA）、颈动脉超声和TCD。

DSA仍然是诊断颅内外动脉狭窄的金标准，传统的DSA只包括正、侧位，新一代的DSA则可以进行三维旋转成像和重建图像，从而提供更多的测量信息，并且提高了探测狭窄血管的敏感性。但是，DSA是有创的，通常不作为一线检查方法。只有在考虑可能进行介入治疗，或者无创血管检查不能充分建立诊断时才进行。

磁共振血管成像（MRA）是一种无创的检查颅内外血管的高敏感度的手段，先进的MRA可以通过增强剂提高敏感性，并辨别血管内血流的方向。MRA的缺点是有可能会高估狭窄程度，一些血流速度缓慢或弯曲的血管部位有可能被误认为是病理狭窄。对于颈部狭窄动脉，常规MRA的敏感度和特异度可以达到92.2%和75.7%；对于颅内狭窄动脉，MRA的敏感度和特异度可以达到92%和91%。

CTA是近年来发展很快的一项血管评估手段。通过静脉注入造影剂，CTA可以同时显示心脏、主动脉弓、颈动脉系统、颅内动脉系统的病变，并且可以三维重建。对于诊断颈动脉狭窄（70%~99%），CTA的敏感度和特异度可达85%和93%；对于颅内血管狭窄敏感度可达97.1%以上，特异度99.5%以上。

颈动脉超声是一种快速、无创、可床旁操作并便于动态随访的检查手段。它可以准确地判断颈部血管狭窄或闭塞，敏感度和特异度可达94%和77%，已成为颈动脉内膜剥脱术术前决策的重要部分。彩色超声通过形态学、斑块回声形状可以对斑块成分作出判断，因此它也是评价颈部血管粥样斑块稳定性的常用手段。彩超的局限性在于它在很大程度上依赖操作者的技术水平，因此，不同的医学中心其准确性有可能不同。

经颅多普勒超声（TCD）是一项无创性脑动脉狭窄的检测方法，同颈动脉超声一样具有快速、可床旁操作并便于动态随访的优点，但对操作者依赖性强。TCD 可以判断颅底 Willis 环大部分管径减少超过50%的颅内血管狭窄。TCD 也是唯一能检测脑血流中微栓子的方法，该微栓子信号在大动脉病变中尤为常见，在颈内动脉狭窄患者，微栓子信号是再发卒中和 TIA 的独立危险因素。颞窗狭小或缺失是限制TCD 的主要瓶颈，在后循环的评价上，TCD 的特异性也相对较低。

对于具有熟练超声技术的医院，联合颈动脉彩超和 TCD 可作为卒中患者血管病变的一线评估方法。对于有条件的医院，在超声血管评价基础上的脑灌注成像和血管管壁成像可以为临床决策提供更多的信息。

（5）心脏评估：无论是否有心脏病史，所有缺血性卒中患者都应进行至少一次心电图检查，有条件的医院也可将 24 h Holter 检查作为常规检查，以期望发现更多的心房颤动患者。超声心动图有助于发现器质性心脏疾病。经胸超声心动图（TTE）能很好地检测到附壁血栓，尤其位于左心室心尖部；对心肌梗死后室性附壁血栓的患者，该检查敏感性和特异性均 > 90%。经食管超声（TOE）比 TTE 具有更高的检测敏感度。对于不明原因的卒中患者，TOE 是卵圆孔未闭（PFO）诊断的金标准，此外，PFO 还可以由 TCD 盐水激发试验来诊断。

（6）危险分层的评估：危险因素的不同决定了患者卒中再发的风险也有所差别。目前临床上应用危险因素进行分层的有以下工具：Essen 卒中危险评分（ESRS）主要用来评价非心源性卒中的危险评分，ABCD^2 则主要用来对 TIA 卒中复发进行风险评估，见表 4 – 6。

表 4 – 6　Essen 卒中危险评分（ESRS）

危险因素或疾病	分数
年龄 65 ~ 75 岁	1
年龄 > 75 岁	2
高血压病	1
糖尿病	1
既往心肌梗死	1
其他心血管病（除心肌梗死和心房颤动）	1
周围血管病	1
吸烟	1
除本次事件之外的既往 TIA 或缺血性卒中	1

注：低危：0 ~ 2 分；高危：3 ~ 6 分；极高危：7 ~ 9 分。

四、诊断和鉴别诊断

脑梗死的诊断主要依据临床表现和影像检查两方面。急性起病，迅速达高峰的局灶性神经功能缺损，后者符合血管分布特征，头颅 CT 或 MRI（特别是 DWI）未见出血改变，或者出现典型的低密度责任病灶，除外其他疾病，基本可以诊断。头颅磁共振 + 弥散加权成像（DWI）对于早期脑梗死的诊断具有特异性，即 DWI 显示病灶处高信号，相应的表观弥散系数（ADC）值减低的影像特征。因此临床表现不典型，或疑诊后循环脑梗死时，及时的 DWI 成像检查非常必要。

需要分析梗死灶类型及关注受累血管分布，并最终做出脑梗死的病因诊断。梗死灶类型：皮质梗死或区域性梗死、分水岭梗死和穿支动脉区梗死。梗死灶还应区分为单一或多发梗死。头颅 CT 对皮质微小梗死灶以及某些分水岭区梗死灶不敏感，因此，头颅 CT 仅发现穿支动脉区梗死灶，未必表示其他部位没有梗死灶，因为梗死灶类型和分布对于造成梗死灶的源头及最终的病因诊断很重要。受累血管分布是否仅限于前循环、后循环或前后循环均累及。受累血管分布不同也往往有提示病变源头的价值。

　　脑梗死不是一种病，而是由多种疾病导致的综合征，因此，对于每一个脑梗死患者，都应尽可能找到导致卒中的病因。病因学分型中应用最广的依然是 TOAST 分型以及在此基础上的改良分型。脑梗死病因区分为：大动脉粥样硬化性、心源性栓塞、小动脉闭塞、其他病因和病因不明。以下从不同病因学角度出发，分析不同病因导致脑梗死的临床特点、梗死灶分布特点、诊断依据、注意要点等。

（一）大动脉粥样硬化性脑梗死

　　因主动脉弓和颅内外大动脉粥样硬化性狭窄或粥样硬化斑块不稳定而导致的脑梗死，是缺血性卒中最常见的亚型。以下分别阐述主动脉弓、颈内动脉、大脑中动脉和椎-基底动脉粥样硬化性脑梗死的诊断。

　　（1）主动脉弓粥样硬化性脑梗死：主动脉弓相关脑梗死有时容易忽视，临床表现无特异性，有时表现同颈部或颅内动脉粥样硬化性梗死，症状出现在一侧颈内动脉供血区或仅限于后循环，有时表现同心源性栓塞，可同时出现前后循环受累的临床表现。如果影像学检查病灶仅累及单一系统动脉的分布区，譬如仅累及一侧颈内动脉分布区或仅累及后循环分布区，梗死灶为皮质、流域性或多发梗死，但其近端相应颅内外大动脉未发现能解释病灶的严重狭窄性病变，且已排除心房颤动等心源性栓塞的潜在原因，此时应高度怀疑主动脉弓病变。或者病灶同时累及双侧前循环或前后循环均累及，而且已排除心房颤动等心源性栓塞的潜在原因，此时也应高度怀疑主动脉弓病变。经食管超声、高分辨磁共振及多排CT 发现主动脉弓粥样硬化易损斑块（斑块≥4 mm，或有血栓形成）可以帮助诊断。研究发现隐源性卒中患者主动脉弓发现溃疡斑块的概率明显高于已知病因的卒中及对照组，提示临床上隐源性卒中患者需要注意主动脉弓的筛查。

　　（2）颈内动脉粥样硬化性狭窄导致脑梗死：临床可表现为累及该动脉供血区的 TIA 或脑梗死，临床表现多样，症状与被堵塞的颅内动脉有关，最常见的是累及大脑中动脉供血区的某个或数个分支供血区所导致的症状。影像学上梗死病灶的分布可以是大脑中或大脑前动脉的皮质或流域性梗死、分水岭区梗死（内分水岭、前分水岭或后分水岭），或包括穿支动脉区梗死在内的多发梗死灶。在基底节区（深穿支动脉区）出现孤立梗死灶也有，但相对较少。当同侧 PCA 属于胚胎型时，即 PCA 起源于颈内动脉，病灶尚可位于同侧 PCA 分布区，此时就可能表现为前后循环都有梗死病灶，临床需要注意与心源性栓塞鉴别。此外如果病史中存在偏瘫肢体对侧单眼发作性黑矇时，需要高度警惕 ICA 狭窄可能，及时的血管评估非常必要。颈动脉超声、CTA、MRA 或 DSA 等检查发现病灶同侧的 ICA 狭窄或有明确的易损斑块，结合上述症状及梗死灶分布基本可以诊断。当病灶仅分布于 MCA 供血区且合并存在同侧 MCA 狭窄时则需要鉴别责任动脉是 ICA 还是 MCA。如果梗死灶仅位于深穿支动脉区，则 MCA 为责任动脉的可能性比较大，如果梗死灶为其他类型，ICA 与 MCA 斑块部位的高分辨磁共振及 TCD 多深度微栓子监测（如果 MCA 狭窄前和狭窄后都有微栓子信号则提示 ICA 是责任动脉，如果仅在狭窄后监测到微栓子信号而狭窄前没有微栓子信号，则 MCA 是责任动脉的可能性更大）可能有助于鉴别，但有时鉴别还是非常困难。

　　（3）大脑中动脉粥样硬化狭窄导致脑梗死：临床主要表现为该供血区某一分支或某几个分支受累的症状。病灶分布有以下多种可能：基底节区或侧脑室旁的单发梗死灶（穿支动脉区梗死），半卵圆中心或放射冠的内分水岭梗死，还可以出现前分水岭和后分水岭梗死，也可以出现上述类型混合的多发梗死灶，但一般不会出现包括整个大脑中动脉供血区的大面积脑梗死，以区别于近端栓塞源如颈内动脉、主动脉弓或心源性所致的大脑中动脉主干栓塞。血管影像检查证实梗死病灶同侧 ICA 粥样硬化性狭窄，结合以上特征可以考虑 MCA 狭窄所致脑梗死。在大脑中动脉粥样硬化性病变所致脑梗死中，穿支动脉孤立梗死灶是一常见类型，未做血管影像检查之前根据梗死病灶的大小是无法与穿支动脉自身病变所导致的梗死（也称作小动脉闭塞或腔梗）鉴别的，因此，即使梗死灶仅发生在穿支动脉区，即使头颅 CT 或 MRI 或 DWI 报告"腔梗"，也不能因此而不做血管检查，因为这样的梗死灶完全有可能是这条深穿支动脉的载体动脉（大脑中动脉）粥样病变所致。另外需要注意的是当病灶位于内囊后肢外侧时，需要与脉络膜前动脉梗死鉴别。

　　（4）椎和基底动脉源性脑梗死：临床表现为椎或基底动脉的某一分支或数个分支或主干闭塞的症

状和体征。影像学病灶符合以下情况：双侧中脑、丘脑、枕叶及颞叶内侧多发梗死；单侧枕叶皮质大面积梗死；单侧或双侧丘脑梗死；单侧或双侧小脑半球梗死、脑桥梗死等。血管检查发现相应的 BA 或 VA 动脉粥样硬化性狭窄可以诊断。但如果仅为一侧椎动脉闭塞，对侧椎动脉和基底动脉都正常，而梗死灶发生在基底动脉供血区，则需要考虑是否为其他源头所致，譬如主动脉弓或心源性栓塞。与大脑中动脉粥样硬化性狭窄相似，基底动脉粥样硬化性狭窄也可导致穿支动脉孤立梗死灶（脑桥梗死），未做血管影像检查之前根据梗死病灶的大小是无法与穿支动脉自身病变所导致的梗死鉴别的，因此，即使梗死灶仅发生在脑桥，即使头颅 CT 或 MRI 或 DWI 报告"腔梗"，也不能因此而不做血管检查，因为这样的梗死灶完全有可能是这条深穿支动脉的载体动脉（基底动脉）粥样病变所致。锁骨下动脉狭窄及椎-锁骨下动脉盗血现象的存在有可能会导致后循环 TIA，但不容易导致后循环梗死，当患者发生后循环梗死，但后循环动脉检查如果仅仅发现一侧锁骨下动脉狭窄而椎及基底动脉均正常时，该狭窄动脉未必是导致梗死灶的原因，尚需要进一步查其他源头，譬如主动脉弓或心源性。

（二）心源性栓塞

因心脏的各种疾病而导致的脑梗死。起病急骤，病情相对重。临床表现为累及一侧前循环、累及一侧后循环或前后循环均累及的相应症状和体征。影像学病灶分布：多为 MCA 供血区流域性梗死，易出现梗死后出血；皮质多发小梗死灶亦可见到；如果出现整个大脑中动脉区域的大面积梗死或双侧半球/前后循环同时出现多发病灶时要高度怀疑心源性栓塞。如果同时伴随其他部位的栓塞，则心源性栓塞的可能性更大。患者既往有心房颤动病史或病后心电图发现心房颤动，根据临床表现及上述梗死灶影像学检查基本可以诊断为心房颤动所致心源性栓塞。心源性栓塞的梗死灶也可仅累及一侧颈内动脉或仅限于后循环分布区，此时需要与颈内动脉系统或后循环系统大动脉病变所致脑梗死鉴别。如果梗死灶的供血动脉无明确狭窄性病变，则倾向于心源性栓塞。由于心源性栓塞除最常见的心房颤动之外还有其他原因，以及心源性栓塞还要与主动脉弓栓塞鉴别，因为两者在梗死灶分布上并无区别，因此当疑诊心源性栓塞，常规心电图又未发现有心房颤动，此时进行以下检查有助于检出更多潜在的心源性栓塞疾病或主动脉弓病变：心电监测、延长心电监测时间、经胸超声心动图、经食管超声心动图等。

（三）小动脉闭塞

因为小动脉或深穿支动脉自身病变导致的梗死。临床多表现各种类型的腔隙综合征，如偏瘫、偏身感觉障碍、构音障碍-手笨拙综合征及共济失调性轻偏瘫等，影像学病灶单发，常位于 MCA、ACA、PCA 及 BA 穿支动脉供血区，如基底节、脑桥和丘脑等，血管检查显示发出该穿支动脉的载体动脉无狭窄或无动脉粥样硬化斑块，可以考虑小动脉闭塞的诊断。颈内动脉狭窄有可能导致同侧基底节孤立梗死灶，椎动脉狭窄也有可能导致脑桥孤立梗死灶，或心源性栓塞也有可能导致上述孤立梗死灶，但这样的机会不大。当临床上反复刻板发作的一侧肢体无力且大血管检查完全正常时，需要警惕内囊或脑桥预警综合征的可能，因为进一步内囊单发梗死的概率高。

（四）其他病因

这类疾病的特点是种类繁多，发病率低，治疗上缺少循证医学证据，但却是儿童和青年人卒中的重要原因。由于种类繁多，各种疾病又都有其特殊性，难以一一描述。以下仅对动脉夹层和烟雾病的特点进行简单描述。动脉夹层：急性起病，近期有外伤史，伴头痛或颈痛的局灶性神经功能缺损，尤其无高危因素的青年患者，需要高度警惕夹层所致梗死的可能。颈内动脉夹层常见大脑中动脉分布区梗死，椎动脉夹层常见延髓梗死，多表现延髓背外侧综合征，急性期 CTA 和 DSA 可以辅助诊断。烟雾病：儿童、青年和成年人都可发病，血管造影显示双侧颈内动脉末端/大脑中/前动脉狭窄或闭塞，伴颅底烟雾血管形成，临床可表现为缺血也可表现为出血，诊断主要依据特征性的血管影像改变，DSA、MRA 和 CTA 均有助于诊断。

尽管经过了详细的心脏、血管、血液化验等一系列检查，仍然有一部分脑梗死的病因得不到诊断，属于病因不明的脑梗死。

脑梗死急性期需要与其他急性起病，表现类似的疾病进行鉴别，如脑出血、脑肿瘤、脑炎、代谢性脑病等，尤其当临床症状以皮质受累为主时需要注意，如脑梗死以癫痫发作、精神症状或者头痛起病时，有时临床很难与脑炎等疾病鉴别，需要详细询问病史，包括既往史及进一步的影像检查来鉴别。另外心脏疾病如阿-斯综合征，严重心律失常如室上性心动过速、室性心动过速、多源性室性期前收缩、病态窦房结综合征等，可以因为阵发性全脑供血不足，出现意识丧失有时需要与急性后循环梗死鉴别，后者常常伴有神经系统局灶性症状和体征，进一步行心电图和超声心动图检查有助于鉴别。

五、治疗

（一）急性期的治疗

（1）一般治疗：卒中一般支持治疗的主要目的是尽量维持患者的内环境稳定，为卒中的特异性治疗和卒中康复创造条件。卒中的所有早期治疗可以在卒中单元中进行。目前认为，它是组织化卒中管理较好的形式。常规的一般治疗包括：纠正低氧血症、及时处理心脏病变、积极控制感染和体温升高（>38 ℃给予降温）、重视营养支持等。

卒中早期的高血压处理仍没有定论，普遍认为急骤降压有可能加重卒中。作为溶栓前准备，应使收缩压 < 180 mmHg、舒张压 < 100 mmHg。血压持续升高，收缩压≥200 mmHg 或舒张压≥110 mmHg，或伴有严重心功能不全、主动脉夹层、高血压脑病，可予以谨慎降压治疗，并严密观察血压变化，必要时可静脉使用短效药物（如拉贝洛尔、尼卡地平等）。

约40%的患者存在脑卒中后高血糖，预后不良。在血糖超过 11.1 mmol/L 时给予胰岛素治疗。低血糖可直接导致脑缺血损伤和水肿加重，同样对预后不利。因此，血糖低于 2.8 mmol/L 时给予 10% ~ 20% 葡萄糖口服或注射治疗。

（2）溶栓治疗及血管内治疗：从 1995 年 NINDS 实验开始，到 2008 年 ECASS Ⅲ 研究，国际上多项随机、双盲、对照研究证实了超早期 t-PA 静脉溶栓治疗（0.9 mg/kg，最大剂量90 mg，其中10%在最初 1 min 内静脉推注，其余持续滴注 1 h）的有效性，时间窗由 3 h 延长到了 4.5 h。我国"九五"攻关课题"急性缺血性脑卒中 6 h 内的尿激酶静脉溶栓治疗"证实了尿激酶（100 ~ 150 万 U，溶于生理盐水100 ~ 200 mL，持续静脉滴注 30 min）的治疗作用，目前逐渐被 rt-PA 静脉溶栓所替代。对于大动脉急性闭塞患者，在有条件的医院，在静脉溶栓的基础上行血管内治疗，包括：机械取栓术、碎栓术、吸栓术及动脉内溶栓，可将治疗的时间窗延长至 6 h 甚至更长，目前大规模的临床试验仍在进一步研究中。静脉溶栓及血管内治疗的主要风险是颅内出血，约占6%。对于静脉溶栓及血管内治疗适应证的严格把握及操作的熟练有助于减少这一并发症。

（3）抗血小板治疗：多项大样本研究证实了脑卒中后 48 h 内口服阿司匹林（150 ~ 300 mg/d）的疗效。阿司匹林能显著降低随访期末的病死率或残疾率，减少复发，但会轻度增加症状性颅内出血的风险。对不能耐受阿司匹林者，可考虑选用氯吡格雷等抗血小板治疗。

（4）恶性大面积脑梗死的减压治疗：严重脑水肿和颅内压增高是急性重症脑梗死的常见并发症。对于发病 48 h 内，60 岁以下的恶性大脑中动脉梗死伴严重颅内压增高，外科减压术可以降低死亡率和致残程度。对压迫脑干的大面积小脑梗死患者也可考虑积极外科干预。

（5）其他治疗：多项抗凝治疗的研究发现，它不能降低卒中病死率和致残率，但对于严重偏瘫的患者，抗凝治疗可以用于防治下肢静脉血栓形成和肺栓塞。有关降纤、扩容、神经保护、中医药的卒中治疗研究正在进行，但目前还没有足够的证据广泛应用于临床。

（二）卒中的二级预防

即卒中复发的预防，应该从急性期就开始实施。卒中二级预防的关键在于对卒中病因的诊断及危险因素的认识，针对不同病因，对不同复发风险的患者进行分层，制订出具有针对性的个体化的治疗方案。

（1）危险因素控制：主要包括：a. 对于高血压患者，在参考高龄、基础血压、平时用药、可耐受的情况下，降压目标一般应该达到≤140/90 mmHg，理想应达到≤130/80 mmHg。b. 糖尿病血糖控制的靶目标为 HbA1c < 6.5%，但对于高危 2 型糖尿病患者要注意血糖不能降得过低，以免增加死亡率。c. 胆固醇水平升高或动脉粥样硬化性患者，应使用他汀类药物，目标 LDL‐C 水平降至 2.07 mmol/L（80 mg/dl）以下或使 LDL‐C 下降幅度达到 30% ~ 40%。d. 戒烟限酒、增加体育活动、改良生活方式。

（2）大动脉粥样硬化患者的非药物治疗：这种卒中是复发率最高的分型。尽管高危因素的药物控制可以降低该类卒中的复发，但是部分内科治疗无效的患者需要考虑介入或者外科干预治疗。主要包括：a. 症状性颈动脉狭窄 70% ~ 99% 的患者，可考虑颈动脉内膜剥脱术（CEA），术后继续抗血小板治疗。b. 对于无条件做 CEA 时、有 CEA 禁忌或手术不能到达、CEA 后早期再狭窄、放疗后狭窄可考虑行颈动脉支架置入术（CAS）。支架置入术前给予氯吡格雷和阿司匹林联用，持续至术后至少 1 个月。

（3）心源性栓塞的抗栓治疗：心源性栓塞所致卒中的二级预防基础是抗凝，从传统的口服华法林到凝血酶抑制药（如 Dabigatran），依从性好的患者可以将卒中复发的概率降低 2/3。华法林的目标剂量是维持 INR 在 2.0 ~ 3.0，而凝血酶抑制药则可以不必检查 INR。对于不能接受抗凝治疗的患者，可以使用抗血小板治疗。

（4）非心源性卒中的抗栓治疗：大多数情况均给予抗血小板药物进行二级预防。药物的选择以单药治疗为主，氯吡格雷（75 mg/d）、阿司匹林（50 ~ 325 mg/d）都可以作为首选药物；有证据表明氯吡格雷优于阿司匹林，尤其对于高危患者获益更显著，但是会大幅度增加治疗花费。长期应用双重抗血小板药物（> 3 个月），可能会增加出血风险，但对于有急性冠状动脉疾病（例如不稳定型心绞痛，无 Q 波心肌梗死）或近期有支架成形术的患者，可以联合应用氯吡格雷和阿司匹林。

（5）其他特殊情况：一些卒中具有非常见的病因，此类患者需要根据具体病因学进行处理。动脉夹层患者发生缺血性卒中后，可以选择抗凝治疗或抗血小板治疗。常用抗凝治疗的方法为：静脉肝素，维持 APTT 50 ~ 70 s 或低分子肝素治疗；随后改为口服华法林抗凝治疗（INR 2.0 ~ 3.0），通常使用 3 ~ 6 个月。药物规范治疗后仍有复发的患者可以考虑血管内治疗或者外科手术治疗。

不明原因的缺血性卒中/TIA 并发卵圆孔未闭的患者，多使用抗血小板治疗。如果并发下肢静脉血栓形成、房间隔瘤或者存在抗凝治疗的其他指征，如心房颤动、高凝状态，可以华法林治疗（目标 INR 2.0 ~ 3.0）。

伴有高同型半胱氨酸血症（空腹血浆水平 ≥ 16 μmol/L）的卒中患者，每日给予维生素 B_6、维生素 B_{12} 和叶酸口服可以降低同型半胱氨酸水平。尽管降低同型半胱氨酸水平在卒中一级预防中的证据较充分，其是否可以降低卒中复发证据仍需进一步研究。

（三）康复

原则上在卒中稳定后 48 h 就可以由专业康复医生进行。有条件的医院可以在脑卒中早期阶段应用运动再学习方案来促进脑卒中运动功能恢复。亚急性期或者慢性期的卒中患者可以使用强制性运动疗法（CIMT）。减重步行训练可以用于脑卒中 3 个月后轻到中度步行障碍的患者。卒中后进行有效的康复能够减轻功能上的残疾，是脑卒中组织化管理中不可或缺的关键环节。

第四节　脑出血

近年来我国脑卒中的发病人数不断增加，根据 1991 ~ 2000 年世界卫生组织 MONICA 方案对我国 15 组人群（每组包括 10 万人口）脑卒中事件的监测，脑出血年发病率由 20 世纪 90 年代初期的 98.0/10 万逐渐上升至 2000 年的 138.2/10 万，排除年龄增长因素，结果亦十分惊人。

中国人出血性卒中的比例远高于欧美人群，据"九五"研究结果，国人出血性卒中约占全部卒中的 32.9%，而在欧美人群仅占 10% ~ 15%，其中自发性脑出血（SICH）是最为常见的出血性卒中类型，占出血性卒中总数的 70% ~ 80%，而且随着年龄的增长，发病率不断增高，与长期高血压及高龄患者脑血管淀粉样变有关。其中大约 50% 为深部出血，35% 为脑叶出血，10% 为小脑内出血，6% 为脑干出血。

脑出血对社会生产力破坏极大，严重威胁人群的健康。其中自发性脑出血预后甚差，发病 30 d 内的死亡率为 35%~52%，且 50% 的死亡发生在发病 48 h 内。据美国对 67 000 例脑内出血患者的调查结果表明：发病 6 个月后仅 20% 的患者具有独立的生活能力。

一、病因及发病机制

脑内出血的原因较多，最常见的是高血压。其他病因包括：脑动脉粥样硬化，血液病（白血病、再生障碍性贫血、血小板减少性紫癜、血友病、红细胞增多症和镰状细胞病等），以及动脉瘤、动静脉畸形、Moyamoya 病、脑动脉炎、硬膜静脉窦血栓形成、夹层动脉瘤、脑梗死继发脑出血、抗凝或溶栓治疗等。脑淀粉样血管病是脑出血的罕见原因，本病在老年患者（平均年龄 70 岁）最常见，典型病例为多灶性脑叶出血。偶见原发性或转移性脑肿瘤性出血。伴发出血的肿瘤包括多形性胶质母细胞瘤、黑色素瘤、绒毛膜癌、肾细胞癌及支气管源性癌等。

长期慢性高血压，会使脑血管发生一系列的病理变化。

1. 脑内小动脉玻璃样变、纤维素样坏死和动脉瘤形成。脑动脉的外膜和中膜在结构上较其他脏器血管要薄弱，在长期血压逐渐升高的患者中，脑内小动脉可发生玻璃样变和纤维素样坏死，这些病变使脑动脉管壁内发育完好的内膜受到损伤，高血压可促使这种被损伤的小动脉内膜破裂，形成夹层动脉瘤，动脉瘤破裂即可引起出血。在慢性高血压时，小动脉上还可间断地发生直径约 1 mm 的微动脉瘤，这种动脉瘤是经薄弱的中层膨出的内膜。当血压骤然升高，微动脉瘤或纤维素样坏死的细小动脉直接破裂，引起出血性卒中。

2. 脑内小动脉痉挛。在高血压过程中，若平均动脉压迅速增高，可引起血管自动调节过强或不足，当血压超过自动调节上限而且持续时间较长，可导致弥散性血管痉挛，使进入微循环的血流量减少，引起毛细血管和神经元缺血，可使液体漏至细胞外间隙，发生脑水肿，同时毛细血管由于缺血、缺氧可导致破裂，发生点状出血，若病变广泛或呈多灶性，则可引起大片脑内出血。

二、病理

（一）血肿扩大

血肿体积增大超过首次 CT 血肿体积的 33% 或 20 mL 为血肿扩大。血肿扩大是脑内出血病情进行性恶化的首要原因。血肿扩大的机制尚不清楚，目前的观点是血肿扩大是由于血管已破裂部位的持续出血或再次出血，但有证据表明血肿扩大可以是出血灶周围坏死和水肿组织内的继发性出血。这一观点与 Fujii 等观察到外形不规则的血肿更容易扩大的现象吻合，因为血肿形状不规则提示多根血管的活动性出血。

（二）血肿周围脑组织损伤

脑出血后血肿周围脑组织内存在复杂的病理生理变化过程，可引起血肿周围脑组织损伤和水肿形成。

（1）血肿周围脑组织缺血：脑出血后血肿周围脑组织局部血流量下降的原因有以下几种：①血肿直接压迫周围脑组织使血管床缩小；②血肿占位效应激活脑血流-容积自我调节系统，局部血流量下降；③血肿或血肿周围组织释放的血管活性物质引起血管痉挛等。该区域内的病理改变在一定时间内是可逆性的，如果能在此时间窗内给予适当的治疗措施，可使受损组织恢复功能，因此该区域称血肿周边半影区或半暗带。

（2）血肿周围脑组织水肿：主要有间质性和细胞性两种。其产生原因分别为缺血性、渗透性、代谢性和神经内分泌性。

缺血性水肿与机械压迫和血管活性物质异常升高有关。

血肿形成后很快开始溶解，血浆中的各种蛋白质、细胞膜性成分降解物即由细胞内逸出的各种大分子物质，可经组织间隙向脑组织渗透，引起细胞外间隙的胶体渗透压升高，造成渗透性水肿。

血肿溶解可以释放细胞毒性物质引起细胞代谢紊乱，最终导致细胞死亡或细胞水肿，主要有血红蛋白、自由基、蛋白酶等。蛋白酶中以凝血酶和基质金属蛋白酶（MMPs）最重要。凝血酶可诱发脑水肿形成，凝血酶抑制剂则可阻止凝血酶诱发脑水肿形成。脑内出血后 MMPs 活性增高，血管基质破坏增加，血-脑屏障完整性破坏，通透性增加，引起血管源性水肿，使用 MMPs 抑制剂可减轻水肿。

高血压性脑内出血后血管加压素与心房利钠肽的水平失衡及由此产生的脑细胞体积调节障碍，也可能引起细胞或组织水肿。

（3）颅内压增高：脑内出血后因血肿的占位效应使颅内压增高，而且由于血肿压迫周围组织及血液中血管活性物质的释放引起的继发性脑缺血、脑水肿，可进一步使颅内压升高。

三、病理改变

新鲜的脑出血标本可见出血侧半球肿胀，体积增大，脑回变宽，脑沟变浅。中线结构向病灶对侧移位，颅内压增高，病灶侧脑组织可疝出至大脑镰下或疝入小脑幕切迹。切面可见出血灶和病灶周围脑组织水肿、软化。镜下可分 3 期：①出血期，可见大片新鲜的红细胞。出血灶边缘脑组织坏死、软化，神经细胞消失或呈局部缺血改变，常有多核细胞浸润；②吸收期，出血后 24～36 h 即可出现胶质细胞增生，小胶质细胞及来自血管外膜的细胞形成格子细胞，少数格子细胞含有含铁血黄素。星形胶质细胞增生及肥胖变性；③修复期，血液及坏死组织逐渐被清除，组织缺损部分由胶质细胞、胶质纤维及胶原纤维代替。出血量小的可完全修复，出血量大的形成囊腔。血红蛋白代谢产物高铁血红蛋白长久残存于瘢痕组织中，呈现棕黄色。

四、临床表现

脑出血好发于 50～70 岁，男性略多见，多在冬春季发病。患者多有高血压病史。在情绪激动或活动时易发生，发病前多无预兆，少数可有头痛、头晕、肢体麻木等前驱症状。临床症状常在数分钟到数小时内达到高峰，临床特点可因出血部位及出血量不同各异。

（一）基底节内囊区出血

基底节内囊区是高血压颅内出血最常见的部位，约占全部脑内出血的 60%，该区域由众多动脉供血。

（1）前部型：占 12%左右，由 Heubner 返动脉供血（包括尾状核），主要累及尾状核头和（或）体（均称为尾状核出血），易破入侧脑室前角，严重者可同时累及第Ⅲ、Ⅳ脑室，血肿可向后外侧延伸，损伤内囊前肢与壳核前部。

临床特征：严重头痛和明显的脑膜刺激症状，类似蛛网膜下腔出血，多无意识障碍，个别患者可出现病初一过性嗜睡。若血肿向后外侧延伸累及内囊前肢和（或）壳核前部可出现程度较轻的语言障碍、对侧偏身运动、感觉功能缺损，通常预后较好。无精神异常、眼球分离、凝视、眼震、癫痫发作等症状。50%患者完全恢复正常，70%患者预后良好。

（2）中间型：占 7%左右，最为罕见，由内侧豆纹动脉供血，血肿累及苍白球及壳核中部，可向后累及内囊膝部或向前外侧破入侧脑室。

临床特征：患者意识多不受影响，可有一过性嗜睡，但几天后恢复正常。该型出血虽死亡率极低，但常导致较严重的失语和（或）偏身症状，无精神异常、眼球分离、患侧忽视、癫痫发作等症状。预后差，患者多留有较明显后遗症，50%以上存在严重残障。

（3）后中间型：占 10%左右，由脉络膜前动脉供血，通常位于内囊后肢前半部分，常向内囊膝部扩展，可导致壳核中部或丘脑外侧受压。若血肿较大可破入第Ⅲ、Ⅳ脑室并导致昏迷。

临床特征：多数患者神志清楚，50%患者存在语言障碍，几乎所有患者均不同程度出现对侧面部、肢体运动障碍，60%以上患者存在偏身感觉缺失。无精神异常、眼球分离、癫痫发作等症状。预后较中间型好，多数恢复良好，近 1/3 患者可遗留中、重度残障，几乎没有死亡病例。

（4）后外侧型：是仅次于外侧型的常见基底节内囊区出血，所占比例近 20%，由外侧豆纹动脉后内侧支供血，血肿位于豆状核后部的内囊区域，平均出血量 30 mL，最大可达 90 mL，血肿相对较大，主要向前侧延伸，累及颞叶峡部白质、壳核前部和（或）内囊区豆状核后部，少数可经前角破入侧脑室，严重者可同时累及蛛网膜下腔。

临床特征：多数患者神志清楚或仅有一过性意识障碍，出血量大者可有昏迷及瞳孔改变。30%病例出现共轭凝视，80%以上患者有语言障碍，几乎所有患者存在不同程度对侧面部、肢体感觉及运动障碍。脑疝时有瞳孔改变，无眼球分离。预后较差，20%患者死亡，存活病例多遗留重度残障。

（5）外侧型：最为常见，占40%左右，虽该型出血多被当作壳核出血，但头MRI证实其为介于壳核和岛叶皮质之间的裂隙样出血，不直接累及壳核。由外侧豆纹动脉的大部分外侧支供血，原发灶位于壳核外部和岛叶皮层，多为凸透镜形和卵圆形，平均出血量20 mL，最大80 mL。常向前外侧扩展，可向内经前角破入侧脑室。

临床特征：多数患者神志清楚或仅有轻度意识水平下降，血肿较大者可出现昏迷。优势半球出血患者多有失语，非优势半球出血患者近50%出现构音障碍。出血量大患者可出现共轭凝视麻痹、瞳孔改变及癫痫发作。所有患者均存在不同程度偏身麻痹，60%以上患者出现对侧偏身感觉障碍。50%以上患者遗留中至重度残障，近10%患者死亡。

（6）大量出血型：发病率亦较高，血肿占据全部或大部分的基底节内囊区域，血肿极大（最大144 mL，平均70 mL），仅偶尔尾状核及内囊前肢得以保留，以致不能找到原发出血部位。常向前外侧延伸，50%以上破入侧脑室及第Ⅲ、Ⅳ脑室，严重者可同时破入蛛网膜下腔。

临床特征：意识、言语障碍，中至重度偏身感觉、运动缺失几乎出现于所有患者，共轭凝视或眼位改变（眼球分离或固定）。血肿常导致中线移位并继发Monro孔梗阻导致对侧脑室扩张，严重者常在几分钟或几小时内出现枕骨大孔疝或颞叶沟回疝，从而引起意识水平进一步下降及四肢瘫和脑干损伤所致的眼动障碍等脑疝症状，甚至错过住院治疗时机。几乎所有患者预后差，近50%患者死亡。

（二）丘脑出血

由丘脑膝状动脉和丘脑穿通动脉破裂所致，在脑出血中较常见，占全部脑出血的15%～24%，致残率、病死率均高。高龄、高血压是丘脑出血的主要因素，高脂血症、糖尿病、吸烟、饮酒是相关因素。

临床表现为突发对侧偏瘫、偏身感觉障碍、甚至偏盲等内囊性三偏症状，CT扫描呈圆形、椭圆形或不规则形境界比较清楚的高密度血肿影，意识障碍多见且较重，出血波及丘脑下部或破入第三脑室则出现昏迷加深、瞳孔缩小、去皮质强直等中线症状。

由于丘脑复杂的结构功能与毗邻关系，其临床表现复杂多样。如为小量出血或出血局限于丘脑内侧则症状较轻；丘脑中间腹侧核受累可出现运动性震颤、帕金森综合征表现；累及丘脑底核或纹状体可呈偏身舞蹈-投掷样运动。

（三）脑桥出血

约占全部脑内出血的10%，主要由基底动脉的脑桥支破裂出血引起，出血灶多位于脑桥基底与被盖部之间。

原发性脑桥出血患者中以大量出血型和基底被盖型死亡率最高，但两者之间无明显差异，单侧被盖型死亡率最低。在实际工作中要注意：①技术上采用薄层、小间隔扫描手段；②充分重视患者症状，特别是那些无法用CT特征来解释的脑桥损害症状，必要时可做MR扫描，以提高小病灶的检出率。

（四）中脑出血

罕见。应用CT及MRI检查并结合临床可确诊，轻症表现为一侧或双侧动眼神经不全瘫痪或Weber综合征；重症表现为深昏迷，四肢弛缓性瘫痪，可迅速死亡。

（五）小脑出血

多由小脑齿状核动脉破裂所致，约占脑出血的10%。自发性小脑出血的常见病因是高血压动脉硬化、脑血管畸形、脑动脉瘤、血液病及应用抗凝药，在成年人高血压动脉硬化是小脑出血的最常见原因，占50%～70%。

发病初期大多意识清楚或有轻度意识障碍，表现眩晕、频繁呕吐、枕部剧烈头痛和平衡障碍等，但无肢体瘫痪是其常见的临床特点；轻症者表现出一侧肢体笨拙、行动不稳、共济失调和眼球震颤，无瘫痪；两眼向病灶对侧凝视，吞咽及发音困难，四肢锥体束征，病侧或对侧瞳孔缩小、对光反应减弱，晚期瞳孔散大，中枢性呼吸障碍，最后枕骨大孔疝死亡；暴发型则常突然昏迷，在数小时内迅速死亡。如出血量较大，病情迅速进展，发病时或发病后 12 ~ 24 h 出现昏迷及脑干受压征象，可有面神经麻痹、两眼凝视病灶对侧、肢体瘫痪及病理反射出现等。

由于小脑的代偿能力较强，小脑出血的临床征象变化多样，缺乏特异性，早期临床诊断较为困难，故临床上遇下列情况应注意小脑出血的可能：①40 岁以上并有高血压症病史；②以眩晕、呕吐、头痛起病；③有眼震、共济失调、脑膜刺激征阳性；④发病后迅速或渐进入昏迷，伴瞳孔缩小、凝视、麻痹、双侧病理征、偏瘫或四肢瘫。

（六）脑叶出血

约占脑出血的 10%，常由脑动静脉畸形、Moyamoya 病、血管淀粉样病变、肿瘤等所致。出血以顶叶最常见，其次为颞叶、枕叶、额叶，也可有多发脑叶出血。常表现头痛、呕吐、脑膜刺激征及出血脑叶的局灶定位症状，如额叶出血可有偏瘫、Broca 失语、摸索等；颞叶可有 Wernicke 失语、精神症状；枕叶可有视野缺损；顶叶可有偏身感觉障碍、空间构象障碍。抽搐较其他部位出血常见，昏迷较少见；部分病例缺乏脑叶的定位症状。

（七）脑室出血

占脑出血的 3% ~ 5%，由脑室内脉络丛动脉或室管膜下动脉破裂出血，血液直流入脑室内所致，又称原发性脑室出血。原发性脑室内出血最常见的部位是侧脑室，其次是第Ⅲ脑室和第Ⅳ脑室，在中间罕见。目前未见有文献报道透明隔腔（第Ⅴ脑室）内原发出血。

多数病例为小量脑室出血，常有头痛、呕吐、脑膜刺激征，一般无意识障碍及局灶性神经缺损症状，血性 CSF，酷似蛛网膜下腔出血，可完全恢复，预后良好。大量脑室出血造成脑室铸型或引起急性梗阻性脑积水未及时解除者，其临床过程符合传统描述的脑室出血表现：起病急骤，迅速出现昏迷、频繁呕吐、针尖样瞳孔、眼球分离斜视或浮动、四肢弛缓性瘫痪及去脑强直发作等，病情危笃，预后不良，多在 24 h 内死亡。而大多数原发性脑室出血不具备这些"典型"的表现。

由于原发性脑室出血没有脑实质损害或损害较轻，若无脑积水或及时解除，其预后要比继发性脑室出血好。与继发性脑室出血相比，原发性脑室出血有以下临床特点：高发年龄分布两极化；意识障碍较轻或无；可亚急性或慢性起病；定位体征不明显，即运动障碍轻或缺如，脑神经受累及瞳孔异常少见；多以认识功能障碍或精神症状为常见表现。

五、诊断

（一）病史询问

为了及时地发现和诊断脑出血，详细的病史询问是必不可少的。

（1）对症状的询问：了解发病时间，是白天起病还是晨起发病。如果患者是睡醒后发病，那么发病时间要从最后看似正常的时间算起。如果患者出现瘫痪，要了解瘫痪的发病形式，如是否急性起病，起病的诱因；如病史中有无导致全身血压下降的情况、由坐位或卧位变为直立位后发病等，肢体无力的进展和波动情况，有无麻木、疼痛、肌肉萎缩等伴随症状。如果并发头痛，要询问头痛的性质、部位、发作频率。如果出现眩晕，则要询问有无恶心、呕吐、出汗、耳鸣、听力减退、血压和脉搏的改变，以及发作的诱因和持续时间，以帮助鉴别周围性眩晕和中枢性眩晕。

（2）对既往病史的询问：对于来诊的患者要询问患者的既往病史，如有无高血压、心脏病、糖尿病等相关病史；同时了解患者既往有无类似短暂性脑缺血发作的症状，尤其要注意易被患者忽略的单眼黑矇；如果是中青年女性，还要询问有无避孕药服用史、多次自然流产史。除了个人既往病史以外，还要简要询问患者的家族中有无类似的病史。

（二）体格检查

病史采集完成后，要对患者进行神经系统体格检查和全身检查。对于脑出血患者，除了重要的神经系统检查外，还需着重检查以下几个方面。

（1）双侧颈动脉和桡动脉扪诊：检查双侧动脉搏动是否对称，同时可以初步了解心律是否齐整。

（2）测量双上肢血压。

（3）体表血管听诊：选择钟形听诊器，放在各个动脉在体表的标志处。

1）颈动脉听诊区：胸锁乳突肌外缘与甲状软骨连线的交点。

2）椎动脉听诊区：胸锁乳突肌后缘上方，颈2、3横突水平。

3）锁骨下动脉听诊区：锁骨上窝内侧。

4）眼动脉听诊区：嘱患者轻闭双眼，将听诊器放在眼部上方。

（三）结构影像学检查

影像学检查方法包括 CT 和 MRI 成像。随着 CT、MRI 成像技术的不断提高，以及密度分辨力和空间分辨力的进一步完善，CT 和 MRI 已成为脑血管病的主要检查方法之一。

（1）头部 CT 检查：头颅 CT 是诊断脑出血的首选检查。急性脑内出血的 CT 检查以平扫为主，一般不需强化检查。急性脑实质内出血在 CT 平扫图像上表现为高密度影，病灶边缘清楚。当血肿破入脑室后常常可以观察到脑室内的血液平面。

（2）头部磁共振成像：超急性期血肿发病 $2 \sim 3$ h，很难产生异常信号，此时 CT 可显示血肿存在。急性期血肿发病数小时至数天，稍长 T_1，短 T_2。亚急性期血肿发病数天至数月，短 T_1，长 T_2。慢性期血肿发病数月至不定期，长 T_1，短 T_2。

梯度回波序列也称为场回波序列，是非常基本的磁共振成像序列。由于具有许多优点，在各个系统都得到了广泛的应用。发病 6 h 内急性卒中的多中心研究表明，梯度回波 MRI 在发现急性出血方面与 CT 检查一样精确，但在发现慢性出血方面优于 CT。MRI 在发现相关的血管畸形尤其是海绵状血管瘤方面也优于 CT，但是 MRI 并不像 CT 一样适于全部患者。

（四）血管影像学检查

包括 CTA、MRA 和 DSA。

1. 头部 CTA。是一种静脉注射含碘造影剂后，利用计算机三维重建方法合成的无创性血管造影术，可以三维显示颅内血管系统。CTA 对 Willis 环周围 >4 mm 的颅内动脉瘤可达到与 DSA 相同的检出率，而且可以明确 DSA 显示不理想的动脉瘤的瘤颈和载瘤动脉的情况。对血栓性动脉瘤的检测 CTA 明显优于 DSA。CTA 对动静脉畸形（AVM）血管团的显示率达100%，其中供血动脉的显示率为93.9%，引流静脉的显示率为87.8%。CTA 对脑动脉狭窄的显示基本达到与 DSA 相同的效果。CTA 是有效的无创伤性血管成像技术，在很大程度上可替代有创性 DSA。

2. 头部 MRA（V）。可以很好地显示颅内大动脉的形态，以及动脉发生病变时的一些侧支循环。

MRA 对正常脑动静脉的显示和对异常血管的显示有很好的效果，除对显示前交通动脉和后交通动脉的敏感性和特异性稍低外，对显示大脑前、中、后动脉、基底动脉和颈内动脉的敏感性和特异性均接近100%。MRA 可以显示脑 AVM 的供血动脉、血管团和引流静脉，可以显示动静脉瘘的动脉、瘘口的位置和大小、静脉的扩张程度和引流方向。对于 >5 mm 的动脉瘤，MRA 的显示率可达100%，并且结合原图像可以显示那些 DSA 不能显示的有血栓形成的动脉瘤。MRA 对 <5 mm 直径的脑动脉瘤漏诊率较高，对发生颅内出血的脑动脉瘤患者 MRA 不能替代常规脑血管造影做介入治疗。MRA 对脑动脉狭窄显示直观，与 DSA 的相关性较好，但当动脉狭窄严重程度达75%以上时，有过高评价的倾向。

MRV 对上下静脉窦、直窦、横窦、乙状窦、大脑内和大脑大静脉的显示率达100%，对岩上窦和岩下窦的显示率也达85%。MRV 可显示脑静脉血栓的范围、是否完全闭塞和侧支引流的情况等。

3. 颈部 MRA。磁共振对比增强血管三维成像（3D CE-MRA），可从任一角度观察血管的 3D 血管图像。与传统非增强 MRA 相比，该技术与血液的流动增强无关，对平行于扫描平面的血管也能很好显示，因此可通过冠状位激发扫描，显示包括颈部大血管根部至颅内 Willis 环的颈部血管全程。3D CE-MRA 可同时显示两侧头、颈部所有血管的受累情况，即受累血管段及其范围以及狭窄程度或闭塞后侧支循环血管情况。3D CE-MRA 上动脉闭塞表现为动脉血流中断和远端动脉不显影；动脉狭窄表现为动脉腔节段性狭窄，其远端动脉分支减少，或显影差，有的动脉表现为该段动脉血流中断，但其远端动脉仍显影；明显的动脉硬化表现为动脉管腔粗细不均，呈"串珠状"。因此，3D CE-MRA 可为临床血管性病变的筛选检查、制订治疗方案提供依据。

4. 血管造影。数字减影血管造影（DSA）具有很好的空间分辨率，可以显示 0.5 mm 的脑血管，清晰显示脑血管各级分支的大小、位置、形态和变异。主要用于需要造影确诊或是否适合介入治疗的脑血管病。DSA 可以用于了解脑动脉狭窄的部位程度；明确脑血栓形成时血管闭塞的部位和动脉溶栓；可以显示颅内动脉瘤的情况；显示 AVM 供血动脉的来源和引流静脉的方向等，为手术和介入治疗提供详细的资料。

目前认为 DSA 是诊断脑供血动脉狭窄的金标准，同时也是判断狭窄程度的有效方法，为临床治疗提供可靠依据。

血管造影的指征包括出血伴有 SAH、局部异常钙化影、明显的血管畸形、异常的出血部位等，不明原因的出血，如孤立的脑室出血也需行血管造影。患高血压和深部出血的老年患者尽量避免血管造影检查。行血管造影检查的时间需依据患者病情平衡诊断的需要及外科手术干预的潜在时间。脑疝患者在血管造影检查前需紧急手术，病情稳定的动脉瘤或血管畸形的患者在任何干预之前应行血管造影检查。

（五）头部 CT 灌注影像

头部 CT 灌注影像（CT Perfusion Imaging）是脑功能成像方法之一，通过研究脑组织的血流灌注状态以及组织血管化程度来揭示脑组织的病理解剖和病理生理改变的一种检查手段。

CT 灌注成像是临床脑出血周围组织损伤研究较为理想的方法，一次检查可同时产生有关血肿体积的解剖学信息，以及有关血肿周围组织脑血流动力学变化的功能信息。CT 灌注成像空间分辨率高，成像速度快，可对血肿周围组织脑血流动力学参数进行定量测量，有助于脑出血患者个体化救治和预后评估。

在 CT 灌注成像所用的参数中，TTP 较为敏感，所有被观察对象均清晰地显示出血肿周围 TTP 延长区，TTP 持续延长提示由血肿占位效应引起的脑微循环障碍在脑内出血慢性期可依然存在。MTT 可以敏感地显示出血管远端局部灌注压的降低，对脑组织灌注异常具有良好的预测性。rCBF 和 rCBV 可以准确地反映出脑出血后血肿周围组织的灌注状态，对于判断血肿周围组织缺血性损伤有重要的价值。

（六）实验室检查

脑出血患者常规实验室检查包括血常规、电解质、BUN、肌酐、血糖、心电图、X 线胸片、凝血功能，青中年患者应行药物筛查排除可卡因的应用，育龄女性应行妊娠试验。

血糖升高可能是机体的应激反应或脑出血严重性的反应。华法林的应用，反映在凝血酶原时间或国际标准化比值（INR）的升高，是血肿扩大的一个危险因素（OR=6.2），且较未应用华法林患者血肿扩大的持续时间长。

近来研究表明，检测血清生物学标志物有助于判断 ICH 患者的预后，且能提供病理生理学线索。金属蛋白酶是降解细胞外基质的酶，脑出血发生后此酶被炎症因子激活。脑出血发生 24 h 后基质金属蛋白酶-9（MMP-9）水平与血肿相关，而 MMP-3 在卒中发生后的 24~48 h 与死亡相关，两者的水平与残腔体积相关。细胞纤维连接蛋白（c-Fn）是一种糖蛋白，具有粘附血小板至纤维蛋白的作用，是血管损伤的标志。一项研究表明：c-Fn 高于 6 μg/mL 或 IL-6 高于 24 pg/mL 与血肿扩大独立相关。另一项研究表明，肿瘤坏死因子-α（TNF-α）与血肿周围水肿相关，而谷氨酸盐水平则与血肿的残腔体积相关。这些血清标志物的临床应用需要进一步研究。

六、鉴别诊断

1. 壳核、丘脑及脑叶的高血压性脑出血与脑梗死难以鉴别。在某种程度上，严重的头痛、恶心、呕吐，以及意识障碍可能是发生脑出血的有用线索，CT 检查可以识别病变。脑干卒中或小脑梗死可似小脑出血，CT 扫描或 MRI 是最有用的诊断方法。

2. 外伤性脑出血是闭合性头部外伤的常见后果。这类出血可发生于受冲击处颅骨下或冲击直接相对的部位（对冲伤），最常见的部位是额极和颞极。外伤史可提供诊断线索。外伤性脑出血的 CT 扫描表现可延迟至伤后 24 h 显影，MRI 可早期发现异常。

3. 突然发病、迅速陷入昏迷的脑出血患者须与全身性中毒（酒精、药物、CO）及代谢性疾病（糖尿病、低血糖、肝性昏迷、尿毒症）鉴别，病史、相关实验室检查和头部 CT 检查可提供诊断线索。

4. 急性周围性前庭病可引起恶心、呕吐及步态共济失调等症与小脑出血极为相似。然而，发病时严重头痛、意识障碍、血压升高或高龄等均强烈支持为小脑出血。

七、治疗

脑出血病情凶险，经常有血压和颅内压升高，经常需要气管插管和辅助通气，所以脑出血患者的监测与管理应在重症监护室进行。

需要监测神经功能状态、脉搏、血压、体温和氧饱和度。氧饱和度 <95%，需要吸氧；意识水平下降或气道阻塞时，应进行气道支持和辅助通气。

（一）血压的管理

脑出血的急性期血压会明显升高，血压的升高会加剧脑出血量，增加死亡风险、神经功能恶化及残疾率，因此血压的控制尤为重要。脑出血急性期后，如无明显禁忌，建议良好控制血压，尤其对于出血位于高血压性血管病变部位者。脑出血急性期后，推荐的血压控制目标是 <140/90 mmHg，并发糖尿病和慢性肾损害者 <130/80 mmHg。脑出血急性期高血压的药物治疗，推荐的一线降压药物为口服卡托普利（6.25~12.5 mg），但是其作用短暂，且降压迅速。静脉用药的一线选择为半衰期短的降压药物。在美国和加拿大推荐使用静脉注射拉贝洛尔，或者盐酸艾司洛尔、尼卡地平、依那普利。静脉注射乌拉地尔的应用也日益广泛。最后，必要时应用硝普钠，但是其主要不良反应有反射性心动过速、冠状动脉缺血、抗血小板活性、增高颅内压和降低脑灌注压。静脉注射治疗高血压需要对血压进行连续监测。

（二）血糖的管理

在脑出血后最初 24 h 内持续高血糖 >7.8 mmol/L（140 mg/dl）提示预后不良。血清葡萄糖 >10.3 mmol/L（185 mg/dl）时，建议静脉滴注胰岛素治疗，并密切监测血糖浓度并调整胰岛素剂量，以避免发生低血糖。

（三）颅内压增高的治疗

颅内压增高、脑水肿和血肿占位效应都会使脑出血后的致残率和死亡率升高。对于怀疑颅内压增高和意识水平持续下降的患者，需要进行连续有创颅内压监测，但是其应用价值是否优于临床和放射学监测仍未被证实。

对于脑出血后颅内压增高的治疗应当是一个平衡和逐步的过程。抬高床头、镇痛和镇静，渗透性利尿药（甘露醇和高张盐水）、经脑室导管引流脑脊液、过度通气，目前仍不推荐使用类固醇激素。同步监测颅内压和血压，以使脑灌注压 >70 mmHg。

（四）脑出血并发症预防和治疗

病情不严重的患者采取措施预防亚急性并发症，如吸入性肺炎、深静脉血栓形成和压力性溃疡等。脑出血患者临床稳定后，应进行早期活动和康复治疗。

1. 发热。查找感染证据。治疗发热源，给发热的患者使用退热药以降低体温。

2. 控制感染。应用适当的抗生素治疗脑出血后感染。不建议预防性应用抗生素。

3. 预防深静脉血栓形成。有轻偏瘫或偏瘫患者使用间歇充气加压装置预防静脉血栓栓塞。如果脑出血停止，发病 4 d 后，可以考虑给偏瘫患者皮下注射低剂量低分子肝素或普通肝素治疗。

4. 痫性发作。脑出血患者有临床痫性发作时，给予适当抗癫痫药物治疗；脑叶出血的患者在发病后立即短期预防性应用抗癫痫药,可能降低其早期痫性发作的风险。

（五）治疗凝血异常和纤维蛋白溶解引起的脑出血

使用鱼精蛋白逆转肝素引起的脑出血;华法林引起的脑出血,静脉给予维生素 K 以逆转华法林的效应,并给予凝血因子替代治疗;溶栓引起的脑出血使用凝血因子和血小板替代。合并严重凝血因子缺陷或严重血小板减少的患者,应该适当补充凝血因子或输注血小板。

（六）脑出血的外科治疗

1. 外科治疗的意义。对于大多数脑出血患者而言,手术的作用尚不确定;对于有手术指征的脑出血患者。血肿的清除减少了血肿量,降低颅内压,提高了受损半球的灌注压及减少神经细胞毒性水肿。

2. 外科治疗指征。小脑出血伴神经功能继续恶化或脑干受压或脑室梗阻引起脑积水,应尽快手术清除血肿;脑叶出血超过 30 mL 且血肿距皮质表面 1 cm 以内者,可以考虑血肿清除术。

3. 手术时机。超早期开颅术能改善功能结局或降低死亡率。极早期开颅术可能使再出血的风险加大。严密监测病情,及时进行手术评估。

八、预后

脑出血急性期的死亡率为 35% ~ 52%,脑出血的预后与血肿的大小,GCS 评分、脑水肿、破入脑室、出血部位、中线移位、意识水平、年龄、发热、高血糖及血压等相关。脑出血的 10 年存活率约为 24.1%。

九、康复

多数脑出血患者会发生功能残疾,因此所有的 ICH 患者都应当接受多方面的康复训练。如果可能,康复应该尽早开始并于出院后在社区继续进行,并形成良好协作的项目以实现早期出院和以家庭为基础的康复促进恢复。

第五节　蛛网膜下腔出血

一、概述

蛛网膜下腔出血（Subarachnoid Hemorrhage，SAH）是指脑底部或脑表面血管破裂后,血液流入蛛网膜下腔引起相应临床症状的一种卒中,又称为原发性蛛网膜下腔出血。继发性蛛网膜下腔出血指脑实质内出血、脑室出血、硬膜外或硬膜下血管破裂出血流入蛛网膜下腔者。本书仅论述原发性蛛网膜下腔出血。

该病症状严重程度与出血的速度、持续时间以及出血量有关。动脉瘤的破裂引起动脉内的血液在压力作用下进入蛛网膜下腔。颅内压的突然增高可暂时抑制活动性出血,并引起严重头痛及呕吐。血液的缓慢渗出引起颅内压缓慢增高。蛛网膜下腔中的血液会刺激脑膜,导致头痛、畏光以及颈强。由于颅内压增高和脑膜受刺激,SAH 患者会出现意识混乱、躁动以及一过性或持续的意识水平下降。

蛛网膜下腔出血虽然只占脑卒中的 5%,但该病的发病年龄较轻,在所有卒中造成的减寿中,它占了 1/4 以上。动脉瘤性蛛网膜下腔出血的死亡率约为 50%。有 10% ~ 15% 的蛛网膜下腔出血患者死在家中或转运途中。大部分患者死于再出血,所以治疗首要的目的是闭塞动脉瘤。患者入院时一般情况较差,可能由多种原因造成,包括最初的出血、再出血形成血肿、急性脑积水或大面积的脑缺血。

二、病因与发病机制

（一）颅内动脉瘤

大约 85% 的蛛网膜下腔出血是由脑基底部囊状动脉瘤引起的。这类动脉瘤不是先天就有的,而是后天形成的。在某些病例身上，动脉瘤有其特殊的病因，例如创伤、感染或结缔组织病。囊状动脉瘤多发生在动脉分叉处，通常位于脑底面，所以动脉瘤不是在 Wills 环本身，就是位于 Wills 环附近的分叉部位。大多数颅内动脉瘤不会破裂。随着动脉瘤的增大，破裂的风险也增加，但临床上常见的绝大多数破裂的动脉瘤较小，尤其是 <1 cm；对此的解释是 90% 的动脉瘤较小，在这么多动脉瘤中，只要有一小部分发生破裂，其数量就会远远超过体积大的动脉瘤。对于蛛网膜下腔出血来说，可改变的危险因素包括高血压、吸烟、酗酒。目前不能完全解释囊状动脉瘤的起源、增大以及破裂的过程。正常的颅内动脉是由胶原组成的外膜、中间的肌层以及含有内皮细胞的内膜组成的。颅内动脉没有外弹力层，并且位于蛛网膜下腔中，周围缺乏支撑组织。关于动脉壁破坏的理论主要有以下几种：先天及基因的异常会导致动脉中层的缺陷；高血压及动脉粥样硬化引起的退行性变会改变血管壁的结构；动脉炎性增生；局部内弹力层的退化。一些学者强调动脉中层的先天缺陷导致动脉瘤产生。中层缺失肌性物质是导致缺陷的最常见原因。这种情况在动脉分叉处更容易发生。一些有颅内动脉瘤的患者Ⅲ型胶原产生量降低。同时人们还发现远离动脉瘤的动脉壁出现细胞外基质的结构蛋白异常。上述危险因素可使发病风险增加 1 倍。2/3 患者有这些可改变的危险因素，而基因因素只占 1/10。在有阳性蛛网膜下腔出血家族史的患者，患病的平均年龄要比散发病例早。然而，由于家族性蛛网膜下腔出血只占 10%，所以体积大的、多发的动脉瘤更多地出现在散发病例中。在家族性蛛网膜下腔出血的患者之中，基因是很重要的因素。虽然对候选基因的认识还很不够，但可以确定的是，这其中包括了编码细胞外基质的基因。在常染色体显性多囊肾病的患者中，颅内动脉瘤出现的机会大约为 10%，但是这一部分患者只占所有蛛网膜下腔出血患者总数的 1%。虽然突然增加的动脉跨壁压突然增大是动脉瘤破裂的重要原因，但引起动脉瘤破裂的因素是很复杂的。据报道在膜下出血之前有 20% 的患者存在过度用力（如剧烈体力活动、性交等），但没有证据表明它们是必要条件。

动脉瘤多位于动脉分叉处。动脉分支处形成的发育不全的小分支及动脉主干锐角发出的分支处特别容易形成动脉瘤。大约 90% 的动脉瘤位于前循环。常见的前循环好发部位包括：①两侧前交通动脉（AComA）连接处及与大脑前动脉（ACA）连接处；②大脑中动脉（MCA）分叉处；③颈内动脉（ICA）与眼动脉、后交通动脉（PComA）、脉络膜前动脉（AChA）及 MCA 连接处。基底动脉尖及椎动脉颅内段（特别是小脑后下动脉起始处）为后循环中最常见的部位。

（二）非动脉瘤性中脑周围出血

临床常见的蛛网膜下腔出血的病因约占 10%。这种蛛网膜下腔出血的危害性相对于动脉瘤性来说要小，目前出血原因尚不十分清楚，据推测是中脑周围的小静脉破裂所致出血。出血一般集中于中脑周围的脑池内。通常情况下，出血的中心位于中脑或脑桥的前面，但是有些患者的出血局限于四叠体池。该类出血不会扩展到外侧裂，也不会扩展到纵裂的前部。某些情况下，血液会沉积在脑室系统，但是仅有脑室内出血或出血扩展到脑实质提示存在其他原因。确定该病因一是根据 CT 显示血液在蛛网膜下腔中的分布情况，二是血管造影（DSA）没有发现动脉瘤。值得我们注意的是：中脑周围出血并非全都是非动脉瘤性中脑周围出血。每 20~40 个此类患者中就有一个是基底动脉或椎动脉的动脉瘤破裂。高质量的 CT 血管造影可有助于排除这种情况。CT 对诊断有较重要的意义，当血管造影没有发现动脉瘤，而 CT 显示的出血范围超过了上述范围，就要高度警惕动脉瘤的存在，可以加做 CTA，或在患者病情稳定后再次复查 DSA。天坛医院一般会建议患者 3 个月后再次复查造影，若还没有发现动脉瘤，就可以基本排除存在动脉瘤的可能。有研究表明，第 2 次造影的阳性率比第 3 次的要高，也就是说，第 2 次没有发现动脉瘤，再进行血管造影的意义也不大了。

与动脉瘤性蛛网膜下腔出血相比，这类出血"突然"发生的头痛往往是逐渐加重的（在数分钟之内而非数秒内），并且患者在入院时一般是清醒的；少数患者有轻微的失定向。目前，尚无肯定证据表明该类出血会引起迟发性脑缺血。只有脑积水是早期并发症。引起出血的原因尚不明确。由于患者预后良好，所以很少能获得尸检结果进行病因学研究。临床症状轻微、头颅 CT 上发现血液沉积较局限，脑血管造影正常都不支持存在动脉瘤，事实上，这种出血不支持所有的动脉源性的出血。相反，脑桥前或脚间池的静脉破裂可能是出血来源。另一个支持该理论的间接证据是这部分患者的中脑周围静脉经常直接注入硬脑膜窦，而不是 Galen 静脉，这也可以起到病因提示作用。

（三）动脉夹层

动脉夹层虽然不是蛛网膜下腔出血的主要病因，但在临床工作中还是要考虑到的，后循环动脉夹层动脉瘤再出血的死亡率也非常高。一般来说在颈动脉系统发生夹层的机会大于椎-基底动脉系统，但是由动脉夹层所引起的蛛网膜下腔出血绝大多数发生于椎动脉。目前尚无关于动脉夹层在所有蛛网膜下腔出血病因中所占比例的数据。椎动脉夹层造成的蛛网膜下腔出血伴随的神经功能缺损主要是舌咽神经及迷走神经的麻痹（外膜下夹层）或 Wallenberg 综合征。有 30%～70% 的患者会出现再出血。再出血的时间短则数小时，长则数周。大约 50% 的此类再出血会导致死亡。与椎动脉夹层相比，颈内动脉颅内段或其分支的夹层引起的蛛网膜下腔出血要少见得多。主要累及颈内动脉末端、大脑中动脉及大脑前动脉。

（四）脑内动静脉畸形（AVM）

脑凸面的蛛网膜下腔出血可能是由脑表面的 AVM 引起的，但是只有不到 5% AVM 破裂的积血仅局限在蛛网膜下腔之中。由于 AVM 内的血流量大，对动脉壁产生较大的张力，所以 10%～20% 的 AVM 供血动脉会出现囊状动脉瘤。这部分患者一旦发生出血，往往是由于动脉瘤破裂，只有少数情况是由血管畸形本身所引起。所以破裂动脉瘤所在的位置不是典型的囊状动脉的位置（位于 Willis 环），并且出血更多破入脑实质，而不是蛛网膜下腔。

（五）脓毒性动脉瘤

感染组织碎片通过血流可以进入脑内动脉壁，引起动脉瘤性扩张。过去所说的"真菌性动脉瘤"仅指真菌感染后引起的动脉瘤，但这一概念应该停止使用；细菌性心内膜炎造成的脓毒性动脉瘤较曲霉菌性动脉瘤更加常见。大多数感染性心内膜炎造成的卒中是出血性脑梗死或脑实质出血，而不是蛛网膜下腔出血。感染性心内膜炎引起的动脉瘤大多位于大脑中动脉分支的远端，但是仍有 10% 位于动脉近端。大多数情况下脓毒性动脉瘤引起脑内血肿，但是还可在 CT 上表现为脑基底部出血，非常类似于囊状动脉瘤破裂。此类动脉瘤也会发生再出血。一般情况下，患者先出现感染性心瓣膜炎的临床症状及体征，再出现蛛网膜下腔出血，但也有以脓毒性动脉瘤破裂为最初表现的感染性心内膜炎。可以使用外科手术夹闭或介入方法处理脓毒性动脉瘤，也有通过足量的抗生素进行治疗的报道。

（六）垂体卒中

垂体肿瘤引起组织坏死时累及垂体动脉，会引起动脉性出血。有一些因素参与垂体肿瘤的出血性梗死，如妊娠、颅内压增高、抗凝治疗、血管造影以及应用促性腺激素释放激素。垂体卒中的最初表现是突发的严重头痛，伴或不伴恶心、呕吐、颈强直或意识水平下降。垂体卒中的特征性表现是突发的视力下降。由于出血会压迫海绵窦内的动眼、滑车及展神经，所以大多数患者还会出现眼球运动障碍。头部 CT 或 MRI 可以发现出血来自垂体窝，并且还可发现大部分垂体腺瘤。

（七）其他

其他少见病因还有：可卡因滥用、使用抗凝药物、链状细胞病、CNS 表面铁沉着症，以及无法确定病因的蛛网膜下腔出血。

三、临床表现

（一）头痛

颅内囊状动脉瘤常有危险性渗漏或称"前哨出血"——动脉瘤出现微小裂痕，血压增高时出血进入蛛网膜下腔，但出血只持续数秒。患者突然出现严重头痛，往往是枕部或颈部持续性疼痛。头痛往往持续 48 h 甚至更长时间。与偏头痛最大不同是患者出现突发头痛，且持续时间更长。在头痛强度达到最大之前只有短短几秒钟时间。头痛发生的同时往往伴有呕吐和活动的停止以及意识水平的降低。另一方面，偏头痛常常是搏动性的，疼痛在数分钟到数小时达到高峰。偏头痛伴随的恶心、呕吐通常只持续一段时间。前哨头痛往往持续数天至 1 周，在这期间，患者很少能从事正常活动。前哨出血经常被误诊为偏头痛、流感、高血压脑病、无菌性脑膜炎、颈部劳损，甚至胃肠炎。头痛、疲劳及呕吐很容易被误诊为食物中毒或急性胃肠功能紊乱。

（二）神经系统症状及体征

动脉瘤可以表现为邻近脑组织或脑神经受压。巨大动脉瘤尤其容易出现局部占位效应导致的症状及体征。巨大大脑中动脉瘤可引起癫痫、偏瘫或失语。颈内动脉颅内段（ICA）与后交通动脉（PCA）连接处的动脉瘤［通常称为后交通动脉瘤（PComA）］或小脑上动脉（SCA）的动脉瘤可压迫第Ⅲ对脑神经。巨大的 SCA 动脉瘤可压迫中脑的锥体束引起对侧偏瘫（Weber 综合征）。动脉瘤的占位效应可引起展神经麻痹。在海绵窦内，动脉瘤可压迫第Ⅵ、Ⅳ或第Ⅲ对脑神经，产生眼肌麻痹。基底动脉分叉处向前生长的动脉瘤可类似垂体肿瘤，引起视野缺损及垂体功能减退。基底动脉分叉处垂直生长的动脉瘤可产生遗忘综合征，合并第Ⅲ对脑神经麻痹、球部症状及四肢轻瘫。前交通动脉瘤患者出现下肢无力、谵妄以及双侧 Babinski 征阳性。大脑中动脉瘤出现失语、轻偏瘫以及病感缺失。大脑后动脉瘤出现同向性偏盲。眼动脉动脉瘤出现单眼视力障碍。

动脉瘤内可以形成栓子、脱离并栓塞远端动脉，引起卒中。Fisher 及同事报道了 7 例由局部脑缺血造成的一过性神经功能缺损。这些患者都有囊状动脉瘤，可以解释症状，并且没有发现其他栓子来源。这些动脉瘤内的栓子脱落后堵塞了远端动脉。Sutherland 等发现巨大动脉瘤内存积有血小板，进一步肯定了这种栓塞的假说。

短暂性意识丧失是由动脉血突然进入蛛网膜下腔导致颅内压（ICP）迅速增高所致。ICP 增高，出血进入视神经鞘中以及视网膜中心静脉压力增高会引起视网膜出血，通常出血位于玻璃体下。这种出血表现为从视盘向视网膜扩散的大面积出血。视盘水肿出现的比较晚。同侧或双侧的展神经麻痹同样很常见，反映了 ICP 增高。

四、诊断

（一）临床症状

突发头痛是蛛网膜下腔出血最有特征的临床症状，常被患者描述为一生中最为严重的头痛。此外，还可有颈强直、颈部疼痛、畏光、恶心、呕吐、意识丧失及痫性发作。虽然动脉瘤破裂多发生在运动或用力时，但实际上蛛网膜下腔出血可在任何情况下发生，包括睡眠。蛛网膜下腔出血的最初误诊率高达15%，所以那些症状轻微的患者风险最大。迅速识别和诊断蛛网膜下腔出血是非常重要的。蛛网膜下腔出血患者需要着重询问年龄、起病形式、发作的时间、发病时的症状及其他危险因素。

（二）体格检查

（1）脑膜刺激征：可以为诊断提供依据，但不能提示疾病的严重程度，也不提示预后。

（2）神经系统检查：患者的意识水平、神经功能缺损的评价是临床评定的重点，直接影响治疗方式的选择。

（三）辅助检查

主要辅助检查有以下几项。

1. CT。怀疑蛛网膜下腔出血时首先做头 CT 检查，基底池中会出现广泛的高密度影。是否能发现出血依赖于蛛网膜下腔中的血量、检查距离发病的时间、仪器的分辨率及影像科医师的技术。发病第 1 d，CT 可以发现 95% 以上蛛网膜下腔出血患者蛛网膜下腔中有血液沉积，但是在接下来的几天中，随着脑脊液循环，血液被清除，阳性率逐渐降低。颅内动脉瘤破裂造成的出血可能不仅仅局限在蛛网膜池中，它们还可能在脑实质中、脑室中破裂，有时还会出现在硬膜下隙。出血的模式通常提示动脉瘤的位置，但有时并不准确。前交通动脉（AComA）瘤破裂往往出现脑底部额叶下区域的出血，出血可扩散至前纵裂及胼胝体周池，通常会伴有额叶血肿或从终板到透明隔的中线部位血肿。出血还容易进入侧脑室。一侧颞叶血肿或聚集在外侧裂中的血肿通常提示 MCA 动脉瘤。同是颅内血肿，其位置也可提示破裂动脉瘤的位置，这比单纯依赖出血位于蛛网膜池中的位置来判断更加准确。有时 CT 也会得出假阳性结果，尤其是弥漫性脑水肿的患者。这是因为脑水肿时蛛网膜下腔中的血管充血可造成蛛网膜下腔高密度影。由于少量的蛛网膜下腔中的血液很易被忽视，所以应该仔细阅读 CT 片。即使仔细阅片后仍然没有发现血液，也不能排除动脉瘤性蛛网膜下腔出血。就算在出血后 12 h 之内进行检查，使用先进的 CT 设备，仍有 2% 的假阴性。CT 显示正常不能排除 SAH；如果出血量少，CT 往往发现不了出血，尤其是 CT 在 24 h 以后才进行。

2. MRI。由于 CT 对于疑似蛛网膜下腔出血诊断的实用性及可操作性较高，所以很少有关于急性期使用 MRI 的研究。MRI 的操作不如 CT 方便，并且躁动的患者，如果不接受麻醉，不能接受 MRI 检查，这都限制了 MRI 应用于蛛网膜下腔出血。MR 在显示急性期蛛网膜下腔出血时没有 CT 敏感，但是血管畸形，尤其是海绵状血管瘤通常在 MRI 上显示清晰，为边界清晰的混杂信号。然而，这些有限的数据表明在发病最初的数小时及数天内，质子像及 FLAIR 像与 CT 一样敏感。并且，在蛛网膜下腔出血发病数天到 40 d，MRI 发现出血的阳性率要优于 CT，此时，FLAIR 像及 T_2 像成为最敏感的检查技术。

3. 腰椎穿刺。仍然是对那些有明确病史，但脑影像学检查阴性时必不可少的排除性检查。不能匆忙决定进行腰椎穿刺，也不能在不了解病情的情况下进行。一小部分患者（约 3%）出现突然头痛，但是 12 h 之内的头 CT 扫描正常，这部分患者脑脊液中可检出血红蛋白，随后的脑血管造影可明确诊断。因此，对任何突然出现头痛，而 CT 扫描正常的患者，应进行腰椎穿刺查脑脊液及测压。一旦决定进行腰椎穿刺，第 1 条规则就是至少要等到发病后 6 h（最好 12 h）进行。这是因为，如果过早采集脑脊液，就会得到血性脑脊液，很难区分这些血是真正由蛛网膜下腔出血引起的，还是由穿刺损伤造成的。如果是蛛网膜下腔出血，在这段时间内脑脊液中的红细胞会降解生成胆红素。脑脊液阳性结果可持续至少两周。三管试验（连续留取的脑脊液中红细胞的数量逐渐下降）是不可靠的。血性脑脊液留取后要立即离心，否则在试管中氧合血红蛋白会继续形成。蛛网膜下腔出血后脑脊液主要变化特点是：①大量红细胞，第 1 管和最后 1 管中细胞数基本没有变化；②出血 4~5 h 上清液呈浅粉红色；③由于含铁血红素降解，离心后上清液深黄色（黄变）；④蛋白含量增加；⑤测压力增高；⑥脑脊液糖正常。

如果脑脊液清澈透明，应该测定压力，这是因为突发头痛可能是颅内静脉血栓形成造成的。相反，脑脊液压力低说明存在自发性低颅内压。因为脑膜炎（尤其是肺炎球菌脑膜炎）也可以表现为急性发病即使脑脊液清澈，所以应该进行细菌培养。如果上清液是黄色的，蛛网膜下腔出血的诊断基本可以成立。分光光度计法对 CT 阴性的可疑蛛网膜下腔出血的敏感性及特异性并不是很高，不足以作为确诊性诊断方法，但它仍旧是目前可用的方法。

4. 数字减影血管造影（DSA）。DSA 不仅可以发现蛛网膜下腔出血患者颅内一个或多个动脉瘤，还可以帮助确定动脉瘤与邻近动脉之间的解剖位置关系，有助于选择最佳治疗方案（填塞或夹闭）。对蛛网膜下腔出血患者，应当进行选择性脑血管造影，以明确动脉瘤的存在和解剖特点。

发现动脉瘤的金标准是传统的血管造影（DSA），但是这项检查耗时长且有创。研究发现蛛网膜下腔出血患者接受导管造影后的近期或远期并发症发生率为 1.8%，术中动脉瘤再破裂的风险为 1%~2%。动脉造影后 6 h 内的破裂发生率为 5%。

由于血管痉挛是蛛网膜下腔出血的严重并发症之一，且出血后 3~5 d 开始出现，6~8 d 达到高峰，持续 2~3 周，所以提倡 3 d 之内进行血管造影检查，尽早发现并及时处理动脉瘤。这样做的好处不仅是为了早期处理动脉瘤，防止再出血的发生，同时在成功闭塞动脉瘤后，可以给予患者适度的扩容治疗，更为重要的是，严重血管痉挛可能使载瘤动脉显影不清，造影假阴性结果。

5. MRA 及 CTA。MR 血管造影（MRA）及 CT 血管造影（CTA）也用于蛛网膜下腔出血的临床评价。MRA 比较安全，但由于急性期的患者通常比较躁动或需要重症监护，所以急性期并不合适。研究表明，MRA 发现患者至少 1 个动脉瘤的敏感性为 69%~100%。

CT 血管造影（CTA）是以螺旋 CT 技术为基础的。普通平扫 CT 确立蛛网膜下腔出血诊断后，就可立即获得 CTA。由于不需要使用动脉内导管技术，检查的创伤是很小的。与 MRA 相比，CTA 检查具有放射性，需要注射碘造影剂进行增强，但对那些病情危重的患者来说，该检查更易进行。数据在 1 min

之内即可获得，经过后处理技术，可以产生类似血管造影的图像。最实用的技术是电影轴位显像加兴趣区的 MIP（最大强度投射）。另外，由 CTA 获得的 MIP 可以在计算机屏幕上，在不同角度进行转动，这一点较传统血管造影有很大优势。CTA 的敏感性（与导管造影相比）为 85% ~ 98%。另一方面，由于成像原理不同，CTA 还可发现传统血管造影所不能发现的动脉瘤。CTA 越来越多地用于发现破裂的动脉瘤，已成为一项成熟的检查技术。毫无疑问，导管造影术仍然是术前评价脑动脉瘤的方法，CTA 及 MRA 仍然在不断改进。此外，对于 CT 上提示为后循环动脉瘤出血的患者，必须对两侧椎动脉造影后才能排除非动脉瘤，这是因为仅仅进行单侧椎动脉造影可能会漏掉小脑前下动脉或其他椎动脉分支上的动脉瘤。对可疑动脉瘤处进行三维成像（3D）可以发现常规方法不能发现的动脉瘤。当传统的血管造影不能及时进行时，可以考虑 MRA 和 CTA。

6. TCD（经颅多普勒超声）。监测脑血流动力学的一项良好的检查手段。TCD 可发现颅内血管起始段血流速度增快。这些血管包括颈内动脉、大脑中动脉、大脑前动脉、大脑后动脉、椎动脉以及基底动脉。动脉管腔的减小可引起血流速度的增快。事实上，几乎所有 SAH 患者在发病后，脑底部的血管都会出现血流速度的增快，并且增快的程度和水平与血管痉挛所致临床表现的恶化及迟发型缺血有关。血流速度 >120 cm/s 与造影显示的轻中度血管痉挛有关，>200 cm/s 时，提示严重血管痉挛。但是，有些患者的血流速度超过 200 cm/s，都没有出现血管痉挛症状。所以，假阳性率还是较高的。Vora 等认为，只有在 MCA 血流速度较低（<120 cm/s）或极高（>200 cm/s）时，阴性预测值为 94%，阳性预测值为 87%（相对于血管造影或症状性血管痉挛来说）。他们认为中等程度的血流速度增高预测价值较小，不易区分。另外，该研究表明三高治疗在不引起血管痉挛的情况下也会使血流速度增快。一项回顾性研究比较了 TCD 的血流速度与氙 CT 测得的 CBF 之间的关系，以 31 mL/（mg·min）作为 CBF 下降的界点。研究发现局部 CBF 增大时，TCD 记录到的血流速度较大。这些数据表明，近端血管的血流速度增加与血管反应性减小的血管血流速度增加有关。因此，血流速度的增加可能表示血流量代偿性增大，不一定意味着严重失代偿。不论是近端血管，还是远端血管的痉挛，没有发现血流速度代偿性增快。由此，产生了假阴性结果。Okada 等比较了 TCD 与血管造影及脑循环时间。结果发现，TCD 在 MCA 与血管造影相比，诊断血管痉挛的敏感性为 84%，特异性为 89%。虽然 TCD 可能提示血管痉挛的发生，但 TCD 本身并不准确，这项技术的准确与否非常依赖于操作者的技术水平。

7. 其他影像学技术。单光子发射计算机扫描（SPECT）可以显示局部脑血流量的降低，也是一种有效的监测血管痉挛的方法。局部低灌注与 SAH 患者血管痉挛及迟发型脑梗死相关性良好。氙-CT 也可以定量显示局部脑血流。MR 弥散及灌注显像可以显示梗死区域和低灌注区域。以上这些技术及 CT 灌注扫描可能是监测 SAH 患者的有效方法。

五、鉴别诊断

主要是病因鉴别，非动脉瘤性蛛网膜下腔出血，参考"病因与发病机制"。当血管造影没有发现动脉瘤，需要考虑以下疾病及情况：

（1）继发于隐匿颅脑创伤的蛛网膜下腔出血。

（2）血液系统疾病及镰状细胞病。

（3）未显影的动静脉畸形或太小的动脉瘤。

（4）破裂动脉瘤内血栓形成。

（5）脑表面非动脉瘤性动脉出血。

（6）硬脑膜动静脉畸形。

（7）脊髓动静脉畸形。

（8）脑静脉及硬脑膜窦血栓形成。

（9）颅内动脉夹层。

（10）脑淀粉样血管病。

（11）可卡因滥用。

（12）垂体卒中。

（13）血管炎（尤其是结节性多动脉炎及 Wegener 肉芽肿）。

六、动脉瘤性蛛网膜下腔出血治疗

（一）蛛网膜下腔出血的治疗总原则

包括一般内科治疗及特殊治疗。

（1）护理：连续观察（格拉斯哥昏迷评分 GCS、体温、ECG 监测、瞳孔、局灶性神经功能缺损）。

（2）血压：除非血压极高，否则不要处理高血压。极高血压的界定要根据患者的个体情况，考虑患者年龄、蛛网膜下腔出血发生之前的血压水平及心脏情况。

（3）液体及电解质：建立静脉通道，输液量从 3 L/d 开始（等张生理盐水，0.9%）；放置导尿管；发热时适当补充液体，维持正常血容量；每天至少查 1 次电解质、血糖及白细胞计数。

（4）充分镇痛：对乙酰氨基酚（扑热息痛）500 mg 每 3 ~ 4 h 1 次；在动脉瘤处理之前避免使用阿司匹林，对于严重疼痛，可使用可待因等药物。

（5）预防深静脉血栓形成及肺栓塞：弹性袜或气囊间歇压迫装置，或两者联合使用。

（二）蛛网膜下腔出血的急诊治疗流程

如果患者适合进行动脉瘤填塞术，接受该手术，且一般情况较好，可在全脑血管造影术后立即进行动脉瘤填塞术。如果患者不适合接受动脉瘤填塞术，且一般情况较好，可尽快行神经外科开颅手术。动脉瘤填塞术或开颅术应在明确诊断后尽快进行，选择在 72 h 内实施手术的主要原因是防止血管痉挛和降低再出血风险。研究表明，发病后 3 ~ 5 d 开始出现血管痉挛。脑血管痉挛不但会导致患者神经功能恶化，还会影响血管造影的诊断，载瘤动脉痉挛会导致瘤体充盈不良，造成假阴性结果。另外，早期闭塞动脉瘤，可有效防止再出血发生，医师可停用止血药物，进行更为积极的液体治疗，也有利于血管痉挛的防治（图 4 - 8）。

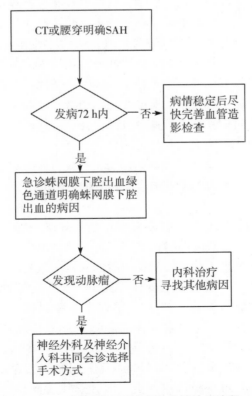

图 4 - 8 蛛网膜下腔出血的急诊治疗流程

对于两种术式都适合的患者，首先根据我国国情，应首先评价医院本身的技术水平，外科手术及介入技术哪项技术更有优势，则选择有优势的手段，若两种技术水平相当，目前的观点认为，血管内介入治疗更好。

尽管过去的研究显示，蛛网膜下腔出血后早期手术与晚期手术相比，总的结局并无差异，但早期治疗减少蛛网膜下腔出血后再出血的风险，新方法有可能增加早期动脉瘤治疗的有效性。动脉瘤的早期治疗是正确的。

不完全闭塞的动脉瘤仍有再出血的可能，所以不论是选用何种手术，都应复查造影，明确动脉瘤闭塞情况，一旦发现不全闭塞，应及时手术处理。

（三）一般内科治疗

1. 血压的管理。在出血发生的最初几天，血压通常是升高的，这种情况在临床状况较差的患者尤为常见。目前对此的解释为暂时克服增高的颅内压、保持脑血流量的调节机制。人们依然缺乏针对蛛网膜下腔出血后血压增高最佳治疗方案的证据。过于积极地降低血压可能会造成失去自动调节血流能力脑组织的缺血损伤。但是，如果动脉瘤未得到处理，血压持续增高，又使再出血的风险增高。目前人们采取的治疗策略是避免使用降压药物，增加液体入量以降低缺血性卒中的风险。

因此，除非血压极高，应避免治疗高血压。由于每个患者的个体因素不同（年龄、先前血压及心脏情况），对"极"高血压没有既定的定义。平均动脉压得到适度降低（如降低25%）的做法是比较合理的。在降低血压之前，要看患者的疼痛是否已得到处理：许多患者的血压可在适度镇痛后出现下降。

2. 液体管理。为了避免发生脑缺血，蛛网膜下腔出血后的液体管理应避免血浆容量的减少。虽然目前证据并不充分，但除非有心力衰竭等禁忌证，每天给予等渗生理盐水 2.5 ~ 3.5 L 比较合适。若患者通过胃肠获得营养液，通过静脉入液量就该相应减少。发热的患者液体量应适度增加。可留置导尿管准确计算液体平衡情况。

3. 低钠血症。蛛网膜下腔出血后可出现高钠血症或低钠血症，低钠血症更为常见。大多数情况下低钠血症是由尿钠排出过多或脑耗盐综合征导致的，低钠血症往往会导致血容量减低，从而增加继发性脑缺血的风险。纠正蛛网膜下腔出血后的低钠血症实际上是纠正血容量不足。急性症状性低钠血症很少见，通常是要紧急使用高张盐水（1.8%或甚至3%）。虽然对于慢性低钠及酒精、营养不良、肾衰竭或肝衰竭、器官移植引起的低钠，快速纠正低钠血症可能导致脑桥中央髓鞘溶解症，但是高张盐水治疗蛛网膜下腔出血后低钠血症还是比较安全的。生理盐水（0.9%；钠浓度为 150 mmol/L）会引起负液平衡或尿钠过多的患者出现低血钠。由于肾上腺皮质激素的作用（作用于远端小管，导致钠重吸收），所以理论上，氟氢化可的松可以防止负钠平衡、低血容量，进而预防缺血并发症，但目前研究不足支持对蛛网膜下腔出血患者常规使用氟氢化可的松或氢化可的松。

4. 血糖的管理。高血糖的定义是血糖浓度 >11.1 mmol/L，有 1/3 的患者会出现高血糖。血糖增高与患者入院时临床情况较差有关。高血糖是预后较差独立的危险因素，但纠正高血糖能否改善患者结局仍不明确。

5. 镇痛药。通常可使用对乙酰氨基酚（扑热息痛）之类效果缓和的镇痛药物处理头痛；对于出血性疾病引起的头痛尽量避免使用水杨酸类药物，这类患者可能要接受神经外科开颅夹闭术或脑室内引流术。如果疼痛严重，需要加用可待因，甚至还需要使用合成阿片制剂（如曲马朵）缓解疼痛。

6. 发热。患者在发病最初的几个小时通常会有轻度发热（不超过 38.5 ℃），这可能是由于蛛网膜下腔内炎症反应所致，患者的心率基本是正常的。入院时临床状况较差的患者及脑室内积血的患者更容易出现发热。发热是结局较差独立的危险因素。若体温超过 38.5 ℃ 或脉搏相应增高，应考虑感染。白细胞数增高不能区分感染或非感染性发热。

7. 深静脉血栓的预防。大约 4% 的动脉瘤性蛛网膜下腔出血的患者会发生深静脉血栓形成（DVT）。皮下注射低分子肝素或肝素类似物可预防 DVT。由于低分子肝素类似物可增加颅内出血风险，使用弹力袜是预防蛛网膜下腔出血患者 DVT 不错的方法，但该方法缺乏随机临床试验支持。然而，加压弹力袜必须根据患者实际情况应用才有效。可以使用气囊对腿部静脉进行间歇加压预防 DVT，患者能够较好地耐受该类装置，同时也便于护理人员操作。联合使用气囊间歇加压装置和弹力袜可能对于治疗蛛网膜下腔出血患者也更加有优势。

8. 抗癫痫药物。是否预防性应用抗癫痫药物尚存争议。大约有7%的患者在发病初发生痫性发作，但是痫性发作对患者预后的影响还不明确。另有10%的患者在疾病最初的几周发生癫痫，以抽动为主的癫痫发作的发生率为0.2%。有8%的昏迷患者会发生无肢体抽动的癫痫发作，但是选择 EEG 作为指标本身过高估计了癫痫发生率。是否对所有患者或昏迷患者进行连续 EEG 监测尚未得出确切结论。连续记录的 EEG 花费很高，工作量大，也很容易出现误判。开颅术增加了痫性发作的风险，但目前的研究没能证实抗癫痫药能降低癫痫发生率或死亡率。由于缺乏预防性抗癫痫药物应用的证据，以及该类药物可能造成的不良反应，目前不支持将抗癫痫药物作为预防治疗。

9. 心肺功能不全。即使入院时情况较好，患者还是有可能在出血发生的几个小时内发生肺水肿和心功能不全。心功能不全也可加重肺水肿。患者在急诊室或入院后很短时间内可出现低氧血症及低血压，导致意识水平的迅速下降。若患者在普通病房出现肺水肿及心室功能不全，应立即将其转入重症监护病房，进行机械通气，使用心脏正性肌力药物。是否进行呼气末正压通气尚存争议。

（四）预防再出血

未处理的破裂动脉瘤中，最初24 h 内至少有3%~4%的再出血风险，这一风险有可能更高，有很高的比例在初次发病后立即发生（2~12 h）。此后再出血风险第一个月是每日1%~2%，3个月后的长期风险是每年3%。因此，在怀疑蛛网膜下腔出血时，建议给予紧急评定和治疗预防再出血的根本方法是尽早闭塞责任动脉瘤（神外开颅夹闭术或介入动脉瘤填塞术）。针对中国国情，其他一些方法指南也有推荐。

（1）抗纤溶药物：氨甲环酸及6-氨基己酸是最常使用的两种抗纤溶药物。研究表明抗纤溶药物的确降低了再出血的风险（OR = 0.59，95% CI：0.42~0.81），但不能影响总体死亡率（OR = 0.99，95% CI：0.79~1.24），也不能降低不良结局发生率（死亡、植物状态或严重残疾，OR = 1.12，95% CI：0.88~1.43）。对此的解释是虽然抗纤溶药物可降低再出血率，但缺血事件的风险增加了。尽管较早的研究认为，抗纤溶药的总效应是阴性的，但新近的证据提示，发病后短时间内进行抗纤溶治疗，在早期处理动脉瘤后，停用抗纤溶药，预防低血容量和血管痉挛。但这种方法的正确性需要进一步探讨。此外，在某些特殊情况下也可以考虑用抗纤溶药预防再出血，如患者的血管痉挛的风险低和（或）不得不推迟手术。

（2）重组Ⅶa因子：理论上说，激活的凝血因子有防止再出血的作用。但目前的证据不支持使用该药。

（五）预防继发性脑缺血

与颅外或颅内动脉闭塞导致的缺血性卒中不同，蛛网膜下腔出血后的脑缺血或脑梗死往往不局限于单一动脉或其分支的分布区。由于脑血管痉挛的高峰是从发病第5 d，与继发性脑缺血的时间相一致，脑血管痉挛导致弥漫性脑缺血，会产生局灶或弥散性临床症状，并且 CT 及实践也会发现多发性缺血灶，所以目前认为脑血管痉挛是继发性脑缺血的主要原因。

（1）钙拮抗药：目前的证据表明钙拮抗药可降低继发性脑缺血的发生率，并且有改善病死率的趋势。临床试验中主要使用的尼莫地平用法（60 mg 口服，每4h一次，连用3周）成为目前动脉瘤性蛛网膜下腔出血患者的标准治疗。若患者不能吞咽，就应将尼莫地平药片碾碎后使用生理盐水通过鼻饲管冲入胃中。药品制造商更加支持使用静脉尼莫地平，但这种方法较贵，且目前没有证据支持这种用法。除此之外，静脉应用尼卡地平不能改善患者预后。在神外开颅夹闭术的同时，可将钙拮抗药注入蛛网膜下腔，但是这种用法的有效性还有待证实。

（2）硫酸镁：超过50%的蛛网膜下腔出血患者有低镁血症，这与继发性脑缺血及不良结局有关。镁离子同时是电压依赖性钙通道的非竞争性拮抗药，并且对脑动脉有扩张作用。目前仅有一个试验对静脉使用尼莫地平及硫酸镁进行了比较，没有发现两者在预防继发性脑缺血方面有差异，但是该试验的样本量太小（104 名患者），没能得出有意义的结论。

（3）阿司匹林及其他抗栓药物：几个研究发现血小板在蛛网膜下腔出血后 3 d 被激活。得出该结论的依据是血栓烷 B_2 水平增高，它是血栓烷 A_2 稳定的代谢产物，而血栓烷 A_2 可促进血小板激活及血管收缩。但目前的数据表明抗栓药物不能显著降低继发出血性卒中的发生率及不良预后，且有增加颅内出血的风险，故不推荐使用抗血小板药物。

（4）他汀类药物：HMG‐CoA 还原酶抑制药（他汀类药物）目前主要应用于降低 LDL‐C 水平，但是它们同时有抗炎、免疫调节、抗血栓作用，并可作用于血管。目前他汀类药物用于蛛网膜下腔出血的证据还非常有限，但一个大样本的随机临床试验正在英国进行。

（5）腰椎穿刺置管外引流术及纤维溶解药物注射：这些治疗措施验证了脑血管痉挛增加继发性脑缺血以及外渗血液造成血管痉挛的假说。由于目前没有随机临床试验，不推荐将该治疗作为临床推荐。在脑池内注射纤维溶解药物来去除蛛网膜下腔内血液是一种积极的方法。使用微导管通过腰椎穿刺口置入，将尿激酶注入小脑延髓池。该方法可显著降低临床血管痉挛（首要结局，临床症状的恶化包括血管造影证实的血管痉挛）。患者的临床结局较好，但病死率没有下降。在这种治疗方法作为临床常规之前，需要样本量更大的研究将总体临床结局作为首要结局进行衡量。

（六）治疗继发性脑缺血

包括三高治疗和经皮腔内血管成形术及血管扩张药物的运用。

（1）诱导高血压及扩容：三高治疗，即高血容量（增加循环血浆量）、诱导产生动脉高血压、血液稀释。基本原理是通过增加血容量来增加心排血量，这样可以提高动脉血压，从而增加缺血区域的脑血流量（Cerebral Blood Flow，CBF）。增加局部血流量的方法是提高脑组织血液灌注量或降低血液黏滞度。如果进行积极的输液治疗时出现并发症，就应该使用肺动脉导管进行监测。有时仅通过扩容就可以达到提高血压的目的，但为了达到目标血压，还需要使用血管活性药物（如多巴胺或去氧肾上腺素）。血液稀释是指将血细胞比容控制到 30% ~ 35%。从 35 年以前第一个观察性研究发表以来，有关诱导性高血压的随机临床试验仍然很少，但是根据病例报告及非对照研究的数据，许多内科医师对患者进行诱导性高血压及扩容，并且发现患者的病情出现好转。

对蛛网膜下腔出血患者可早期进行静脉内液体治疗，预防血容量不足及脑耗盐综合征。临床实践中，可联合使用晶体液及胶体液。在动脉瘤夹闭之前，血容量的扩充、血液的稀释以及血压的升高要谨慎，要避免血压过度增高，降低再出血的风险。动脉瘤夹闭后就可以积极进行三高治疗。一般情况下，最先使用生理盐水（0.9% NaCl，140 mL/h），根据患者的尿量调节滴数。如果患者入院时血细胞比容在 40% 以下，应该使用 5% 的白蛋白 500 mL，注射时间不少于 4 h。

对于目标血压值仍存在争议，其确定必须充分考虑患者的基础血压值。既往没有高血压的患者，收缩压要控制在 110 mmHg 以下；对于基础血压高的患者，收缩压最高值应比基础水平低 20%。这种血压要一直维持到动脉瘤被处理之后。对血压的严格控制可预防再出血。

当然，"三高治疗"有其并发症。①颅内并发症：加重脑水肿、增加颅内压、动脉瘤再次出血。②颅外并发症：肺水肿的发生率为 17%，尤其是使用较多晶体液进行扩容；稀释性低钠血症（C_{Na} < 135 mmol/L）发生率为 3%；心肌梗死的发生率为 2%。

（2）经皮腔内血管成形术及血管扩张药物：即便是已经闭塞动脉瘤，经皮腔内血管成形术中血管破裂的发生率约为 1%，其他并发症（如高灌注损伤）的发生率约为 4%。综合考虑上述风险、高花费以及缺乏对照组这些问题，目前经皮腔内血管成形术应该作为一种严格控制的试验性治疗措施。对于不设对照组的超选择动脉内注射药物可以改善患者预后的结果也应采取同样的谨慎态度。罂粟碱的使用已成为一种常用的治疗该病的药物，但不是所有研究结果都支持使用该药。动脉内注射米力农、维拉帕米或尼卡地平也可用于扩张血管，但目前尚不肯定这些药物是否能改善患者的临床预后。

（七）防治脑积水

对于 SAH 后慢性脑积水患者推荐进行临时或永久的 CSF 分流；对于出现意识下降的急性 SAH 患

者，脑室底造口可能使患者获益。

七、预后

动脉瘤性蛛网膜下腔再出血的病死率非常高，患者第 1 次出血病死率约为 30%，若发生第 2 次出血，则迅速增加到 70%。发病第 1 个月内每天的再出血风险为 1%~2%，之后降至每年 3%~4%。即使成功处理动脉瘤，还是有相当多的患者存在生活质量的下降，这逐渐引起人们的关注。

附：蛛网膜下腔出血的临床分级

（1）Hunt - Hess 分级：对动脉瘤性蛛网膜下腔出血的临床状态进行分级。

Ⅰ级：无症状或轻微头痛及轻微颈强。

Ⅱ级：中度到重度头痛，颈强，除脑神经麻痹外无神经功能缺损。

Ⅲ级：嗜睡、谵妄或轻微局灶神经功能缺损。

Ⅳ级：昏睡、中度到重度偏瘫，早期去大脑强直及自主神经紊乱。

Ⅴ级：深昏迷、去大脑强直；濒死状态。

（2）格拉斯哥昏迷评分（GCS）：见表 4 - 7。

表 4 - 7　格拉斯哥昏迷评分（GSC）

睁眼反应		最佳肢体运动	
自发睁眼	4	遵嘱运动	6
声音刺激睁眼	3	定位疼痛	5
疼痛刺激睁眼	2	肢体屈曲（逃避疼痛）	4
不能睁眼	1	肢体屈曲（异常反应）	3
言语反应		去大脑强直	2
自发言语	5	无运动	1
言语混乱	3	总分	3~15
发出不能理解的声音	2		
不能发出声音	1		

第五章

神经系统感染性疾病

第一节　细菌性脑膜炎

一、发病率

工业化国家每年脑膜炎球菌疾病的发病率是（0.5~4）/100 000，在德国，2010 年有 383 人登记患有脑膜炎球菌疾病，这和（0.5~0.6）/100 000 的发病率相符。最近几年血清学分型显示 B（约2/5）和 C 型（约1/4）脑膜球菌血清型最常见。

肺炎球菌脑膜炎的发病率是（1~2）/100 000，在发展中国家可以达到 20/100 000。

通过嗜血流感 B 型接种的广泛应用，侵入性嗜血流感 B 型疾病明显减少，如脑膜炎和败血症。

二、病因学

成年人细菌性脑膜炎的致病菌最常见的是肺炎链球菌和脑膜炎双球菌。此外细菌性脑膜炎可以由如下病原引起，Listerien 菌（<5%），葡萄球菌（文献报道1%~9%），G⁻肠杆菌包括绿脓杆菌（<10%）和嗜血流感杆菌（1%~3%）。

在儿童，最常见的引起化脓性脑膜脑炎的是肺炎球菌和脑膜炎球菌，在新生儿期为无乳链球菌（B族链球菌），G⁻肠杆菌和 Listerien 菌。

脑膜球菌性脑膜炎流行主要通过 A 血清型脑膜炎球菌引起，并且常出现在发展中国家，如在非洲"脑膜炎区域"（Sahara 以南，赤道以北，由东至西海岸），以及南非和亚洲。脑膜炎球菌通过飞沫传染，潜伏期一般是 3~4 d，然而也可以是 2~10 d。

在免疫抑制患者细菌性脑膜炎最常见的病原体是 G⁻肠杆菌。包括绿脓杆菌，还有肺炎链球菌和单核细胞增多性 Listeria 菌（Listeria Momocytogenes）。

医源性细菌性脑膜炎的病原体主要为葡萄球菌（金黄色葡萄球菌和表皮葡萄球菌，包括耐甲氧西林葡萄球菌）和 G⁻肠杆菌。

厌氧型细菌是脑脓肿常见的致病菌，而很少成为脑膜炎的病因（<1%）。混合细菌感染出现在约1%的脑膜炎情况下，特别是有免疫抑制，创伤后或者术后脑膜炎或者脑膜旁（Para Meningeal）感染灶的患者。

超过 50% 的细菌性脑膜炎的成年患者有易感因素或者基础疾病，特别是脑膜旁感染（如耳炎或鼻窦炎、乳突炎、脑脓肿或硬膜下积脓），有神经外科手术史，病史表明有或者没有硬膜瘘的颅脑损伤，有败血症感染灶，如肺炎或者败血症性心内膜炎或者免疫减弱的表现（糖尿病、慢性酒精中毒、脾切除术后、免疫抑制药治疗、HIV 感染）或者恶性疾病。

三、病理生理

近几年，通过动物实验和细胞培养研究结果，我们提高了对细菌性脑膜炎脑损伤过程的复杂病理生理机制的理解。颅内并发症的原因除了细菌毒素的直接毒性作用外，在很大程度上为机体自身免疫介导的 CNS 损伤。

首先，细菌能够通过脑膜旁病灶、血源或医源性进入 CNS，进一步无限繁殖，因为在 CNS 仅存在很少的调理毒作用物质如抗体或者补体。自由释放的细菌细胞壁成分（如脂多糖、壁酸或肽聚糖），以及微生物毒素（如肺炎链球菌溶血素）最后能被免疫细胞的病原识别受体（如 Toll 样受体）所识别，激活产生转录因子（如肺炎链球菌脑膜炎时 NF－KappaB）、细胞因子和趋化因子，导致了炎症反应。进入 CNS 的炎症细胞（主要为粒细胞）被活化后产生毒性物质如反应性氧和氮分子，CNS 对此没有相应防御机制。

本是针对细菌的免疫应答却损伤了机体自身的 CNS。由于内皮功能受损可以导致脑血管自主调节损害，脑血管二氧化碳反应障碍和血脑屏障破坏。血管源性脑水肿的产生是脑膜炎进程中颅内压增高的最重要原因。增高的颅内压通过脑疝形成和脑灌注压的减少，则有发生脑缺血的危险。

四、症状

细菌性脑膜炎的临床主要症状为：①头痛；②脑膜刺激征；③高热。

主要症状的缺少并不能排除细菌性脑膜炎的诊断。

除了上述症状外，还有精神错乱综合征、定向障碍、恶心和呕吐、畏光和癫痫发作等。约 10% 的患者有脑神经受累，常见的是第 3，第 6，第 7 和第 8 对脑神经。听力障碍出现为化脓性迷路炎所致，见于 10%～20% 的细菌性脑膜炎的患者，在肺炎性脑膜炎的患者甚至占到了 30%。约 75% 的脑膜炎球菌引起脑膜炎患者在入院时证实有皮疹（范围从点状出血到广泛紫癜并发皮肤坏死）。

约 50% 侵入性脑膜炎球菌疾病为化脓性脑膜炎，25% 主要为败血症，另外 25% 是混合形式（脑膜炎和败血症）。在 10%～15% 的败血症常出现感染性休克，称为 Waterhouse－Friderichsen 综合征，死亡率极高。

五、病程

在约 50% 患有细菌性脑膜炎的成年患者，急性期都有不同严重程度的并发症（表 5－1，表 5－2）。

表 5－1　成人细菌性脑膜炎的脑部并发症

并发症	发病率
伴有脑疝风险的脑水肿	10%～15%
涉及脑血管的	
·脑动脉性血管并发症：动脉炎（狭窄、血管内径变化）、血管痉挛、局灶皮质高灌注、大脑自主调节功能障碍	15%～20%
·败血症性窦静脉血栓（主要是上矢状窦）和皮质静脉血栓	
脑积水（阻塞性脑积水、吸收不良性脑积水）	10%～15%
涉及前庭耳蜗神经的（听力障碍、前庭病）	10%～30%
脑神经瘫痪（第Ⅱ、Ⅲ、Ⅵ、Ⅶ、Ⅷ对脑神经）	约 10%
脑炎（脑蜂窝织炎）	<5%
无菌性硬膜下积液[a]	约 2%
脑脓肿，硬脑膜下积脓[b]	极少

注：a 特别是两岁以下的儿童；b 尤见于产柠檬酸杆菌性或变形杆菌性脑膜炎的新生儿。

表 5 - 2　肺炎球菌性脑膜炎的并发症

并发症	n (%)
弥漫性脑水肿	25 (28.7)
脑积水	14 (16.1)
动脉性脑血管并发症	19 (21.8)
静脉性脑血管并发症	9 (10.8)
自发性颅内出血	8 (9.2)
蛛网膜下隙出血（血管炎）	2 (2.3)
蛛网膜下隙和脑内出血（血管炎）	2 (2.3)
窦静脉血栓所致脑内出血	1 (0.9)
不明原因脑出血	3 (8.4)
脑炎	4 (4.6)
癫痫发作	24 (27.6)
脑神经瘫痪	4 (4.6)
脊髓并发症（脊髓炎）	2 (2.3)
听力障碍	17 (19.5)[a]
感染性休克	27 (31)
消耗性凝血病	20 (23.0)
肾功能不全（血液滤过）	10 (11.5)
成人呼吸窘迫综合征（ARDS）	6 (6.9)

注：[a] 涉及所有患者（约 25.8% 的幸存者）。65 名患者（74.7%）发展为脑膜炎相关性颅内并发症，33 名患者（37.9%）发展为全身性并发症。

最重要的脑部并发症是脑水肿（血管源性、细胞毒性或间质性），脑积水（阻塞性和交通性）和脑血管并发症。

右侧大脑后动脉狭窄，左侧大脑后动脉不显示。

动脉（动脉炎、血管痉挛）和静脉（败血症性静脉窦和皮质静脉血栓形成）性脑血管并发症能导致并发脑梗死性严重的不可逆性脑损伤。脑动脉血管并发症能在患者临床好转后几天至 1~2 周出现（迟发性卒中）。颅内压增高的重要原因是颅内脑血容量的增加，这是由于损害的脑血管自主调节或者败血症性静脉窦或静脉栓塞形成，以及脑脊液循环紊乱并脑积水所致。

除了颅内并发症外，在细菌性脑膜炎急性期还有下列颅外并发症：感染性休克，消耗性凝血病，ARDS，关节炎（败血症性和反应性），电解质紊乱如低钠血症，SIADH，脑盐耗综合征或中枢性尿崩，横纹肌溶解，胰腺炎，单侧（双侧少见）败血症眼内炎症或全眼炎症，失明等由血管炎和脊髓并发症（如脊髓炎或脊髓血管炎）所致。

六、诊断

（一）脑脊液检查

对细菌性脑膜炎的诊断最重要的是脑脊液检查。脓性浑浊脑脊液表明粒细胞性细胞增多超过 1 000 个/μL，严重血-脑脊液屏障障碍和脑脊液糖降低（大多 <30 mg/dL；脑脊液/血清糖比值 <0.3），脓性脑脊液糖浓度 <5 mg/dL，患者通常脑脊液中存在大量细菌（革兰涂片为菌苔 Baketrienrasen）。在个别中心也测定脑脊液乳糖（大多 >3.5 mmol/L）。脑脊液细胞数 <1 000/μL，常见于疾病病程很早期，抗生素治疗的患者，爆发性病程和抵抗力低下如白细胞减少的患者等。

证实脑脊液中病原菌可有不同的方法：

（1）通过革兰染色或亚甲蓝染色辅助检查。

（2）细菌培养。

（3）分子生物学 PCR。

占 70%~90% 的化脓性脑膜炎患者可用上述方法找到脑脊液中细菌的证据。

（二）实验室检查

约 50% 细菌性脑膜炎患者的血培养阳性，血培养应在抗生素治疗开始之前做。此外，还应对脑膜炎奈瑟菌、肺炎链球菌、流感嗜血杆菌和无乳链球菌进行抗原检测。

在血中有白细胞增多和升高的 C 反应蛋白（CRP，可能例外：免疫抑制患者）。一项 Meta 分析显示临床上表现为脑膜炎而 CRP 阴性的患者有 97% 的可能性说明是非细菌性的，而阳性的结果却不是很有帮助。

此外，对于区分细菌性与非细菌性脑膜炎可以测定血清降钙素原（Procalcitonin），降钙素原在细菌性脑膜炎具有较高的敏感性（可达 99%），但特异性却在 85% 之下。在疾病早期，降钙素原（在脑膜炎病灶和非原发血源性形成的脑膜炎）可以正常，以致阴性降钙素原不能排除细菌性脑膜炎。

（三）影像学检查

对于每个患脑膜炎的患者，在入院当天必须进行影像学检查，通常为颅脑 CT 加骨窗。

1. 细菌性脑膜炎在颅脑 CT 或 MRI 上可能表现。

（1）脑肿胀（脑水肿，在窦或者静脉栓塞时颅腔内容物增加）。

（2）脑积水。

（3）梗死（可能转化成出血性），脑血管炎或感染性栓塞灶性脑炎或窦/静脉血栓时淤血性梗死所致。

（4）脑内出血（消耗性凝血病出血，静脉血栓时淤血性出血）。

（5）脑炎（脑蜂窝织炎）。

（6）脑室炎（脑室积脓）。

（7）脑脓肿或者硬膜下积脓（脑膜炎继发形成）。

（8）脑膜旁感染灶（鼻窦炎，乳突炎）。

（9）硬膜瘘时颅内积气。

（10）增强片上脑膜和室管膜强化。

2. 与耳鼻喉科（HNO）医生会诊决定，必要时行 CT 冠扫以及薄层 CT 扫描岩骨和乳突。

3. 对脑血管并发症的诊断有如下检查。

（1）TCD。

（2）CTA 和 CT 灌注。

（3）MRI（特别是 T_2 像，灌注和弥散加权 MRI）。

（4）MRA，必要时 DSA。

（四）其他

脑膜炎病程中前庭耳蜗功能障碍可通过下列检查证实：

（1）电测听。

（2）脑干听觉诱发电位。

（3）耳声发射技术。

（4）电眼震图并冷热试验。

七、治疗

（一）一般处置措施

成年人疑似有细菌性脑膜炎时，院内一般措施如下：临床检查后，在高度怀疑细菌性脑膜炎而患者没有意识障碍和局灶性神经系统功能缺失时，应直接行腰椎穿刺（图5-1）。在抽血做血培养后，要立即给予地塞米松和抗生素（表5-3）。

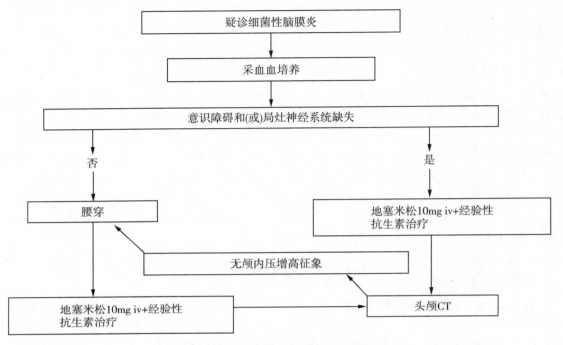

图5-1　怀疑细菌性脑膜炎时的诊治流程图

表5-3　细菌性脑膜炎（无病原体证据）的初始抗生素治疗

年龄组	推荐使用抗生素方法
新生儿	阿莫西林或氨苄西林
幼儿和儿童	头孢噻肟＋氨苄西林
成人	三代头孢菌素[a]
健康、无免疫功能低下、门诊获得性（"社区获得性"）感染	三代头孢菌素＋氨苄西林[b]
医院获得性（如神经外科手术后或颅脑损伤）感染	万古霉素＋美罗培南（或万古霉素＋头孢他啶）[c]
免疫功能低下、老年患者	三代头孢菌素＋氨苄西林
分流感染	万古霉素＋米诺配能（或万古霉素＋头孢他啶）[c]

注：[a]如头孢噻肟或头孢曲松；[b]在一些地方（如法国、西班牙、匈牙利、奥地利、新几内亚、南非和部分美地区）有很多青霉素抵抗的肺炎球菌，初始治疗应该使用两种药物联合治疗，如头孢曲松＋利福平或头孢曲松＋万古霉素；[c]文献中还没有统一的推荐。

　　在有严重的意识障碍和局灶性神经系统功能缺失（如偏瘫）的患者，当高度怀疑细菌性脑膜炎时，应在脑脊液检查前行颅脑CT以明确是否存在颅内压增高（如脑脓肿、脑积水）。为了不因为等待CT而浪费时间，这些患者应该在抽血行血培养后立刻给予地塞米松和抗生素。然后要尽可能快地进行颅脑CT检查，如果CT结果无异议，立即进行脑脊液穿刺。

　　脑脊液穿刺的禁忌证是CT显示的颅内压增高的征象和临床有脑疝表现（如昏迷、瞳孔单侧散大且无光反应）的患者。当然，显著颅内压增高不一定能通过CT排除。

　　在患者入院后，应尽可能地请HNO医生会诊。如果临床（耳炎）或CT显示脑膜旁的炎症灶（鼻窦炎）可能是细菌性脑膜炎的原因时，应该尽可能快（如果可能应在入院当天）地手术清除病灶。根据既往史和临床检查结果应进行一些其他的感染灶的检查（例如胸片，腹部超声或CT，超声心动图）。

（二）细菌性脑膜炎的抗生素治疗

　　如果病原体不明确，就要在考虑患者年龄，易感因素和可能的细菌下根据经验进行治疗（表5-3

和表5-4）。在成年人，门诊获得性细菌性脑膜炎最常见的病原体是肺炎链球菌和脑膜炎奈瑟菌，在50岁以上的成年人 Listerien 菌则起重要作用且占很大一部分。因此，在成年人门诊获得性脑膜炎从经验上推荐使用头孢曲松和氨苄西林抗生素治疗。

表5-4　细菌性脑膜炎（已知病原体）的抗生素治疗

细菌性病原体	常用的有效抗生素[a]
脑膜炎奈瑟菌	青霉素 G、头孢曲松（或头孢噻肟）、氨苄西林、利福平
对青霉素敏感的肺炎链球菌，	青霉素 G、头孢曲松（或头孢噻肟）
对青霉素抵抗的肺炎链球菌，（最低抑菌浓度 >0.1 μg/mL）	头孢噻肟（或头孢曲松）+万古霉素或头孢噻肟（或头孢曲松）+利福平
流感嗜血杆菌	头孢曲松（或头孢噻肟）、氨苄西林
无乳链球菌（B 群链球菌）	青霉素 G（+庆大霉素），头孢曲松、氨苄西林（+庆大霉素）、万古霉素
G⁻肠杆菌（如克雷伯菌、大肠杆菌、变形杆菌）	头孢曲松（或头孢噻肟）；美罗培南、头孢吡
绿脓杆菌	头孢他啶+氨基糖苷类、美罗培南+氨基糖苷类、头孢吡+氨基糖苷类、环丙沙星
对甲氧西林敏感的葡萄球菌	头孢唑啉菌素、磷霉素、利福平、万古霉素、利奈唑胺[b]（或氟氯西林）
对甲氧西林抵抗的葡萄球菌	万古霉素、磷霉素或利福平（联合万古霉素）、利奈唑胺[b]
脆弱类杆菌	甲硝唑、美罗培南、克林霉素

注：[a] 抗生素的选择要基于药物敏感试验的结果（抗菌谱）。
[b] 利奈唑胺（Zyvoxid）和万古霉素有一样的抗菌谱，并且可以通过脑脊液；曾很成功的用于 CNS 葡萄球菌感染。当万古霉素不可用或因其不良反应而放弃使用时，可以考虑使用利奈唑胺。利奈唑胺和美罗培南并不单因其药物费用而是备选药，同时也主要用于上述的适应证中。

过去几年，在一些国家如法国、比利时、西班牙或者美国出现了对青霉素和头孢呋辛耐受的肺炎球菌，如果有相应的既往史，在最初的治疗中还必须加用万古霉素。在德国，虽然东北部曾有增多的青霉素耐受的肺炎球菌，但是头孢呋辛耐受的肺炎球菌作为引起细菌性脑膜炎还没有发现。

疑似细菌性脑膜炎患者应该尽快使用抗生素治疗，尽可能在患者入院后一个小时内开始。务必要避免入院后 3 h 以上才给予抗生素治疗的延迟。一个前瞻性多中心的对 156 个成年肺炎球菌性脑膜炎的患者的研究表明，抗生素治疗延迟超过 3 h 则预后不良。此外，有回顾性数据分析（119 例年龄≥16 岁的细菌性脑膜炎患者，56%患肺炎球菌脑膜炎）显示，入院超过 6 h 进行抗生素治疗的患者，有高达 8.4 倍的风险死于脑膜炎。

如果有抗生素谱，则必须相应地调整静脉抗生素治疗（表5-5 和表5-6）。

表5-5　成人细菌性脑膜炎的抗生素治疗：剂量推荐

抗生素（商品名）	每日剂量（用药间期）
青霉素 G（Penicillin G）	$(20 \sim 30) \times 10^6$ U/24 h（每4~6 h）
氨苄西林（Binotal）	12~15 g/24 h（每4~6 h）
头孢噻肟（Claforan）	6~12 g/24 h（每8 h）
头孢他啶（Fortum）	6 g/24 h（每8 h）
头孢曲松（Rocephin）	4 g/24 h（每12 或 24 h）
美罗培南（Meronem）	6 g/24 h（每8 h）
磷霉素（Infectofos）	15 g/24 h（每8 h）
利福平（Rifa）	600 mg/24 h（每24 h）

抗生素（商品名）	每日剂量（用药间期）
万古霉素[a]（Vancomycin）	2 g/24 h（每 6～12 h）
环丙沙星（Ciprobay）	1.2 g/24 h（每 8 h）
利奈唑胺（Zyvoxid）	1.2 g/24 h（每 12 h）

注：[a] 必须达到特定血药浓度。

表 5-6　脑膜炎球菌性脑膜炎[a] 的药物预防

抗生素和年龄组	剂量
利福平（Rifa）[b]	
青少年和成人 >60 kg	600 mg q12 h×2 d，口服
一个月以上的儿童	10 mg/kg q12 h×d，口服
新生儿	5 mg/kg q12 h×2 d，口服
环丙沙星（Ciprobay）[b,c]	
成人	单次剂量 500 mg，口服
头孢曲松（Rocephin）	
成人和 12 岁以上儿童	单次剂量 250 mg，肌内注射
12 岁以下儿童	单次剂量 125 mg，肌内注射

注：[a] 参考 Robert-Koch 研究所的推荐；[b] 孕妇禁用；[c]18 岁以下人群、孕妇和哺乳期女性禁用。

推荐抗生素治疗时间在不复杂的流感嗜血杆菌脑膜炎病程是 7～10 d，在肺炎球菌脑膜炎是 10～14 d。在处理 Listerien 菌脑膜炎和 G‾肠杆菌引起的脑膜炎和脑膜炎球菌引起的脑膜炎时通常要治疗超过 3 周（或更长）。

常规的脑脊液穿刺复查不是必要的。在不明病原菌和临床没有改善时，如果没有禁忌证，则可以考虑重新行脑脊液穿刺。

如果开始抗生素治疗后 2 d 内没有临床改善，必须考虑下列原因：

（1）颅内并发症的出现。

（2）持续存在的感染灶（没有清除或手术清除不彻底的病灶，如乳突炎、鼻窦炎或中耳炎）。

（3）抗生素方案不合理（如抗生素无效或剂量不足）。

此时必须准备进行相应的诊断措施（如影像检查、HNO 会诊）。如果化脓性脑膜炎病原体不能被分离，则应该在对抗生素治疗无反应时，考虑扩大或者更换抗生素。

（三）重要颅内并发症的治疗

如果出现了颅内压增高的表现，必须采取降低颅内压的措施（如上身抬高 30°角，甘露醇渗透治疗，辅助通气时正常通气，颅内压无法控制时尽可能短时的过度通气使 P_{CO_2} 降低至 32 mmHg，深度镇静，脑积水时行外引流术）。在昏睡或者昏迷的患者用 ICP 监测很有利。对于动脉性脑血管并发症（动脉炎、血管痉挛）目前为止还没有可靠的治疗方法。与蛛网膜下隙出血一样，血管痉挛时可给予尼莫地平，以及轻度高血容量并发血液稀释等。如果给予尼莫地平，由于存在动脉压低下的危险，必须动脉内监测血压。

在细菌性脑膜炎，尚缺乏关于针对感染性窦和静脉血栓抗凝疗效的科学证据。前瞻性对照研究目前还没有。然而在一个回顾性研究中，有感染性窦或静脉血栓的患者显示对肝素治疗效果较好。在有脑膜炎相关性横窦血栓的病例报道中出血风险增加。当 MRI（或 DSA）证实的感染性窦或静脉血栓，在排除横窦受累（脑内出血危险）后，推荐经静脉给予肝素进行抗凝治疗。

当癫痫发作或者 EEG 证明有典型的癫痫波型时，可以进行抗癫痫治疗（如用苯妥英钠、丙戊酸钠或左乙拉西坦达到快速静脉饱和）。

（四）地塞米松

一项欧洲的前瞻性安慰剂对照的随机多中心研究，对 301 个患细菌性脑膜炎的成年人进行了研究，在这个研究中，于第一次给抗生素之前 15 ~ 20 min 使用地塞米松（10 mg）或者安慰剂，然后每 6 h 一次，总共 4 d。显示了地塞米松治疗有好的作用。地塞米松显著降低死亡率和不利临床病程的出现。一个亚组分析显示，地塞米松只在肺炎球菌性脑膜炎患者有效，在其他病因引起的脑膜炎无效，如脑膜炎球菌引起的脑膜炎。

在医疗发达国家，糖皮质激素对病死率的良好作用在很多 Meta 分析中都得到证明。对医疗有限的发展中国家和高 HIV 阳性的部分患者，地塞米松证实对细菌性脑膜炎没有作用。

亚组分析显示糖皮质激素只有在医疗高度发达的国家对降低肺炎球菌脑膜炎死亡率有效。

总之，在德国根据现有的数据，对疑似细菌性脑膜炎（即临床怀疑加上混浊脑脊液，革兰染色脑脊液中细菌证据，或者脑脊液白细胞数 $> 1\ 000 \times 10^6/L$）成年患者推荐给予地塞米松。地塞米松的剂量是 10 mg，静脉注射，直接于抗生素使用前给药。每 6 h 给予 10 mg 地塞米松持续总共 4 d。

在地塞米松治疗期间推荐给予胃保护治疗（如 Pantoprazol），以及低剂量肝素预防血栓。

与安慰剂相比，地塞米松不良反应的发生率（胃肠出血）似乎并没有升高。如果除了肺炎球菌的其他病原体被证实，应该停用地塞米松。

细菌性心内膜炎引起的脑膜炎和新生儿细菌性脑膜炎患者不推荐使用糖皮质激素。

至于地塞米松多大程度上影响经 MRA 或血管造影证实的动脉性脑血管并发症（动脉炎、血管痉挛），到目前还不清楚。

根据实验数据，在肺炎球菌脑膜炎的治疗中地塞米松影响了万古霉素在脑脊液中的扩散。所以在高青霉素耐受率肺炎球菌地区，如果同时给予地塞米松，则应优先头孢曲松利福平联合治疗，而不是头孢曲松或万古霉素。

（五）卫生措施

疑似脑膜炎球菌引起的脑膜炎的患者，必须在足够的抗生素治疗开始后 24 h 内被隔离。期间护理人员和医生必须注意卫生措施（穿隔离衣，戴口罩、手套，手消毒）。在已有依据的疑似脑膜炎球菌引起的脑膜炎患者应该在相关负责的卫生机构登记，这样能够统计一个地区的患病率。密切接触的人员要进行追踪，宣教脑膜炎球菌性脑膜炎增高的风险和可能的症状（如发热、寒战和头痛），并且推荐他们使用药物预防（表 5 - 6）。

根据国家参考中心对脑膜炎球菌的建议，密切的接触者为：

（1）所有家庭成员。

（2）有依据的疑似人员，如接触了患者的口咽分泌物如性伴侣，亲密的朋友，学校的同桌，医疗人员，例如对患者口对口人工呼吸，没有戴口罩进行插管和吸引。

（3）在幼儿园和 6 岁以下患儿密切接触的人员，分组隔离良好时，仅接触小组。

（4）其他社会机构的密切接触人员，如学生宿舍、兵营。

如果和源患者在发病开始的 7 ~ 10 d 有密切接触，就应药物预防。并且应该尽可能快的实施。

如果是可以预防接种的脑膜炎球菌株引起脑膜炎球菌病，对于近期与源患者（血清型 A、C、W 或 Y）有密切接触者（家庭成员），推荐接种相应疫苗。

九、预后

超过 20% 肺炎球菌性脑膜炎和李斯特细菌性脑膜炎患者将死亡。脑膜炎双球菌性脑膜炎的死亡率是 3% ~ 10%（表 5 - 7）。神经系统后遗症（尤其听力障碍，神经精神症状，偏瘫，癫痫发作，极少共济失调，脑神经瘫痪和视力障碍，如同侧偏盲）的比例是 20% ~ 40%。

表5-7 成人细菌性脑膜炎的病死率

细菌性脑膜炎的类型	病死率
肺炎球菌性脑膜炎	15%~30%
脑膜炎球菌性脑膜炎	3%~10%
李斯特菌性脑膜炎	20%~30%
金黄色葡萄球菌性脑膜炎	20%~40%
革兰阴性菌性脑膜炎	20%~30%

第二节 脑脓肿和脊髓脓肿

一、脑脓肿

脑脓肿的发生率约每年4/100万，男性多于女性，平均年龄30~45岁。除了原发性感染，如外科手术或穿透性颅脑损伤（高达20%）外，还有心脏疾病和其他感染灶（心、肺、肾、皮肤）所致的继发感染（25%~30%），以及高达50%的接触传染（中耳炎、乳突炎、鼻窦炎、牙髓炎）。

单独的脑脓肿出现在原发感染或者接触传染，通常为多种微生物感染，常发生在额叶和颞叶（偶尔小脑）。继发感染多为单微生物感染所致，脓肿多发。

特殊的脑脓肿情况见于免疫抑制的患者（AIDS，器官移植后状况，免疫抑制治疗，细胞生长抑制治疗等），这些常为多发性脓肿，没有明确的解剖部位，其致病菌与免疫正常的人完全不同。

（一）病因和发病机制

易感因素与脑脓肿的部位和致病菌谱有关。最重要的易感因素、感染途径、典型致病菌谱以及相应典型的脓肿部位见表5-8，表5-9和表5-10。

表5-8 周围组织蔓延性脑脓肿：易感因素、典型的病原体、特征性部位

易感因素	典型病原体（大多数是多种病原体同时感染）	特征性部位
中耳炎/乳突炎	链球菌	颞叶
	拟杆菌	
罕见：蝶窦炎	肠杆菌	
	流感嗜血杆菌	—
	金黄色葡萄球菌	
额窦炎	梭杆菌属	额叶
筛窦炎、牙源性	拟杆菌属	额底
蝶窦炎	链球菌	—

表5-9 原发性脑脓肿：易感因素、典型的病原体和特征性部位

易感因素	典型病原体	特征性部位
神经外科手术后的状态	金黄色葡萄球菌、链球菌	手术区域
贯穿性颅脑损伤后的状态	肠杆菌、梭状芽孢杆菌属	受伤区域

表5-10 继发性脑脓肿：易感因素、典型的病原体和特征性部位

易感因素	典型病原体	特征性部位
先天性心脏病（右-左分流）	草绿色链球菌、链球菌（尤其是厌氧性）、流感嗜血杆菌属	多发性、可能是相应的血管供血区

易感因素	典型病原体	特征性部位
细菌性心内膜炎	草绿色链球菌、肠球菌、金黄色葡萄球菌、念珠菌属、曲霉菌属	—
菌血症（无特定来源）	沙门菌属、金黄色葡萄球菌、单核细胞增多性李斯特菌	多发性脓肿
肺部感染（肺脓肿、支气管扩张）	梭杆菌、需氧性和厌氧性链球菌、拟杆菌、金黄色葡萄球菌、肠杆菌、放线菌属、星形诺卡菌	—
泌尿生殖道感染	肠杆菌	—
胃肠道感染	金黄色葡萄球菌	—
皮肤感染	肠杆菌	—

经接触传染引发的脑脓肿大多是多微生物所致，是脑脓肿最常见的病因。20%的脑脓肿为原发性，是外科手术，或是穿透性颅脑损伤带入；这些脑脓肿多是单一细菌性，但也可以是多细菌引起。继发性的脑脓肿，发生率为25%～30%，为典型的多发性，通常分布在血管供应区，单一细菌引起为特征。10%～15%的患者发病机制不清。

（二）症状

仅在约50%的患者有典型的临床症状，如发热、头痛和局灶性神经系统功能缺失（表5-11）。脑脓肿诊断前症状持续的时间可以仅几小时，也可以几周。从首发症状出现后到诊断为脑脓肿通常平均持续1～2周。局部脑组织的液化和周围的水肿是神经系统症状的主要原因；20%的脑脓肿的患者诊断时已经有了明显意识模糊，标志着预后不佳。发热见于50%的患者。

表5-11　脑脓肿的临床神经系统症状

症状	发生率
头痛	70%
发热	50%
局灶性神经功能缺失	50%
恶心、呕吐	20%～50%
脑痉挛发作（往往是局灶性开始，继发全身性发作，也有原发性全身性发作）	25%～45%
颈项强直	25%
颅内压增高（包括视盘水肿）	25%

PET和特殊的MRI技术（如弥散加权MRI）的进一步检查有利于脑脓肿的鉴别诊断，但不能从病因上对病原体特异性分类。

脑脓肿的鉴别诊断：

（1）急性细菌性脑膜炎。

（2）硬膜外或硬膜下积脓。

（3）病毒性脑膜脑炎。

（4）原发性脑肿瘤（高度恶性星型细胞瘤）。

（5）原发性脑内淋巴瘤。

（6）颅外恶性肿瘤转移。

（7）吸收期脑内血肿。

（8）窦或脑静脉血栓时出血性静脉梗死。

（9）脑缺血亚急性期。

（10）放射性坏死。

（三）诊断

诊断方法可选择脑 CT 或者 MRI。脑炎期后，脑脓肿表现为由结缔组织包膜形成的典型环形强化并灶周水肿和占位效应。同时在接触感染引起的脑脓肿对于脑组织的评估中，必须仔细观察脑膜旁结构的变化（如鼻窦，乳突等）。耳鼻喉医生和口腔医生的会诊检查很重要。

原发或继发脑脓肿影响检查时，可能提示颅骨骨髓炎，颅骨缺损或骨折，以及术后改变。继发性脓肿还需要胸片或胸部 CT，腹部超声或腹部 CT，超声心动图，心脏、肺、内科、泌尿科和（或）皮肤科等检查。

对于有占位效应的脑脓肿患者进行腰椎穿刺为禁忌证（脑疝危险，脑室内破裂危险），大多情况下，脑脊液为非特异性改变，因此，脑脊液检查的说服力不大。

其他的诊断方法（表 5－12），如 PET 或特殊 MRI 技术（如弥散加权 MRI）在脑脓肿与其他占位效应的鉴别诊断，病因学的鉴别帮助也不大。

表 5－12　CT（MRI）确定的脑脓肿处理方法

影像学检查结果	处理方法
脑脓肿（直径大于 1 cm）、位置较好（表浅）、危及生命的神经系统症状	CT（MRI）引导的立体抽吸＋经验性（也许已经局限）抗生素治疗
脓肿位置不佳、脓肿直径小、轻微的神经系统症状	经验性（也许局限了）抗生素治疗
创伤后脓肿腔内异物（骨头）的证据	神经外科病灶清除术＋经验性（也许局限了）抗生素治疗
免疫功能完好的多环形占位	CT 引导的立体活检（也许经验性/局限性抗生素治疗）
免疫功能抑制的多环形占位	弓形虫特异性治疗、影像学监控

从脓肿抽吸（立体定向下）的脓液应立即行革兰染色和细菌的常规培养（厌氧和有氧）。对免疫受损的患者，应进一步进行真菌和支原体培养。

（四）治疗

抗生素治疗应尽可能早开始，即直接在"获得病菌"（抽吸，神经外科病灶清除）后根据经验原则选择抗生素足量使用。

这种经验性抗生素治疗主要根据所产生的感染途径（表 5－13）。

表 5－13　针对感染灶的相应经验性抗生素治疗

感染途径	抗生素治疗
周围组织蔓延	
中耳炎、乳突炎、鼻旁窦炎（引流后）	三代头孢菌素（如头孢他啶，2 g/8 h 静滴）＋甲硝唑（500 mg/6 h 静滴）
牙源性病灶、鼻旁窦炎（非未引流）	青霉素 G（1800～2400 万单位/d 静滴，分 6～12 次或持续静滴）＋甲硝唑（500 mg/6 h 静滴）
原发性 CNS 感染	
贯穿性颅脑损伤后	三代头孢菌素（头孢他啶 2 g/8 h 静滴）＋甲硝唑（500 mg/6 h 静滴），也可能使用万古霉素、利奈唑胺、磷霉素
长时间的重症监护	三代头孢菌素，备选：美罗培南（2 g/8 h 静滴）
神经外科手术后	青霉素酶抵抗的抗葡萄球菌青霉素［苯甲异噁唑青霉素、甲氧苯青霉素（4 g/8 h 静滴）＋甲硝唑（500 mg/6 h 静滴）］
继发性 CNS 感染	
血源性、积脓、肺脓肿	三代头孢菌素（头孢噻肟 2 g/8 h 静滴）＋甲硝唑（500 mg/6 h 静滴）＋可能使用氨基糖苷类（阿米卡星 500 mg/6 h 静滴）
泌尿生殖道感染	
急性	头孢呋辛或甲氧苄啶-磺胺甲唑
慢性	三代头孢菌素

感染途径	抗生素治疗
心内膜炎	青霉素 G（500 万单位/4 h 静滴） 葡萄球菌时：苯甲异噁唑青霉素、甲氧苯青霉素 甲氧苯青霉素抵抗的葡萄球菌时：磷霉素（8 g/8 h 静滴）+ 利福平（600～1 200 mg 静滴） 备选：万古霉素（500 mg/6 h 静滴）

注：长时间重症监护的患者（开放性颅脑损伤、颅底骨折伴面颅骨骨折）注意：易感染肠杆菌、耐甲氧西林的金黄色葡萄球菌（MRSA）、念珠菌感染。

1. 多学科治疗。立体定向抽吸或开放式神经外科病灶清除术的适应证见表 5 - 12。在阻塞性脑积水或脑室积脓可行脑室外引流。接触感染或者继发感染导致脑脓肿形成时，力争尽可能快行最初感染灶清除，这点十分重要。

2. 辅助治疗策略。糖皮质激素效果从未前瞻性研究过。在 ICP 增高时，个别情况下可以考虑，同时还可以考虑短期使用高渗性物质以及神经外科减压手术。反复脑性抽搐发作的清醒患者应使用苯妥英钠（Diphe - nylhydantoin）或卡马西平（Carbamazepin）抗痫治疗。更新的抗痫药物如托吡酯（Topira-mat）或左乙拉西坦（Levetiracetam）的价值在增加，但尚未完全确定。

联合传统的高压氧治疗（HBO）虽在应用，但也有争论。

（五）预后

约 10%患者，在抗生素治疗结束后几周内可出现复发。与脑脓肿大小和部位相关的，10%～70%患者有残留癫痫发作。死亡率为 5%～10%，其与意识障碍状况直接呈比例（表 5 - 14）。

表 5 - 14　早期意识状态对脑脓肿病死率的影响

意识状态	病死率（%）
意识清楚（GCS≥14）	0
嗜睡（GCS 10～13）	4
昏睡（GCS 7～9）	59
昏迷（GCS＜7）	82

约 65%存活患者五年后神经系统至少基本上康复。但最新的神经系统检查表明，即使十年后，在大量的脑脓肿患者仍存在广泛的神经精神缺失表现，而且与脓肿大小和部位不相关。

前不久发表的"影像学严重程度指数（Imaging Severity Index，ISI）"则支持早期潜在预后评估。

二、脊髓脓肿

椎管内脓肿主要位于硬脊膜外，典型常为胸和（或）腰脊髓背侧。高龄（70 岁）患者最常见，通常仅延伸少数脊柱节段，但在个别情况下也呈广泛延伸，少见病例也可见到硬膜下积脓以及髓内脓肿。通常为每 3 个病患中可能伴有脊椎炎（椎体骨髓炎）或椎体炎。

只在这些少数情况下，脊髓脓肿患者需要重症治疗，例如脓肿向上颈髓范围扩散或者并发脑膜炎时。据此，这些复杂的疾病表现也仅短期考虑重症监护治疗。

（一）病因和发病机制

脊髓腹侧硬脊膜外脓肿（包括硬膜下积脓）病因常为脊柱炎或椎间盘炎。背侧硬脊膜外脓肿形成常由于神经外科手术或者由于血源性形成。只有 20%的脊髓脓肿或硬膜外脓肿位于颈部。

许多普通医学疾病对脊髓或硬膜外脓肿有易感作用。

容易导致脊髓或硬脊膜外脓肿的普通医学疾病：

1. 继发性。

（1）酒精性疾病并肝硬化。

（2）恶性肿瘤。

（3）肾衰竭。

（4）糖尿病。

（5）静脉内毒品依赖。

（6）慢性阻塞性肺疾病。

2. 接触传染。

（1）咽后壁脓肿。

（2）脊柱炎。

3. 原发性。脊柱和脊髓部位神经外科或骨科手术。

2/3 的脊髓脓肿是由于金黄色葡萄球菌导致，而 20% 由于革兰阴性厌氧菌导致。多细菌性脊髓脓肿可达 10%，每个脊髓脓肿都要与结核分枝杆菌进行鉴别诊断，个别病例中也发现罕见细菌、真菌或者指形长刺线虫（Helminthen）等。

（二）症状

脊髓脓肿可以发展成为急性的、危及生命的神经系统疾病，例如发生透壁性脑膜炎（Durchwan - Derungsmeningitis），或者脓肿在颈椎扩散导致面瘫及呼吸功能不全时。

脊髓脓肿的初始症状大多常缺乏特异性，表现为严重背痛和发热。

症状持续时间可由几天或几周到几个月。当非特异性症状持续几周到几月时，病程就可以出现急性甚至超急性的危及生命的疾病表现，例如进展为急性高位截瘫和（或）急性细菌性脊膜炎。因为占位效应很少发生因继发性缺血（动脉炎性）或血栓静脉炎（静脉血栓）所致的继发性动脉或（和）静脉性梗死，以及局部毒性作用导致的快速且完全性相应节段脊髓功能障碍。占位效应很少成为发病机制（而且是可治疗的）。

（三）诊断

不同时期多模式的神经放射学检查对于怀疑脊髓脓肿时的诊断十分重要。脊柱 X 线平片可以显示椎间盘炎或椎体炎，增强 CT 可以显示相应脊柱平面脊髓或硬膜下脓肿或积脓。如果可能，MRI 为最好的影像诊断方法。伴随的脊髓旁、椎旁脓肿可以用 MRI 和 CT 明确，尤其可以清晰显示其解剖关系。

结核性椎体炎与化脓性椎体炎的鉴别似乎较难。几项可以区分的 MRI 指标列于表 5 – 15。在临床已明确的透壁性脑膜炎，脑脊液可以表现出细菌性脑膜炎的典型特征。

表 5 – 15 MRI 对结核性脊椎炎和化脓性脊椎炎的鉴别

	结核性脊椎炎	化脓性脊椎炎
椎体局部明显异质性强化	100%	6%
增强扫描时椎体弥散均质性强化	0%	94%
增强扫描时骨内脓灶环形强化	79%	0%
增强扫描时椎间盘内脓肿环形强化	9%	64%
明显局限的确切脊柱旁信号强度异常	82%	18%

脊髓脓肿最重要的鉴别诊断：

（1）进行性椎间盘改变。

（2）非感染性炎症性脊柱疾病。

（3）脊柱结核。

（4）个别情况如横断性脊髓炎或者脊柱肿瘤或脊柱或脊髓范围恶性占位性病变。

（四）治疗

当脊髓脓肿或积脓的占位效应导致急性、进行性恶化的神经系统症状时，应立刻进行急诊手术减压，并应同时针对最可能的病原菌进行抗生素治疗。

由于葡萄球菌为大多数脊髓脓肿的病原体，经验性的抗感染药物治疗应首先考虑针对葡萄球菌。金黄色葡萄球菌（革兰阴性菌同样）通常通过血源扩散，见于穿透性损伤和神经外科手术后（含局部浸润）以及感染病灶的局部扩散。在血源性控制时，经验性应用抗菌药物治疗需用耐青霉素酶（Penicillinasefest）青霉素（如苯唑西林 Oxacillin 静脉注射或氟氯西林 Floxacillin 静脉注射 16 g/d）或第一代头孢菌素（如 6 g 头孢唑啉 Cefazolin 静脉注射），最好联合磷霉素（24 g 静脉注射）。可以选择的治疗药物为万古霉素，利福平，可能的话，还有利奈唑胺，这些主要在已经长时间住院且在多耐药或青霉素耐药的葡萄球菌时选择。在感染性局部扩散时，同样在神经外科或有创性手术后（除了葡萄球菌外，还有革兰阴性菌）应采用头孢三代或甚至甲硝唑（2000 mg 静脉注射）。

（五）预后及临床进展

当出现 CNS 缺失症状，特别是脊髓横断症状，超过 2 d 或者更长时，仅有 50% 的患者有恢复可能。当出现完全偏瘫并以血液循环障碍事件突发表现时，神经康复的概率很低。

在所有脊髓脓肿，总的来看，仅 40% 完全康复，25% 有根性或分离性横断症状，20% 则遗留完全横断综合征，死亡率为 10% ~ 15%，尤其出现在脑膜炎，败血症综合征或重症医学并发症时。

参 考 文 献

[1] 胡学强. 神经免疫性疾病新进展 [M]. 广州：中山大学出版社，2016.
[2] 柯开富，崔世维. 神经重症监护管理与实践 [M]. 北京：科学出版社，2016.
[3] 孙永海. 神经病理性疼痛分册 [M]. 北京：人民卫生出版社，2016.
[4] 王伟，卜碧涛，朱遂强. 神经内科疾病诊疗指南 [M]. 北京：科学出版社，2015.
[5] 董为伟. 神经系统与全身性疾病 [M]. 北京：科学出版社，2015.
[6] 吴江，贾建平. 神经病学 [M]. 北京：人民卫生出版社，2015.
[7] 周继如. 实用临床神经病学 [M]. 北京：科学出版社，2015.
[8] 黄永锋. 神经内科危重症及监护监测 [M]. 南京：东南大学出版社，2014.
[9] 王刚. 痴呆及认知障碍神经心理测评量表手册 [M]. 北京：科学出版社，2014.
[10] 德斯兰. 神经病学 [M]. 北京：北京大学医学出版社，2014.
[11] 坎贝尔. DeJong 神经系统检查 [M]. 北京：科学出版社，2014.
[12] 蒲传强，崔丽英，霍勇. 脑卒中内科治疗 [M]. 北京：人民卫生出版社，2016.
[13] 李建章. 脑小血管病诊断与治疗 [M]. 北京：人民卫生出版社，2016.
[14] 田新英. 脑血管疾病 [M]. 北京：军事医学科学出版社，2015.
[15] 贾亭街. 缺血性心脑血管病的防治 [M]. 兰州：兰州大学出版社，2014.
[16] 刘新峰. 脑血管病的防与治 [M]. 北京：人民卫生出版社，2014.
[17] 孙斌. 脑血管病基础与临床 [M]. 北京：金盾出版社，2014.
[18] 王增武，等. 脑血管病临床检查与治疗 [M]. 北京：世界图书出版公司，2014.
[19] 张晓曼. 脑血管病诊疗与进展 [M]. 郑州：河南科学技术出版社，2014.
[20] 饶明俐，林世和. 脑血管疾病 [M]. 北京：人民卫生出版社，2012.